見放さない、その命！
AMDA魂の連携
総社市から全国へ！

西日本豪雨災害被災者支援活動の教訓と災害医療機動チーム構想

特定非営利活動法人AMDA理事長 菅波 茂 編

吉備人出版

見放さない、その命！　ＡＭＤＡ魂の連携　総社市から全国へ！

―西日本豪雨災害被災者支援活動の教訓と災害医療機動チーム構想―

序 文

大規模災害の教訓を活かすために

厚生労働大臣　衆議院議員　加藤　勝信

西日本を中心に未曽有の被害をもたらした平成30年7月豪雨の発生から、一年以上の歳月が流れました。ご家族、親戚、友人を亡くされた方々、住み慣れた我が家を失われた方々のお気持ちを思うと、今なお深い悲しみが込み上げてまいります。改めて、過日の豪雨災害で亡くなられた方々に衷心より哀悼の意を捧げるとともに、被災された全ての方々に心からお見舞いを申し上げます。

特定非営利活動法人アムダ（ＡＭＤＡ）の皆様におかれましては、相互扶助の精神にもとづき、医療・保健衛生分野を中心に平素より世界規模で人道支援活動を展開されています。総社市や倉敷市真備町では、発災直後から健康相談や鍼灸治療などの活動を開始され、被災者への医療支援・健康支援にご尽力いただいたことに、心から敬意と感謝を表します。

岡山県は豪雨災害で最も深刻な被害を受けた県の一つでした。80人を超える方が亡くなられ、全半壊・一部損壊・浸水した住家は１万６３００棟以上にのぼり、県内の風水害による被害としては戦後最悪となりました。しかしながら、関係機関のご尽力に加え、全国から多くのボランティアの方々が集まり、支援の手を差し伸べ、ともに汗を流してくださいました。また、被災された方々を含め地域の皆さんが、愛する地元を何としても元の姿に戻したいとの強い思いで、力を合わせて復旧・復興に当たってこられました。災害によって多くのものが失われましたが、住み慣れた地域を思う気持ち、人と人との思いやりなどこの地域の持っている底力のすごさを改めて強く実感しました。復旧・復興に尽力された全ての方々に、改めて心より御礼申し上げます。

豪雨災害から得た教訓を共有し、活用する取り組みが各方面で行われています。AMDAでは、今般の経験をもとに、大規模災害が発生した際に診療や調剤、給水等の様々な車両が現地に向かい、被災地で迅速な医療支援と住民救援に当たる「災害医療機動チーム」を立ち上げられました。全国では初めての試みであり、中国地域を皮切りに全国で順次結成される予定の同チームが、総社市や真備町での経験を活用し、今後起こりうる災害に迅速に対応されることを祈念いたします。

また、AMDAの皆様が、災害協力協定を結ぶ総社市や株式会社吉備人のご協力のもと、当時の総社市が実施した様々な対応と、支援活動に参加いただいた協力者の方々の声を取りまとめ、今般書籍化・出版する運びとなったことを心からお慶び申し上げます。本書籍が多くの方々、特に若い世代の目に触れることによって、災害時の対応や復旧・復興支援に対する関心が高まっていくことを願ってやみません。

被災地に足を運ぶ度に復興の槌音が大きくなっていることを実感しますが、今なお慣れない生活環境の中で苦労されている方々、今後の暮らしに不安を抱えておられる方々が多くいらっしゃいます。政府・与党は、国民の生活と暮らしを守るとの強い決意で、災害に強い強靭な地域づくりに一丸となって取り組むとともに、被災された方々の思いを共有しながら、健康・生活支援、心のケアも含め、一日も早く平穏な生活に戻れるよう復興への支援を加速してまいります。

平成30年7月豪雨災害を振り返って

岡山県知事　伊原木　隆太

平成30年7月豪雨災害において、お亡くなりになられた方々のご冥福をお祈りしますとともに、被災された皆さまに心からお見舞いを申し上げます。

また、災害対応、被災者支援、復旧・復興支援において、ＡＭＤＡをはじめ、多くの方々にご支援をいただき、本紙面をお借りして感謝申し上げます。

平成30年7月豪雨は、7月3日から4日にかけて九州西方海上から対馬海峡を通り、日本海で温帯低気圧になった台風第7号の影響を受け、梅雨前線の活動が活発化し、複数の線状降水帯が発生して、広範囲かつ長期にわたる記録的大雨となったことに加え、局地的な豪雨が同時多発的に発生し、西日本各地に甚大な被害をもたらしました。

特に、7月5日から7日にかけての大雨により、歴史的に災害が少ないと言われていた本県において初めてとなる特別警報が発表され、多くの観測地点で時間降水量の極値を記録するなど、甚大な水害・土砂災害が発生しました。8ヵ所に及ぶ堤防決壊による浸水被害が広範囲に及んだ倉敷市真備町を中心に、

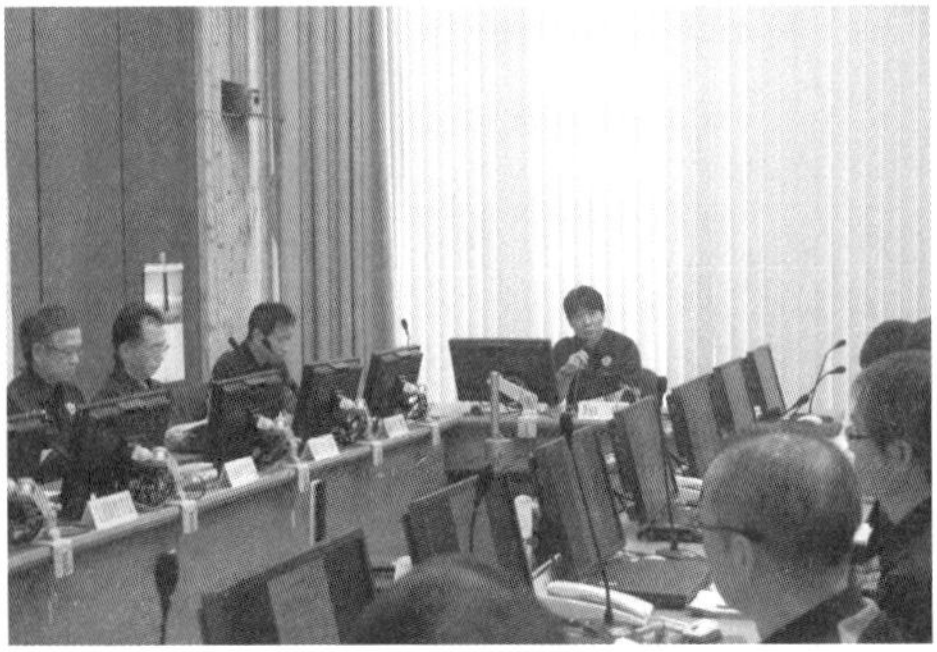

岡山県災害対策本部

県内の死者・行方不明者数は80名を超え、平成に入って最大の被害となりました。

倉敷市真備町をはじめとする県内の被災者の方々が、一日でも早く元の生活に戻れるよう、生活再建や復旧・復興支援の取り組みを全力で推進しているところです。

今後、地球温暖化に伴う風水害の頻発化・激甚化が懸念される中、岡山県だけでなく、日本全国どこに住んでいても、同様の災害に見舞われる可能性があります。今回発生した災害から学ぶべきことは学び、その教訓を今後の防災・減災対策に生かすことが極めて重要であると考えています。

本県においては、第三者委員会である「平成30年7月豪雨」災害検証委員会を設置し、県災害対策本部の初動対応をはじめ、本県のこれまでの対策について検証を行い、委員の方々からさまざまな意見をいただきました。

また、医療分野についても関係機関を交えた検証会などを行い、課題や今後の対応について検討を行ってきました。

県といたしましては、こうした検証会などでの意見を踏まえ、将来発生し得る風水害や土砂災害、南海トラフ沿いの地震・津波などの大規模災害から県民の生命や財産を守るべく、住民の避難対策、県の防災体制の強化などに取り組んでまいります。

とりわけ、災害時の医療提供体制の強化を図るため、令和元年5月には、県の組織体制を見直し、災害時には、保健と医療を一体的にマネジメントする組織を立ち上げることとしました。

今後とも、関係機関との連絡体制や情報収集の方法などを見直し、訓練などを通じて随時改善を図ってまいります。

最後になりますが、災害はいつ起こるか分からないものです。こうした災害への対応として重要なのは、日頃から防災意識を高め、地域の災害リスクを確認しておくことや、迅速な避難行動につながる地域での声かけ、災害の教訓を風化させないために情報を発信し続けることです。こうした点において、本書は平成30年7月豪雨災害の教訓を多くの方々に伝えるものであり、本書をご覧になられた一人でも多くの方が災害への関心を高め、ひいては、岡山県のみならず全国各地の防災・減災対策の推進につながることを強く祈念しています。

「平成30年7月豪雨災害」における徳島県の対応について

徳島県知事　飯泉　嘉門

平成30年は豪雨災害や地震など、全国各地で大規模な自然災害が相次ぐ年となりました。

とりわけ、「平成30年7月豪雨」では、徳島県内でも、三好市や那賀町で降り始めからの雨量が１０００ミリに達し、7月の月間平均雨量の３倍を超える記録的大雨となったほか、全国的にも、「数十年に一度の重大な危機」が差し迫った場合に発表する「大雨特別警報」が11府県に発表され、西日本の広い範囲で甚大な被害が発生しました。改めて、お亡くなりになられた方々のご冥福を心からお祈り申し上げますとともに、被災された方々に心からお見舞い申し上げます。

徳島県では、豪雨災害の発生直後に、愛媛県や高知県への「現地連絡調整要員（リエゾン）」を派遣するとともに、宇和島市の「対口《たいこう》支援（カウンターパート）（注）団体」として、市長を補佐する「災害マネジメント総括支援員」、避難所運営を担う「対口支援チーム」、さらには「災害時健康危機管理支援チーム（ＤＨＥＡＴ）」による支援を行ったほか、「災害派遣医療チーム（ＤＭＡＴ）」を派遣し、愛媛県内での医療救護活動に従事いたしました。

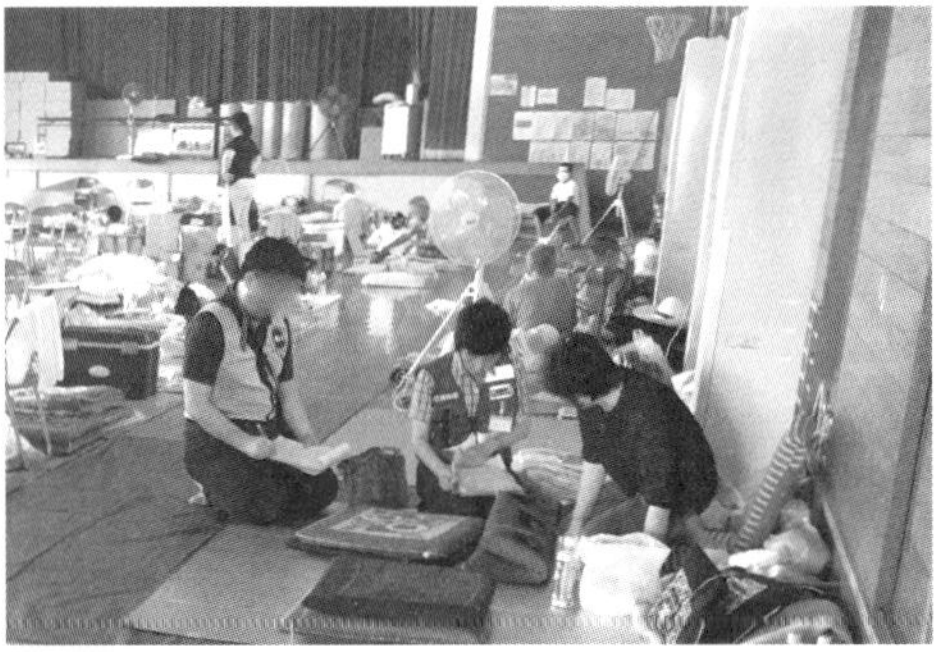
保健師チーム（避難所アセス）

また、倉敷市内の水害をはじめ、大きな被害に見舞われた岡山県に向けて、本県から「保健師チーム」や「緊急災害警備隊」などを派遣したことに加え、特定非営利活動法人ＡＭＤＡの皆様からのご要請にもとづき、徳島県内で飲料水を手配して、総社市へと送り届けたところであります。こうした被災地支援の活動には、多くの方々からご支援、ご協力を賜っており、改めて感謝を申し上げます。

本県では、近い将来に発生が懸念される「南海トラフ巨大地震」をはじめ、大規模災害に備えて、ＡＭＤＡとの間で「南海トラフ巨大地震等における医療救護活動に関する協定」を締結させていただいており、県が実施する防災訓練に、ＡＭＤＡの皆様にもご参加いただくなど、様々な機会を捉えて、連携を深めてまいりました。今回の支援活動についても、日頃からこのように連携を深めてきたことが、大いに活かされたものと考えております。

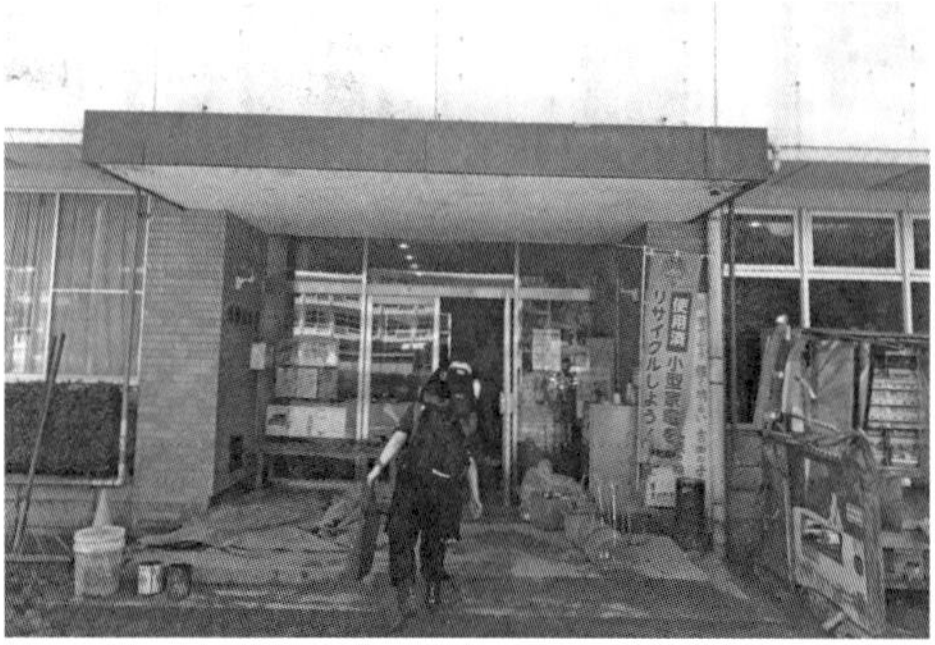

DMAT（玉津公民館）

安全・安心な暮らしを守るために、防災・減災対策を一段と充実させていくことが求められる中、国内外で豊富な災害支援の実績をお持ちのＡＭＤＡの皆様の存在は、誠に心強い限りであり、皆様との連携強化は非常に重要なものと考えております。

今後とも、本県の取り組みにお力添えを賜りますよう、よろしくお願い申し上げます。

注　対口《たいこう》支援＝大規模災害発生時に、被災自治体と支援する都道府県・政令指定都市をペアにする方式。

見放さない！防ぎ得た死

岡山県医師会長　松山　正春

西日本豪雨災害から1年以上の月日が過ぎました。災害関連死を含めて79人の貴い命が失われました。今なお、２０００世帯以上の方が仮設住宅等で暮らしていらっしゃいます。早急な復興が望まれます。

昨年は、まさに自然災害の年でもありました。２月には福井県を中心とした北陸地方の豪雪、４月には島根県西部地震、７月に西日本豪雨災害、８月、９月には関西地方に台風が立て続けに上陸しました。９月には、北海道胆振東部地震が起こり、ブラックアウトという日本では初めての事態になりました。日本は、いつ、どこで、自然災害が起こっても不思議でない災害列島になってしまいました。

我々が、日常診療をおこなっている地域に自然災害が発災した場合、診療機能が少しでも残っていれば、プロフェッショナルオートノミー（専門的職業人としての自律性）で被災した患者を診療し、支援するでしょう。地域で診療する医師なら患者さんをほっておくことはできません。岡山県医師会では、発災現場となった地域の医療機関を支援するため、フェーズ〝0期〟から円滑な救援活動が可能となるよう、「四師会による災害時の医療救護活動に関する協定」を締結しています。ＤＭＡＴが入ってくるまでの半日から1日の間、被災地を支えていこうとするものです。フェーズ〝0期〟は、被災地の医師等が孤軍奮闘する時期であり、「災害死」を減らすためには非常に重要な時期でもあります。現地で、活動能力が残っている医師、看護師、薬剤師、歯科医師がチームを結成して救援活動を開始する、という想定で協定を策定しました。

しかし、昨年の豪雨災害を振り返ってみますと、医療機関は全て機能不全に陥り、まび記念病院を除いて、全ての医療機関に立ち入ることもできませんでした。少なくとも真備町では、フェーズ〝0期〟の活動は医師会員にとっては不可能でした。JMATをはじめとする日本医師会の医療救護班は、隊員の安全が最優先されます。隊員に事故があれば地域の医療が崩壊する可能性が出てくるからです。二次災害が予測される現場にJMATの投入はできません。

そうしたなか、AMDAはいち早く7月7日には総社市を中心に救援活動を開始されていました。暑い日でした。避難所もうだるような暑さで、避難生活を余儀なくされた被災者たちに寄り添っておられました。その時、私が感じたのは、初動をいかに早く対応するかという観点もありますが、災害現場でのみに「防ぎ得た死」があるのではありません。災害慢性期にも、避難所や仮設住宅で「防ぎ得た死」が存在します。DMATは超急性期から急性期の災害現場を担当していただき、JMATは災害慢性期での死を防ぐための活動となります。JMATの認知度はまだまだ高くはありませんが、西日本豪雨災害ではAMDA及び地元の吉備医師会との連携体制も早期に構築され、万全の体制で医療救護活動が継続できたことは、今後の災害救助に生かさ

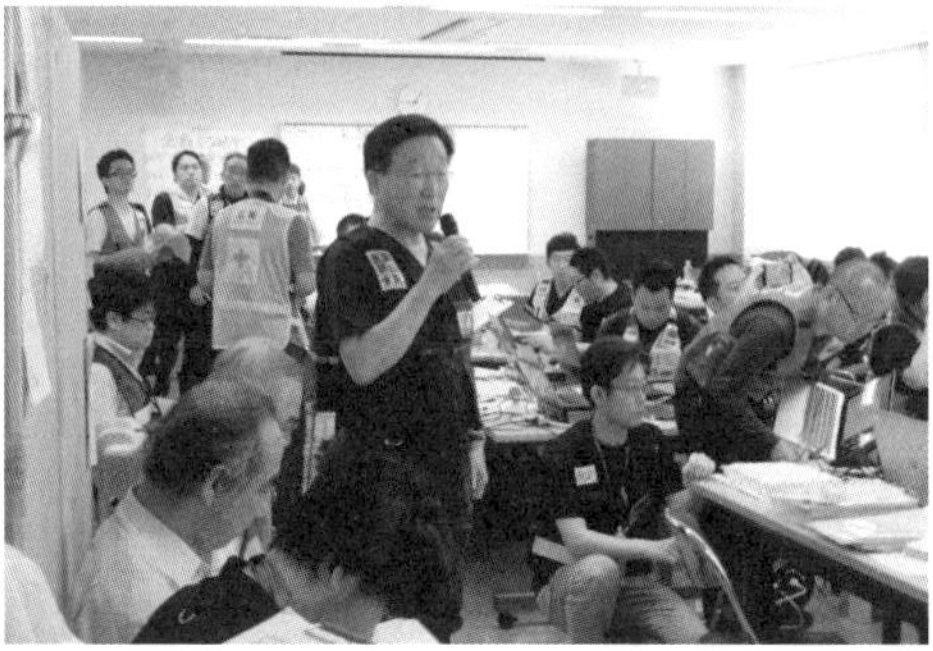

KuraDROでJMATチームに指示を出す松山会長（2018年７月12日）

れるものと考えています。

ＪＭＡＴは、西日本豪雨災害を教訓にＡＭＤＡ、ＤＭＡＴとの連携を深化させ、今後予想される災害現場で「防ぎ得る死」を見放さない活動を続けていきます。

前文

西日本豪雨に学ぶ「相互扶助」と「経験」の共有の神髄

ＡＭＤＡグループ代表　特定非営利活動法人ＡＭＤＡ理事長　菅波　茂

２０１８年7月に発生した西日本豪雨は、各地域に甚大な被害をもたらしました。しかし、幸いなるかな、総社市は最小の被害に防ぎとめました。何故か。単なる幸運を超えて、総社市民の災害に対する高い見識と行動力に触れないわけにはいきません。同時に、今回の災害被災地になったことに対して、全国から多くの善意の人や物資の支援が寄せられたことも。

その原点は「利他の精神」です。池の水も前に押せば返ってきます。総社市は２０１３年に災害支援条例を成立させました。総社市民の総意です。何故に災害支援条例によって基礎自治体である総社市が、岡山県を超えて、日本全国の災害被災地に職員を派遣することができたのか。ＡＭＤＡがＮＧＯであるＡＭＤＡ（国連経済社会理事会総合協議資格認定団体）と組んだからです。ＡＭＤＡが日本のみならず、世界の災害地に被災者支援医療チームを派遣することは常識です。

片岡聡一市長はＡＭＤＡに基礎自治体の持っている情報、マンパワーそして関連業界の協力を加えることによって被災者支援力が数倍に強化されることに着目したわけです。災害支援に関して、基礎自治体が国連認定ＮＧＯと積極的に組むことは時代の先駆けでした。

日本の法律は基本的にネガティブリストです。目的のためにしてはいけないこと以外は何をしても良いのです。反対のポジティブリストは、目的のためにしなければいけないこと以外は何もしてはいけないのです。ただし、ネガティブリストの法律（条例）制定に対しては発想の自由と豊かさが必要とされます。片岡聡一市長はその才能に恵まれています。

日本には昔から「村八分」という言葉があります。仲間はずれにすることです。通常の付き合いをしないことです。一方、例外となる二分とは何か。それは葬式と火事です。葬式まで否定すると死者の祟りが怖い。日本には今でも「たたり信仰」が見られます。ただ、日本の過疎地域では絶縁社会が出現してきています。人口減少により葬式もだせないコミュニティのことです。もう一分の火事とは広義の災害です。災害の時には、困った時にはみんなで助け合う、「相互扶助」が展開されます。例外なしです。日本の伝統的な精神風土です。

重要なことは総社市政のトップの片岡聡一市長の立ち位置です。彼が総社市長であったことが偶然の必然です。彼は2つの潮流の交わる点にいます。一つは歴代の総理大臣である橋本龍五、橋本龍太郎と続く日本の福祉の潮流です。この潮流の基本は「相互扶助」です。２つ目は橋本龍太郎の筆頭秘書として世界の指導者に触れることにより、世界の政治や経済の潮流を経験したことです。この基本は「経験」です。知識は経験により智慧に昇華します。

何故に総社市の職員や議会、市民、そして高校生までもがこの災害に対して勇敢に対応ができたのか。片岡聡一市長の提示する「相互扶助」と「経験」を共有していたからです。

２０１８年６月。片岡市長はインド連邦の首都ニューデリで開催された世界保健機構（ＷＨＯ）の会議に招聘をされました。各国の局長クラス１２０名ほどが参加していました。片岡市長は総社市が行ってきた社会福祉政策を発表しました。その政策の基本は市民間の「相互扶助」です。発表後に会場から大きな共感の拍手がありました。ちなみに、各国の局長クラスの発表がありましたが、拍手があったのは片岡市長のスピーチに対してのみであったことを付記しておきます。

なお、総社市は社会福祉政策の中でも「障がい者千人雇用」をすでに達成。次の目標の「1500人雇用」に向かって邁進しています。WHOの健康の定義である「心身ともに健康で、なお社会参加」を超えて、「心身健康でなくても、社会参加」を実施しています。人間として、一番うれしいのは社会参加の機会です。特に身体的ハンディキャップのある人たちにとっては。

特筆すべきは、今回の災害被災者対応に高校生が立ち上がったことです。片岡市長が毎日のように発信していたツイッターによる呼びかけに応じて、1000名からの高校生が総社市役所に押し寄せたことです。「私たちも同じ市民の被災者のために何かしたい。そのチャンスが欲しい」と。前代未聞のことです。世界的にも例がありません。世界災害史上初めてのことです。何故に高校生が動いたのか。子は親の背中を見て育つ。まさにこの一句です。総社市は日本国中の災害被災地に職員を派遣してきました。3歳の子どもでも有り難うと言われると喜んでくれます。総社市の災害支援条例による相互扶助の実感を次世代がしていたのです。ちなみに、今の学校では積極的に倫理道徳教育がされていないのが不思議なことです。

幕末に来航して、幕府に鎖国から開港を迫ったペリー提督も15歳から水夫として働いていました。現代的な教育制度と結婚制度などにより、「未成年」としての意識が高校生の災害支援活動を妨げていただけです。総社市の高校生による災害被災者支援活動が、「高校生の参加も大歓迎」という新しい良識として日本社会に共有されることを期待します。

倉敷市真備町のまび記念病院の診療再開において、印象的だった出来事をご紹介します。

この病院は、7月7日に1階部分が全て水没し病院機能が停止しました。避難者は高齢化しており、避難所や自宅の２階で避難生活を送っていました。生活習慣病などの慢性疾患に対しての充分な個別対応は困難な状況でした。日本の保険診療の理念は、「いつでも、どこでも、だれでも」公平な医療を受けることができることです。ただし、災害時だけは例外です。かかりつけ医と患者が出会う「場」が失われます。被災時でも保険診療の理念にもとづき、治療を受けることができる体制を一刻も早くつくることが大切です。最も困難となるのは仮診療場所の確保です。今回、敷地内に設置した大型健診車での診療が、保険診療として認められるのかどうか、７月17日に岡山県保健福祉部を直接訪問して確認を行いました。岡山県より、翌18日に根拠書類がＦＡＸで送られてきました。ここで法的根拠の存在を確認でき診療をスタートすることとなりました。

ＡＭＤＡは、将来発生する南海トラフ地震や津波に対応したプラットフォームと、これにリンクした世界災害医療プラットフォームの構想を推進しています。前者は自治体、医療機関と経済産業界の３者連携です。後者は国連、各国政府、世界医師会、ＮＧＯ／ＮＰＯ、大学、公益団体、企業の７者連携です。この２つのプラットフォームの基本コンセプトは「相互扶助」と「経験」の共有です。今回の西日本豪雨災害の被災対応で見聞した総社市の市長、議会、職員、と市民（含む高校生）の活動は凄かった。その法律と共に、気候変動による災害多発が予測されている、21世紀における世界の災害対応体制のモデルであると確信しています。

末筆になりましたが、ＡＭＤＡの今回の西日本豪雨被災者支援医療活動に関して、多くの団体、そして多くの方々に温かいご支援をいただきました。この紙面を借りまして、心からお礼を申し上げます。

目次

第2節　外部支援者の証言　

第4章　ボランティアからの連携

第1節　団体ボランティア

第5章　総社市・魂の連携の系譜

第6章　令和元年東日本台風（台風19号）・西日本豪雨災害の経験を引き継いで

第1節　ともに相馬市へ　220

第7章　資料

後　文

凡　例

本書は２０１８年８月発生した西日本豪雨災害（平成30年7月豪雨災害）時に、岡山県総社市周辺で支援活動をしていただいたたくさんの方から貴重な体験や提案などをお寄せいただきました。２０１９年８月に原稿依頼をし、同年10月までに執筆していただきました。ただし、東日本台風（台風19号）については、２０２０年2月に寄稿依頼し該当月までに寄稿をいただきました。本文中の年月を指す言葉は執筆当時のものであり、執筆者の肩書きも当時のものです。

第1章

総社市はかく奮闘せり

第1節　総社市の証言

平成30年7月豪雨、未曾有の大災害との戦い

岡山県総社市長　片岡　聡一

降り続く雨。

窓の外を眺めながら、なぜか心がざわついていた。

7月5日午前10時33分に発表されていた大雨洪水注意報は、午後3時39分に大雨洪水警報に切り替わり、市では警戒体制をとっていた。その予報は的中。夜半から雨足が強まっていった。

この日の午前中、私は、滋賀県市長会の有志の首長6名（彦根市長、東近江市長、草津市長、甲賀市長、野洲市長、湖南市長）を総社市にお迎えし、総社市が行っている障がい者1500人雇用事業や、今後の地方自治について熱い議論を交わしていた。ふと周りに目をやると、秘書たちの動きがあわただしいことに気づいた。秘書がそれぞれの市長に何かを伝えている。それを聞いた市長さんたちの顔色がどんどん曇っていく。私も同業だ。何が起きているのかその顔色を見たらおおかたの察しはつく。集中豪雨に見舞われているのだろう。停滞した梅雨前線の東端がちょうど滋賀県あたりにあるという。急きょ帰るというジャッジになると思った。会議が終わると、その後の日程は取りやめ、足早に地元へ帰って行かれた。

ちょうど同じころ、沖縄県の中部圏域雇用促進チームが、同じテーマの障がい者1500人雇用について の勉強会に来られていた。そのチームも総社市の上空が真っ暗闇になり、雨足がどんどん激しくなっていく様子を案じていた。案の定、沖縄チームは帰路につくものの、新幹線は福岡で車内泊を余儀なくされた。

災害対策本部設置

不安な思いを抱きながら7月6日の朝を迎えた。暗雲立ち込めるではないが、辺りの暗さは尋常ではなかった。この日の日程は、午前10時から総社市議会の文教福祉委員会。私は8時過ぎに、昨夜からの雨による被害状況を聞いた。そこには副市長、政策監をはじめとする幹部職員が集まっていた。その被害状況を聞くや否や、私の心に宿ったのは、言うに言われぬ悪い予感そのものだった。

私の感性は、かなり敏感で自分でも困ることがある。なぜだか予感めいたものはよく当たる。政策についても同様で、成功するか否か直感に頼ることの方が良い場合がよくある。

そんな私の心に、「何か起こるのでは」というどんよりとしたなおかつ息苦しくなるような塊があった。

市議会の日程を変更してもらい、９時に災害対策本部を立ち上げるように指示。居並ぶ幹部は、まだ急場との認識がなく、「え?・」という反応を見せた。私は間髪入れず、

「議会へ行き、議長に頼んで変更できないのか」

と、少し大きい声で言った。

「相談してみます」

市議会に相談した結果、委員会の中止の了承をいただき、間髪入れず９時45分に災害対策本部を立ち上げた。

災害対策本部は、市長である私が本部長。以下、副市長、政策監、教育長、消防長、各部長で構成されている。この本部には、様々な情報が入ってくる。私は本部長としてその情報を頼りに正しいジャッジをしていかなくてはならない。非常に緊張感のある場だ。

第１回目の会議を開いたこの時、既に土砂災害

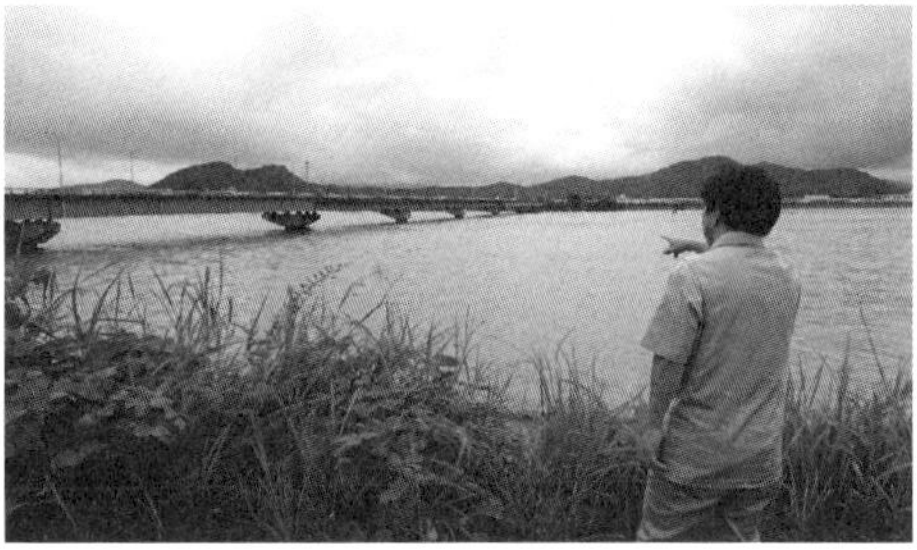

現場を確認する片岡市長

警戒情報が発表されていた。ここで本部長として最初のジャッジを下す。

午前10時、土砂災害の危険レベルが高くなった地域3434世帯、8994人に限定して避難準備・高齢者等避難開始を発令した。

「これからこの災害対策本部において、雨と戦う。この長雨は必ず魔物になる。気を引き締めて対応するように」

私は本部員（幹部職員）に強く指示をしながらも自分に言い聞かせていた。

第1回目の災害対策本部会議は短時間で終了。この先に続く長い長いストーリーのプロローグに過ぎなかった。一体誰があの時、その後のストーリーを予測できただろうか。

自ら現場へ立ち、ジャッジを下す

総社市の市域は約212平方キロメートル、そのうち平地は約70平方キロメートル。このくらいの規模であれば、有事の際、市長が現場で陣頭指揮を執るべきだというのが私の持論である。

災害対策本部会議終了後、降り続く雨の中、被害箇所を見て回った。なぜなら、市長が自ら現場に行き、実際にその光景を目の当たりにした上で指示をするということはとても大事なことだと思っているからだ。

平成23年9月、台風12号が直撃したときも自身で現地に赴いた。自分の目で現場を確認し、そして、自分の判断で避難勧告を発令した。

総社市では、高梁川の日羽観測所の水位が洪水の危険度を測る大きなバロメーターとなる。通常時3メートル程度である水位が11メートルを超えると高梁川が氾濫する危険が高まる。これまでの経験上、水位11メートルまでの状況は私の脳裏に焼きついているので、水位を聞くだけで現地がどういう状況なのかわかる。それが私の強みだと思っていた。

この日も、これから予想される大雨にどう対応するかという頭のトレーニングをしながら、多くの現場を見て回った。長良地区の家屋の裏山の崩壊、土砂災害警戒の危険レベルが高まっている秦《はだ》地区、どちらも滝のような雨水が流出していた。

午後1時。高梁川の水位は6・5メートルを超え、更に上昇傾向にあった。現場を見て回り、高梁川の水位を聞き、私はまたジャッジを下す。土砂災害の危険レベルが高まった山側の地域、1784世帯、4363人に対して避難勧告を発令した。

降り続く雨とダム放流、高梁川の決壊を覚悟した

6日の夕方から、更に雨足は強まり、高梁川の水位も上昇していた。危機感を募らせ、災害対策本部会議を頻繁に開いた。高梁川の水位が7メートルを超え、8メートル、9メートル、そして10メートルと上昇。

一方、高梁川の水位に大きく影響するのが4カ所の上流ダム。そのダムの放流量の合計も、水位を先取りするかのように増えていった。通常であれば、毎秒200トン程度である放流量が、毎秒1000トンを超え、1500トン、2000トンと増加の一途をたどっていった。

4カ所のダムの中で最も規模が大きく、放流量が一番多かったのは中国電力所有の新成羽川ダムだった。新成羽川ダムの貯水量は全国で第33位のクラスだ。流域では雨が激しさを増しており、ゲートを開けて大放流している。下流域の自治体はたまったものではない。

「おおいわかっているのか。そんなにゲートを開けていいのか。私たちはどうなってしまうんだ」

と中国電力に対し、怒りは頂点に達していた。

午後9時、悪い予感は的中した。高梁川の水位は10・74メートル、その時のダム放流量が毎秒2926トン。通常時の10倍以上である。これまでの私の経験値をはるかに

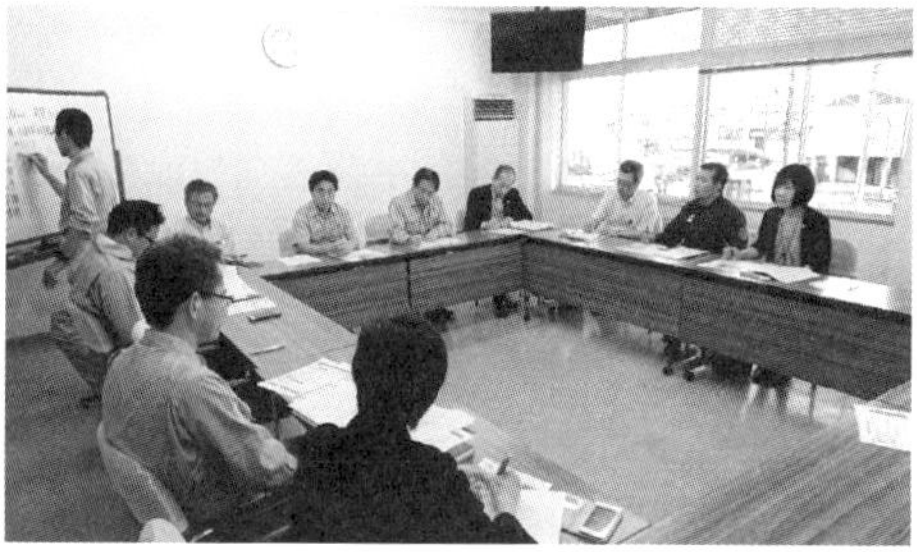

災害対策本部会議

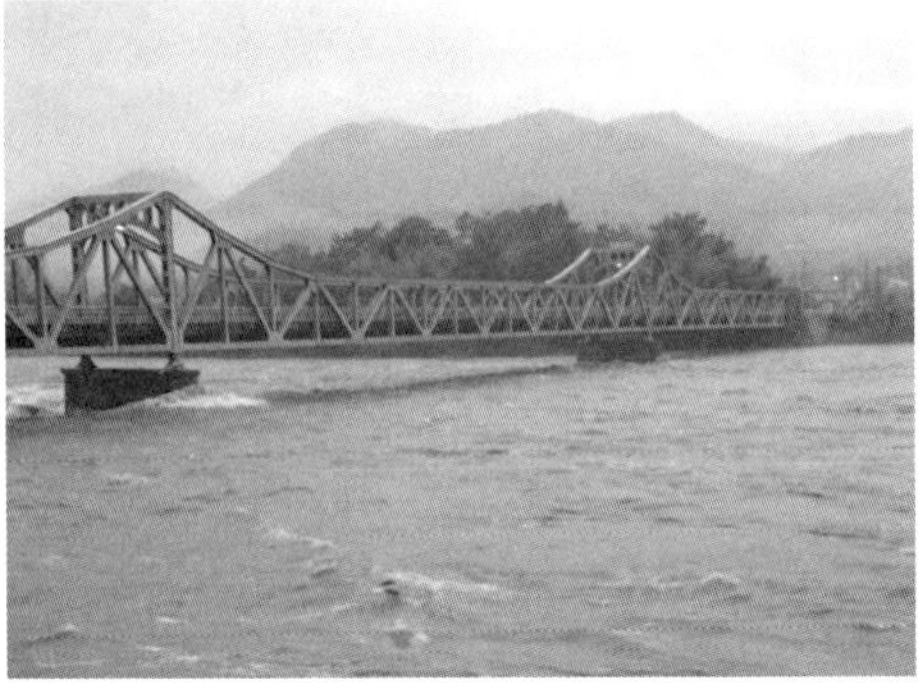

増水した高梁川（水内橋付近）

超え、未知の世界に突入してしまった。

これ以上の放流が続けば、高梁川は決壊するに違いないと思った。

午後9時30分、遂に高梁川の水位が氾濫危険水位の11メートルを超過。それまで5地区に発令していた避難勧告を市全域に発令。同時に特に浸水の危険が高い日羽《ひわ》、宍粟《しさわ》地区には、最も重いとされる、避難指示（緊急）を発令した。いまだかつてない事態に災害対策本部、そして、市役所に集まった全職員の緊張感が高まっていった。

さらにその緊張感に拍車をかけるように、気象庁から大雨特別警報が発表された。午後9時35分。総社市ではかつて経験したことのない、初めての警報である。重大な危険が差し迫った異常事態ということは、誰が見ても明らかであった。

午後10時を過ぎた時点で、水位は11・62メートル、ダム放流量は３４０６トン。

高梁川が決壊すると覚悟した。同時に、避難指示（緊急）を市内全域に発令した。瞬間的なジャッジだった。

高梁川が決壊してしまうと、死者は１０００人以上となるだろう。

１人でも死者の数を減らすために、何をなすべきか……瞬時に考えをめぐらす。

それは１秒かからない瞬間の判断しかないと確信した。

死者を1人でも減らすために

総社市の人口は6万９４２３人。そのうち、５万人以上が中心部・東部・南部地域に集中している。私はその地域のリーダーを緊急招集するよう災害対策本部で指示をした。その時の指示内容は、小学校区ごとのコミュニティ地域づくり協議会のリーダーを緊急招集し、それぞれの組織に属する町内会の全戸に、命を守る行動として避難を呼びかけるよう依頼せよというものだった。それを聞いた多くの職員からは、

「それは危険です。高齢の町内会役員がこの時間に、しかも土砂降りの中、市役所に来る途中、用水路に流されたり、転倒したり、事故で死ぬかもしれません。市長、その時はご自身で辞職を決断しないといけないことになります」

と、猛反対の意見。しかし、私に迷いは全くなかった。１人でも多くの命を救うこと。避難した人数だけ死者が減る、この思いに一点の曇りもなかった。

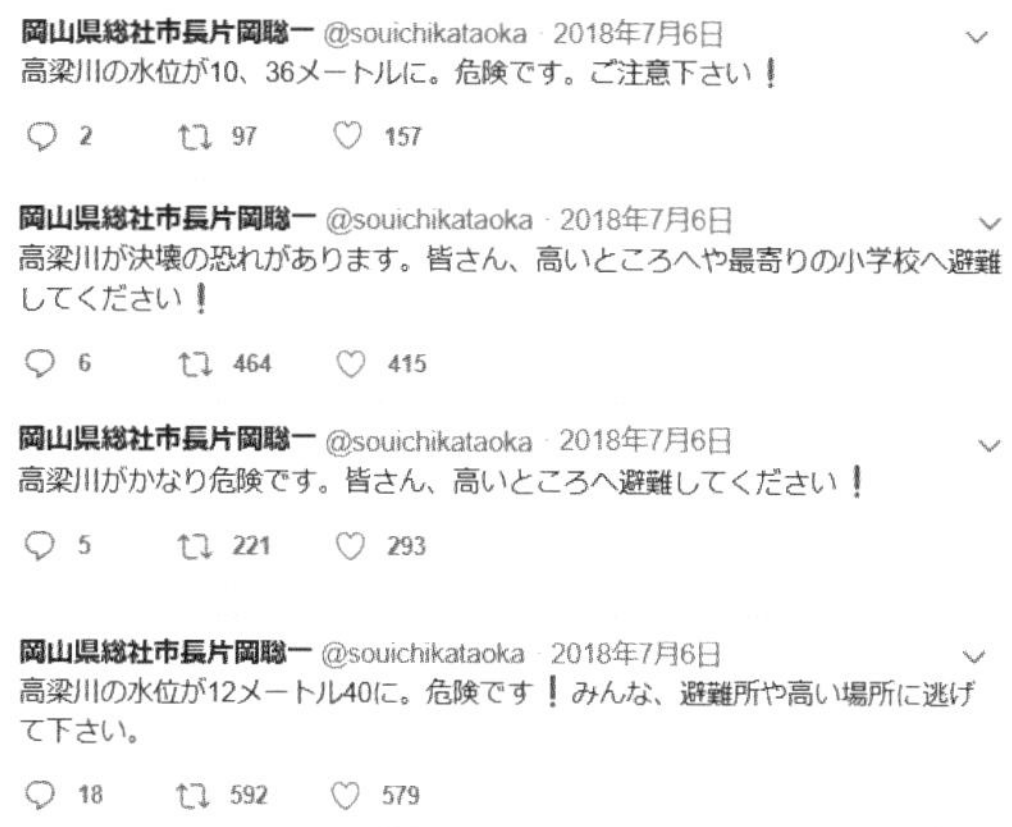
岡山県総社市長片岡聡一 @souichikataoka · 2018年7月6日
高梁川の水位が10、36メートルに。危険です。ご注意下さい！
2 97 157

岡山県総社市長片岡聡一 @souichikataoka · 2018年7月6日
高梁川が決壊の恐れがあります。皆さん、高いところへや最寄りの小学校へ避難してください！
6 464 415

岡山県総社市長片岡聡一 @souichikataoka · 2018年7月6日
高梁川がかなり危険です。皆さん、高いところへ避難してください！
5 221 293

岡山県総社市長片岡聡一 @souichikataoka · 2018年7月6日
高梁川の水位が12メートル40に。危険です！みんな、避難所や高い場所に逃げて下さい。
18 592 579

避難を呼びかけたツイッターの一部

「いいから招集しろ。今すぐだ。急げ。時間がない」

その指示を自分に言い聞かせるように何度も繰り返した。予想以上に早く、各コミュニティ地域づくり協議会のリーダーが集まってくれた。

時計は午後10時30分を指していた。

「市長何事ですか、こんなに夜遅く緊急招集だなんて」

「雨の中どうしましたか」

口々にそんな会話が交わされた。私は魂を込めて力の限り言い放った。

「皆さん、高梁川が１時間後にかなり高い確率で決壊する恐れがあります。決壊すれば多くの死者が出る。少なくとも１０００人は死ぬでしょう」

一瞬で部屋の空気が変わったが、私は続けた。

「皆さんにお願いがあります。すぐ各地区に戻って、１軒ずつドアをノックして、お年寄りを連れ出して逃げてください。障がいのある人を避難所に誘導してください。手分けをして、１時間以内に弱い立場の人を中

心に避難所へ行かせてあげてください。避難所は、48カ所どこでもかまいません。避難所に逃げられない人は、2階か近くの高いビルに逃げるようにして、1人でも多くの方を安全な場所に誘導してください。ただ、私たちに残された時間はあと1時間しかありません。速やかな行動をお願いします」

そう言うと、それぞれのリーダーたちは、厳しい表情になった。

「よしわかった」

「あと1時間か」

「行こう」

そう応え、みんな地元に帰っていった。

こうしている間にも、高梁川の水位は上がり続けている。リーダーたちが各コミュニティに帰っていった午後10時45分頃、高梁川の水位は12メートルになり、もはや高梁川の堤防の最高位である13・12メートルに迫り堤防決壊は目前だった。

私は心の中で、

「時間よ止まってくれ。水位よ止まってくれ。ダム放流をやめてくれ」

と、叫び続けていた。

市長自ら情報発信をすべき

時を同じくし、私は、ツイッターで市民に向けて情報を矢継ぎ早に送り続けていた。

「高梁川の水位が12メートルを超えました。危険な状況です」

「高梁川が決壊する可能性が大きい、すぐに逃げてください。自分自身の命を守ってください。今すぐです！」

このように有事の際の情報発信で最も大切なことは、一番伝えたいことをリアルにかつスピーディーに行うことだと思っている。こうした情報発信を市長自らが行うということは、よほど腹をくくっていないとできない。後で過去を時系列的に検証される恐れもある。だが、市長である私が市民に必要な情報を、ダイレクトに伝えていくのが一番効果的な情報発信だと考えている。私は、ツイッターを駆使し、踏み込んだ情報発信を徹底して行なった。

　また、ツイッターの他にも電話をかけた。スマートフォンに入っている電話帳の「あ」から順番に、

「逃げてくれ」

と電話をかけまくった。

　さらに、職員にも、電話をかけまくるよう指示を出した。

「知り合いに逃げろと伝えよ。逃げろ、逃げるんだと。大事な人に電話をしろ。そして、1人でも死者を減らせ」

　1人でも多く避難してもらうため、怒涛《どとう》の避難誘導が繰り広げられていた。

情報収集は一極集中

　正確な情報発信をするには、正確な情報収集が重要である。本部長の私は情報に忠実でないといけない。

　私の心にひとつの決め事がある。それは、情報を得る人物を明確に決めておくということだ。私は何の迷いもなく、すべての情報は消防長からと決めていた。消防長の情報を正しい情報として1本に絞り、ジャッジしていくというやり方である。

　有事の際、情報は錯綜する。複数の情報にぶち当たる。しかも、そのいずれかの情報は間違っていることが多々ある。その誤情報を基にジャッジをしてしまうと、人命に関わるような大きなミスを犯してしまう危険を伴う。だからこそ、情報チャンネルを一局にする方で腹をくくった。多局チャンネルにすると、むしろ迷い、間違う。生きるか死ぬかの時、情報を捨てる勇気を持つことは、なかなか困難な選択である。私にとって消防長の情報を正なるものと

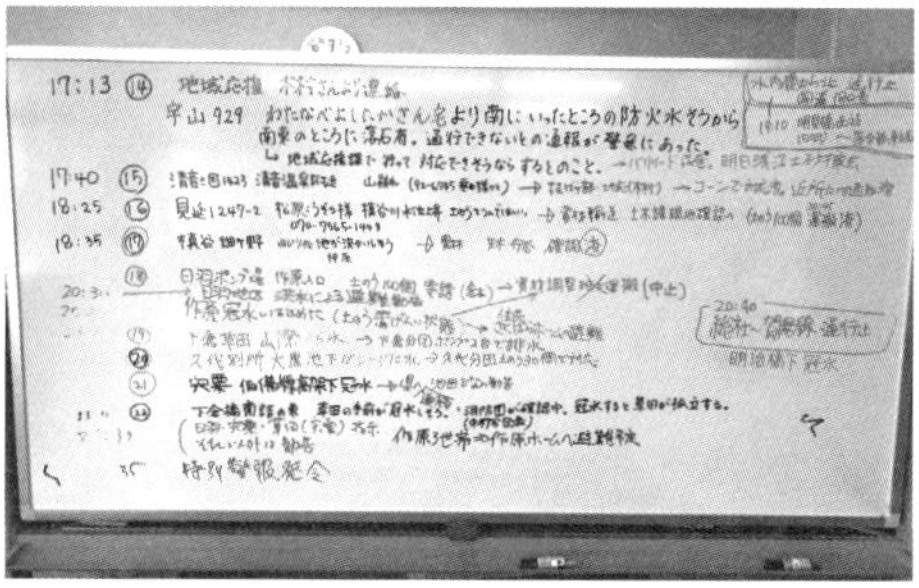

災害対策本部のホワイトボード

し、それを元に正しいジャッジをすることが最短の作業スピードだった。

当然、消防長から各地の緊迫した情報が流れ込んでくる。

「国道180号の日羽地区の入り口付近で、国道を通行止めするために向かっていたガードマン3人ないし4人、そして、その付近にいる方々が十数人孤立しています」

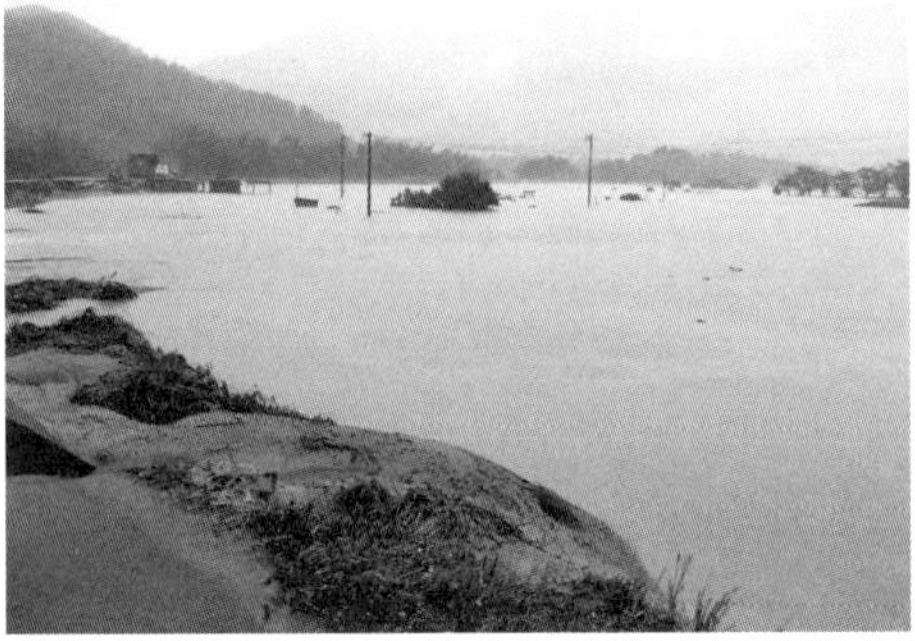

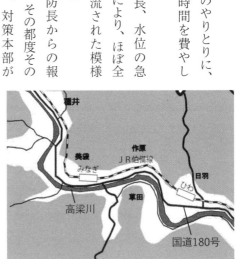

浸水した草田地区

その孤立というものが、どういう状態なのか、なかなか情報が入らず苛《いら》立つ。何度も消防長に確認した。

「救いに行けるのか、助けられるのか」

「いや、すぐに行くことはできません」

このやりとりに、長い時間を費やした。

「市長、水位の急上昇により、ほぼ全員が流された模様です」

消防長からの報告に、その都度その都度、対策本部が震撼した。ガードマン4人のほか十数人が、濁流に流されたのだ。

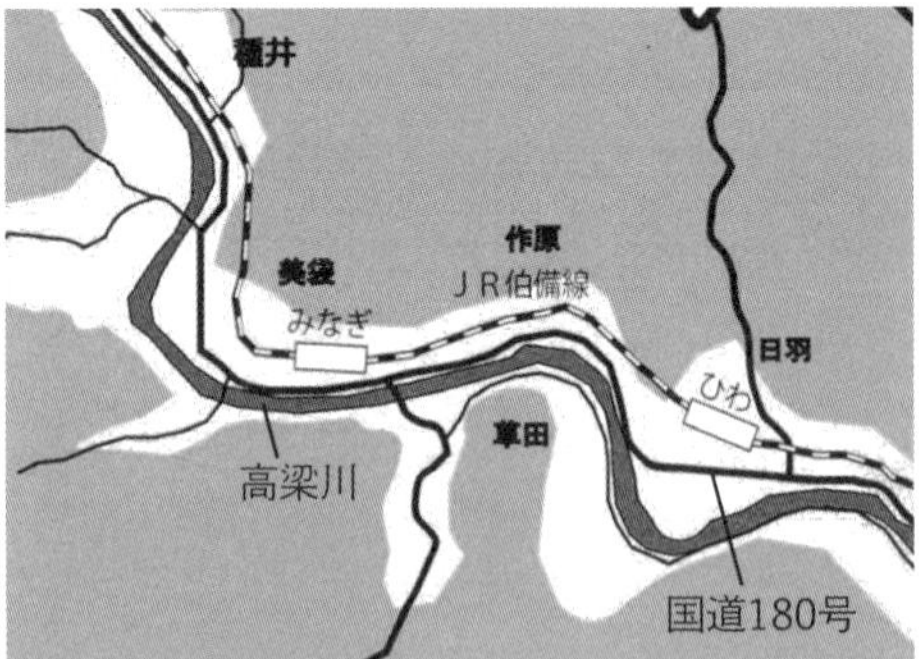

国道180号日羽地区周辺

また、「福谷から草田に軽トラックで移動していた方が、高梁川の濁流にさらわれたかもしれない」という胸をえぐるような情報が続く。作原地区で孤立した集落を救うべく派遣した消防隊3名が、ボートもろとも濁流に流されたという情報、そして、同じく作原地区の婚約者を救うため、果敢に救出に行った男性が、目前に迫った女性の目の前で流されていったという情報。合わせて20人もの人が、あの漆黒の大濁流にのみ込まれていったのだ。

この時、消防長から入ってくる情報は険しいものばかりだった。それでも災害対策本部長である私はそれを真正面から受け止め、正しいジャッジをしていかなくてはならない。

「市長、美袋《みなぎ》地区が冠水し、その水位がどんどん上がっています。加えて、避難所である昭和小学校の裏山から奇妙な音がするという連絡があります」

という緊迫した情報が入ってきた。脳裏に浮かんだのは崖崩れ。この期にいたって崖崩れに巻き込まれることはあってはならない。

「すぐ昭和中学校へ移動だ」

腰の位置まで浸水している中、避難している方々に昭和中学校へ緊急移動してもらった。

他の地区でも、

「押し寄せる水によって草田地区の集落が孤立しています」

「種井《たねい》地区では堤防を越水し、そこら中が冠水しています」

「作原地区ではＪＲ伯備線を越え、水で溢《あふ》れかえり1階が浸水しています」

「日羽地区の一部家屋で床上をはるかに越えました」

次から次へと集まる情報。一つひとつの情報を的確に捉え、状況判断を瞬時に行い、張りつめた緊張の連続の中でジャッジをし続けた。とにかく決め続けることだと腹をくくった。

多くの情報に惑わされ、間違ったジャッジを下してしまったら、死者を増やす。その時の災害対策本部の緊張感は今でも忘れない。

アルミ工場爆発

午後11時30分過ぎ、遂にあの事件が起こる。

耳をつん裂く巨大な低音が「どーん」と鳴り響くと同時に、市役所が大きく揺れた。震度4はあっただろう。私は、その音を聞いた時、遂に高梁川が決壊した、

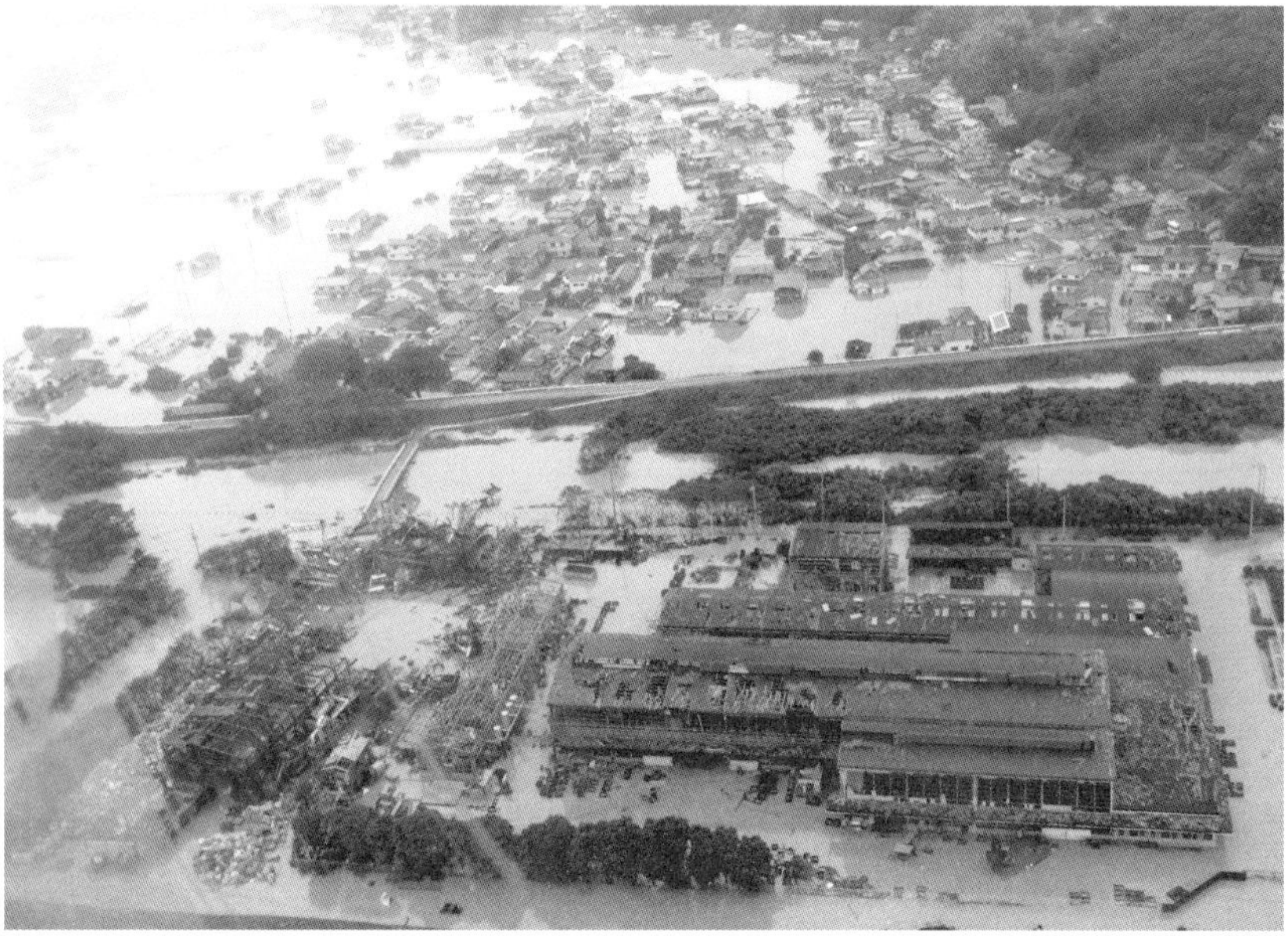

爆風と浸水の二重被害を受けた下原地区（写真提供：岡山県消防防災航空隊）

来るべき時が来たと覚悟した。

「川が決壊するとこんな音がするのか。こういう揺れになるのか」

客観的な自分がいた。一方で、私の心の中に予想だにしないもう一人の自分が現れた。

「来るなら来い、真っ向勝負だ。勝負せんか！」

本当の恐怖に至った時、別の人格が宿る。私に宿ってきたのは、その決壊場所から怒涛のごとく流れてくるだろう大濁流に対し、勝負を挑むもう一人の自分だった。私は、市役所の窓から外を眺め、

「来るなら来い」

と、心の中で叫んだ。何度も見たあの東日本大震災の津波、黒く濁った10メートルを超える津波の映像を頭の中で繰り返していた。

1分経ち、2分が経過した。しかし津波にも似た大濁流は来なかった。いつ襲ってくるんだと思いながら消防長の声に耳を傾けた。

「市長、先程の爆音は、下原地区の朝日アルミ工場が爆発した音でした。今、消防隊が消火活動に向かって

おります。下原地域110世帯は随所で大火災が発生しており、相当な打撃を受けている模様」

その情報を聞いた時、背中に冷たい汗が流れるのを感じた。

「すぐに被害状況を確認してくれ」

と、強く指示。その時私は、ある程度の死者が出たとしても、これは覚悟せねばと直感した。そう思わせるほどの音と揺れだったからだ。

しばらくすると、その直感は現実味を帯びてくる。災害対策本部に爆発現場の下原地区から怒涛の救出依頼の電話がかかってきた。

「真っ赤な火の玉が下原全域に降ってきた。助けてくれ、あちこちで火の手が上がっている」

「家屋がほとんど全壊状態だ」

「屋根が吹っ飛んで玄関がえぐりとられている」

「車で逃げようにも車庫が傾いて車を動かせない。迎えに来てくれ」

現場では二次爆発の危険性もある。すぐに下原地区の全員を避難させなくてはならない。


「市のバスを仕立てて、すぐに行け」

と指示をした。それを聞いた職員は、

「市長、マイクロバスの運転手はシルバー人材センターに委託管理させていて、そのドライバーがいないと運行できません」

と答えが返ってきた。

間髪入れず私は、

「この緊急事態に、何を言っている。お前が乗っていけ。さもなければ、小型車に分散してすぐに行け！」

と怒鳴った。

生きるか死ぬかという場面を迎えていても、公務員気質を捨てきれない災害対策本部の職員。これは大いなるウィークポイントである。職員のスイッチを有事モードに切り替えること、これは災害対策本部長の私がやらなければならない大仕事だった。

私たちは、即座に下原地区にバスを走らせ、暗闇の中での救出を行った。最大の避難所であるきびじアリーナに、下原地区の方々を次々に移動させた。

私は体育館に行き、傷口に手を当てている皆さんを見たとき、爆発の凄まじさを直感した。と同時に、他にも被害に遭われた方が大勢いることが容易に想像できた。

どれだけの被害状況なのか、現場確認を急がせた。ある程度の犠牲者が出るかもしれないと覚悟していたが、時間の経過と共に少しずつ状況がわかってきた。死者はいない、重傷者は2人ということだった。下原地区の方々は、普段から、雨の日や夜間の避難訓練などを行っており、有事の際の準備はできていたのだ。雨が降り続く中、あれだけの爆発事故が起きたにもかかわらず、1人の死者も出さなかったということに、本当に救われる思いがした。今でもそのことが「下原の奇跡」と呼ばれている。

救出作戦遂行！

一方で、高梁川の濁流にのまれた人の救出作戦も遂行された。

多くの市民が流され、濁流の中でもがき苦しんでいることを思えば、決してあきらめることなく、少しでも早く救出しなければならない。

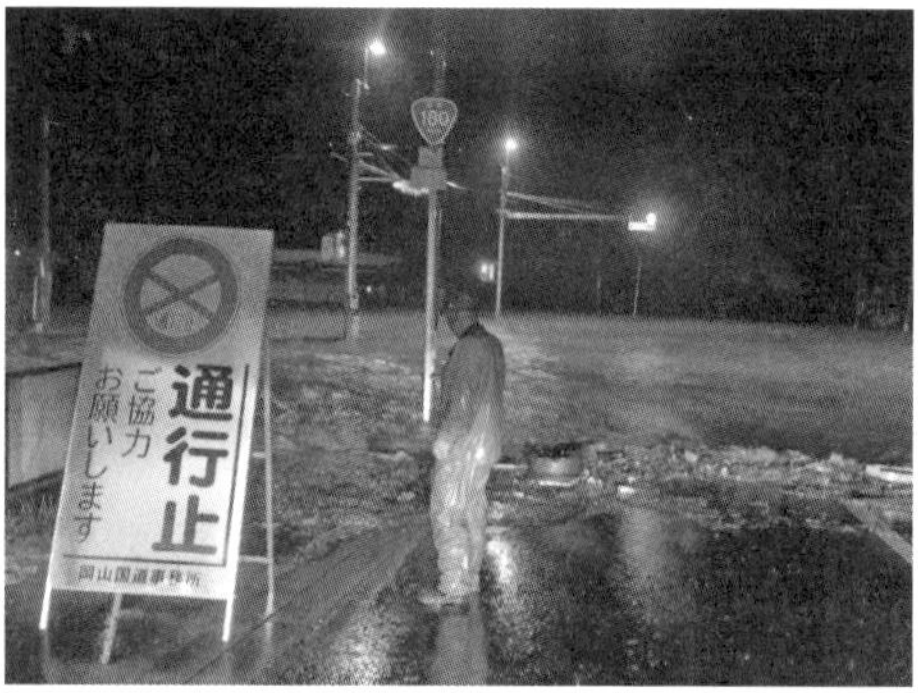
180
通行止
ご協力
お願いします
岡山国道事務所
冠水する国道180号

私たちは総社流の作戦で救出することを決めた。高梁川に架かる橋に消防隊を集結させ、3～4メートル間隔で、消火活動に使うホースを川面に垂らす。そのホースに上流から流れてくるであろう遭難者につかまってもらい、ホースごと持ち上げて救出しようというものだ。

瀬戸内海まで流れて行くまで、高梁川には幾多の橋が架かっている。その中で、なるべく橋桁の低い橋を救出場所に選択し、救出できる可能性を少しでも上げる。最初のチャンスは総社大橋だ。陣取った総社消防隊は、ホースを川に垂らし、真っ暗闇の川をサーチライトで照らしながら、必死に遭難者を捜した。いつまでたっても遭難者が流れてくる様子はなかった。もう流れていってしまったんだろうかと諦めかけたその瞬間、１人の遭難者が浮いたり沈んだりして流れてくるのを発見した。

「つかまれ！　つかまれ！　このホースにつかまれ！」

救出作戦にあたった消防隊員は、必死の形相で叫んだ。しかし、その人はホースをつかむことなく、下流に流されていった。

なんということだ、１人の命が、ちょっとした波のタイミングによって助からなかったのか。それを目の当たりにした消防隊員たちは無力感に茫然《ぼうぜん》とした。

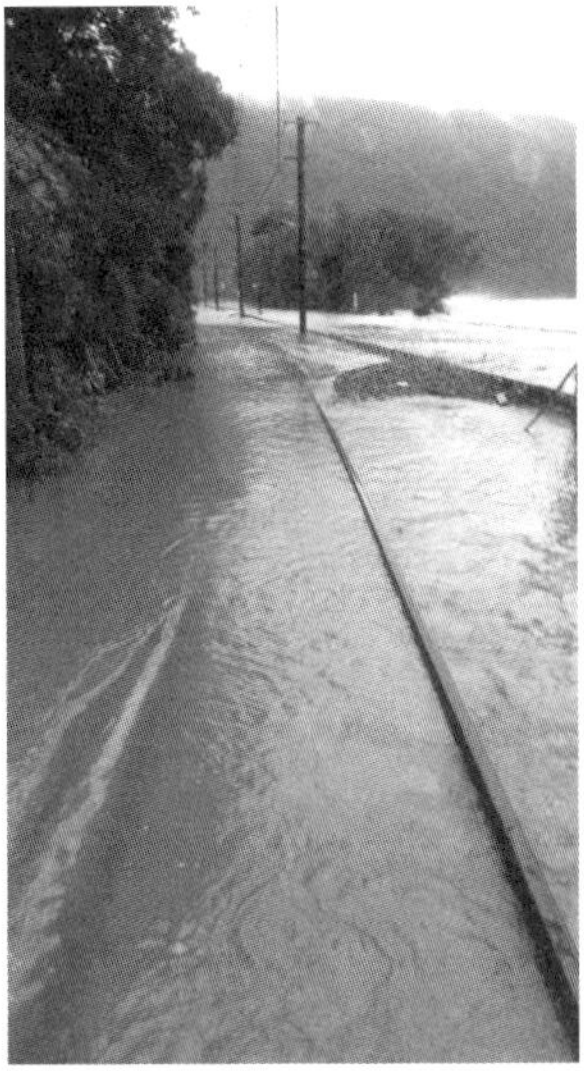

消防隊員が流された現場（美袋下倉橋東付近）

それでもほかの遭難者を捜すため、待つこと数十秒。上流から２人の若者がかたまりとなって、浮いたり沈んだりしながら流されてきた。よく見れば、それは仲間の消防隊員２人だった。

「つかまれ！　つかまれ！　つかまれ！」

大きな声で叫ぶ。その瞬間、ホースに重みがかかった。

「やった」

これで助けられたと思った。しかし、よく見ると２人は同時に同じホースをつかんでいたのだ。

「放すな！」

叫んだ瞬間のことだった。ホースは軽くなった。

どちらからともなく２人はホースを手放してしまった。２人は仲間のことを想い、お互いにホースを譲りあったのだ。救助に当たった消防隊は、ただただ濁流を見つめるしかなかった。あまりにも悲しい光景に言葉を発する者はだれひとりとしていなかった。だが諦めるわけにはいかない。その３人を助け出すため、も

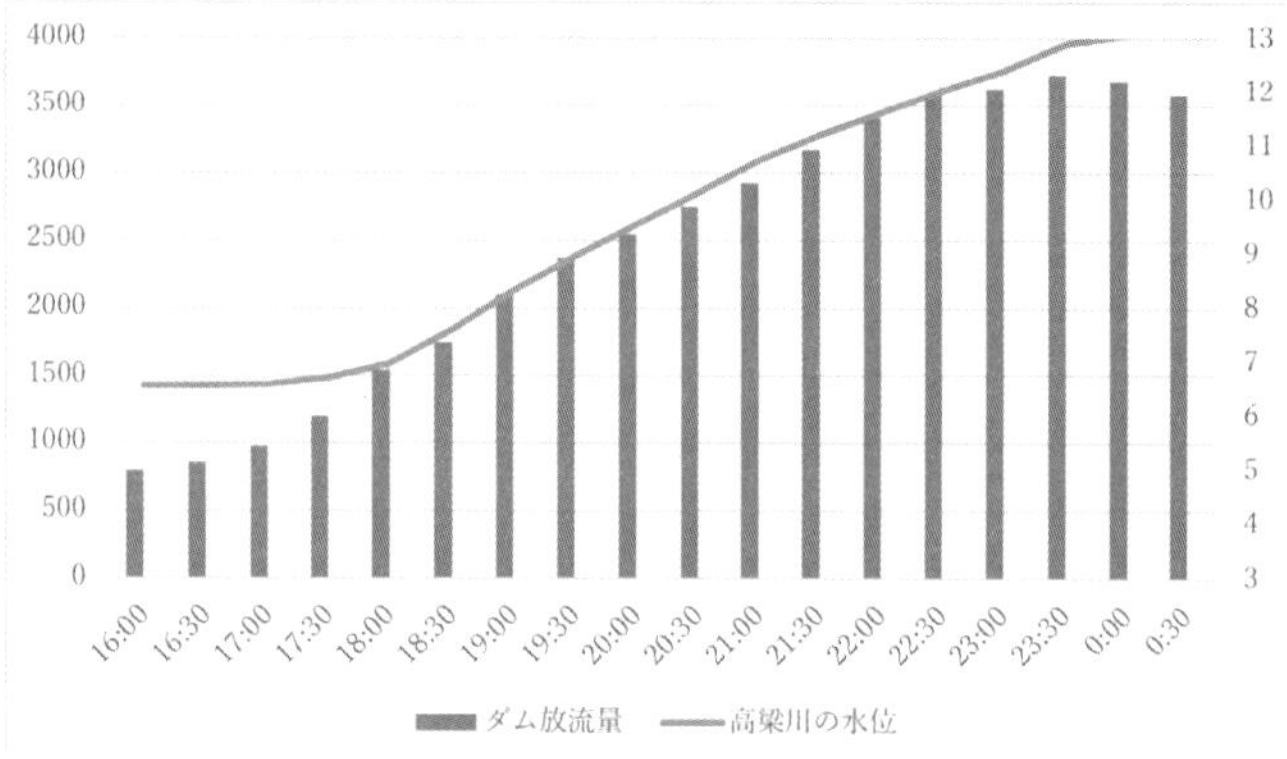

ダム放流量と高梁川の水位

う一度下流で救出作戦を遂行しようと、緊急移動した。次は１キロメートル下流の川辺橋だ。そこから川にホースを垂らし、必死で探した。そこへ１人目の遭難者が流れてきた。

「今度こそつかまれ！」祈るような叫び声だった。

しかし、またホースをつかみ損ね、無情にも下流へ激しく流されていってしまった。落胆している暇はない。２人の消防隊員が流されてくるのが、待ち構えていた消防隊の目の中に飛び込んできた。

「今度こそ。つかまれ！　つかまってくれ！」

悲痛なまでの叫びだった。その思いが通じたのか、２人は別々のホースをつかむことに成功した。

「さあ持ち上げろ！　引っ張るんだ！　ちゃんとつかまれ！」

必死で引っ張り上げた。ただ仲間を救いたい一心で救出にあたった。消防隊員たちはそれが何分かかったか、どれだけ重かったか、何一つ覚えていないと言う。

「助かった。助かったぞ」

抱き合って喜んだ。救出された２人は全裸で体のあちこちが傷だらけ。流水の激しさを物語っていた。

後日、私は無事に帰ってきた隊員たちに尋ねた。

「怖かったか」

「死ぬと思いました」

「覚悟はできていたのか」

「いいえ、生きることだけを考えました」

「もう死んでしまうだろうと思ったのはどこだ」

「十二箇郷用水の留めダムのところで急激に川底に引

きずり込まれ、叩きつけられました。その川底でぐるぐる高速回転、水流から抜け出せなくなり、上も下も右も左も、全くわからなかった。そんな中、必死で泳いでもがき苦しみ脱出を試みました。でも、なかなか抜け出せませんでした。息を止めること1分、2分、3分。もうだめだ。吐き出したい。でも吐き出したら死んでしまう。そう思ったんです。その葛藤の中で必死に水をかいて、瞬間、最後に水面に浮かび出たときは、生きられるんだと思いました」

２人はそのときの様子を鮮明に語ってくれた。

「よく生きて帰ってきた」

２人の隊員を私は抱きしめた。

「流された消防隊員の２人が生きていたぞ」

沈みきっていた災害対策本部で報告した瞬間、市役所内に拍手が沸き起こった。仲間の命をみんな心配していたのだ。

一方でほかの遭難者の安否が気遣われる。

「無事でいてくれ。頼むから生きていてくれ」

私はずっと心の中で叫んでいた。自分の部下を失うかもしれない消防長は、如何ほどだったのだろう。

母よ、守ってくれ

日付が変わり7月7日を迎えた。この日は、亡き母の誕生日。もしかしたら、母が守ってくれるかもというう何の根拠もない思いが、私の中になんとなくあった。

0時30分、耳を疑う情報が舞い込んでくる。高梁川の水位が13・12メートルを超えたところで、計測不能となる。

「計測不能とは何だ」

と、私は聞いた。

「高梁川の水位がこれ以上計測できない、堤防を超えたということです」

と、職員が答える。

この時、私にまたあの人格が宿る。

「来るなら来い。勝負するしかない」

私は避難を促すツイッターを打ち続けた。電話もかけ続けた。

　これが死者を1人でも少なく食い止めるたったひとつの方法だと信じ、1時になろうが2時、3時になろうが一心不乱で打ち続けた。

「母よ、守ってくれ」──そこまで追い詰められていた。

「了解した」その言葉が意味することは

　東の空が白みかけてきた。漆黒の時が過ぎ、徐々に総社市の姿が見えてくる。

　消防長は次々に情報を集め、私に報告してきた。

「十数人のかたまりで流されていた人のうち7人が生存です。今確保しました。彼らは竹やぶにしがみついて、今まで流されず、みんなで声を掛け合っていたようです」

「よし、やったぞ」

　そんな嬉しい情報もあった。

　一方で、

「ガードマンの2人が、遺体で確認されました。2人の尊い命を失いました」

との情報も……。

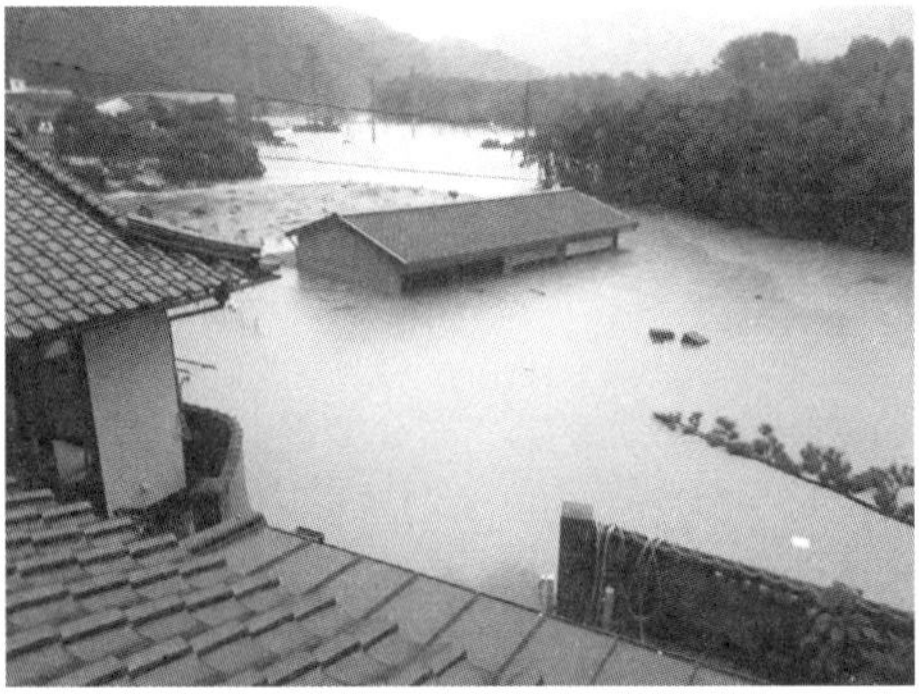
浸水した作原地区

　つらい。死の知らせを聞くときほど、つらく悲しいことはない。しかし、市長として、また、災害対策本部長として、死の知らせを聞くことは、それを了解するということ。私の最大の役割の一つだ。その情報に真正面から向かい合わなければならない。

「了解した」

　その一言で救助が完結したことを意味する。心を鬼にして、その情報を受けとめた、それが私の責任だ。

「市長、岩肌に3人残っていました。確保しました」

「作原でフィアンセを助けに行った方は恐らく高い確

率で、流されたものと推測されます。これから捜索活動に入ります」

「草田地区で決壊箇所の付近で流された方、未だに行方不明です」

「了解した」

嬉しい情報や悲しい情報など、様々な情報にそう言わざるを得なかった。

残る１人、あのホースを使った救出作戦で助けられなかった消防隊員、彼の命を救うことを切に願っていた。

辺りが明るくなり始めた頃だろうか、消防長に１本の電話が入る。その電話を切った瞬間、消防長の顔が、ぱっと変わり、みるみる紅潮してきた。

「市長、消防隊員が生きておりました。生存を確認しました」

「おお、助かったか。場所はどこだ」

「新幹線の橋げたのさらに下流、倉敷市との境目です。中洲の一番高い木の枝にしがみついていました」

本当に嬉しかった。言葉にならなかった。

その情報が届いた瞬間、市役所内に２度目の拍手が鳴り響いたことは言うまでもない。

結局、死者２人の確認と、行方不明者２人という情報を得て、７日の朝を迎えた。

総社市の実力

７日の朝、避難者総数は８４９１人だった。８４９１人。それが多いか少ないか。多いといえば多い。わずかな時間でそれだけの人が避難した。だが、総社市の人口約６万９０００人のうち残りの６万人は避難していないということになる。そういう意味では少ないかもしれない。ただ、私は、死者の数を１人でも減らすためにすべきことは何かというミッションを遂行するために、でき得ることをやった。まず、午後10時30分のコミュニティ地域づくり協議会のリーダーの緊急招集に始まり、ツイッターあるいは電話、あるいはメディア、さまざまなツールを駆使し、皆が死ぬ気でやった避難誘導。その結果、８４９１人が逃げて

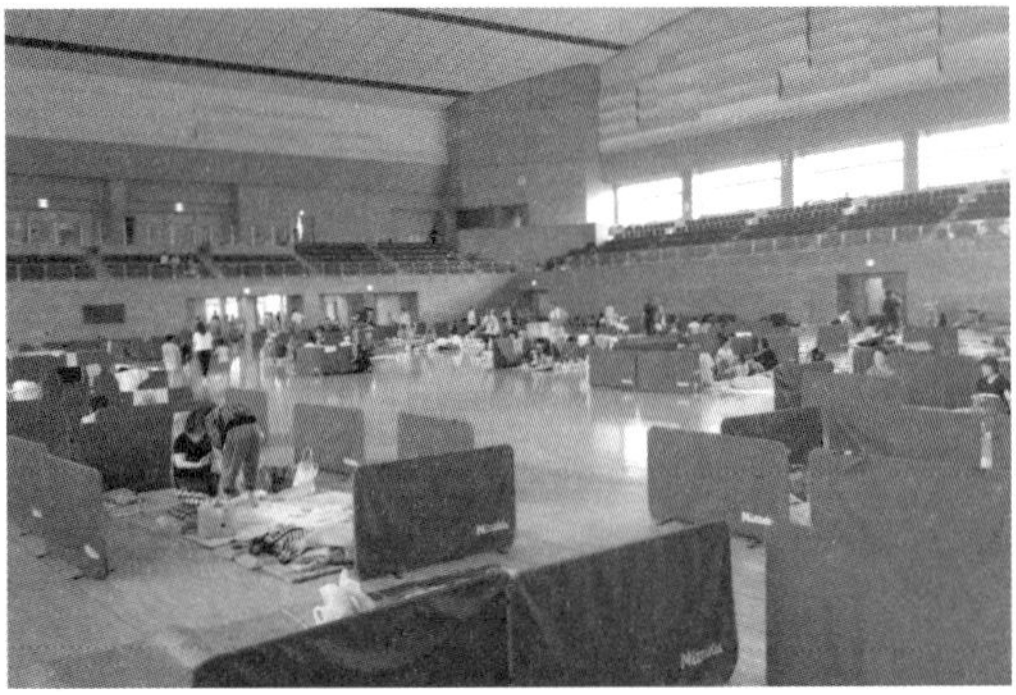

一時978人も避難したきびじアリーナ

くれていた。私は心の中で、感謝の気持ちを抱いている。

少なくとも、あれからの動きで８４９１人を避難所へ誘導したということが、その時の総社市の実力だったのだ。

瞬間的に訪れた総社市の実力テスト。私は合格だったと確信している。

真備町を愛す

朝になって、私の元に真備町の情報も入ってきた。死者が20人、30人、40人を超えた。私の知り合いもいた。

真備町と総社市は切っても切れない関係だ。合併前は消防本部が同じ、警察も同じだった。今でもごみの焼却は共同運営である。真備町のことが気になって仕方がなかった。１人でも死者が少なければいいと思っていたし、何か手伝えることがあったら飛んでいきたい気持ちだった。

避難者８４９１人のうち、２４００人の真備町の方が含まれていることがわかった。それは大いにオーケー。ずっといてくれたらいいと思っていた。困ったときはお互い様だ。

私は、７月７日の朝、この人数を聞いたときから、この復興に向けた長い道のりを真備町とともに過ごす、更に言えば、２４００人と共同生活をすることそれが私の役割だと思っていた。

峠は越えた

やっと高梁川の水位が下がり始めた。計測不能値だったものが、13メートルという数字を示し、12メートル、11メートルと徐々に下降していった。いったん増えて臨戦態勢に戻った時もあり、手に汗握ったが、その後は10メートル、９メートルと順調に下がってくれた。

峠は越えた。母が守ってくれたかもしれない。天に向かって手を合わせた。

私はツイッターに、「もう決壊の恐れはない。安心してくれ」と打った。

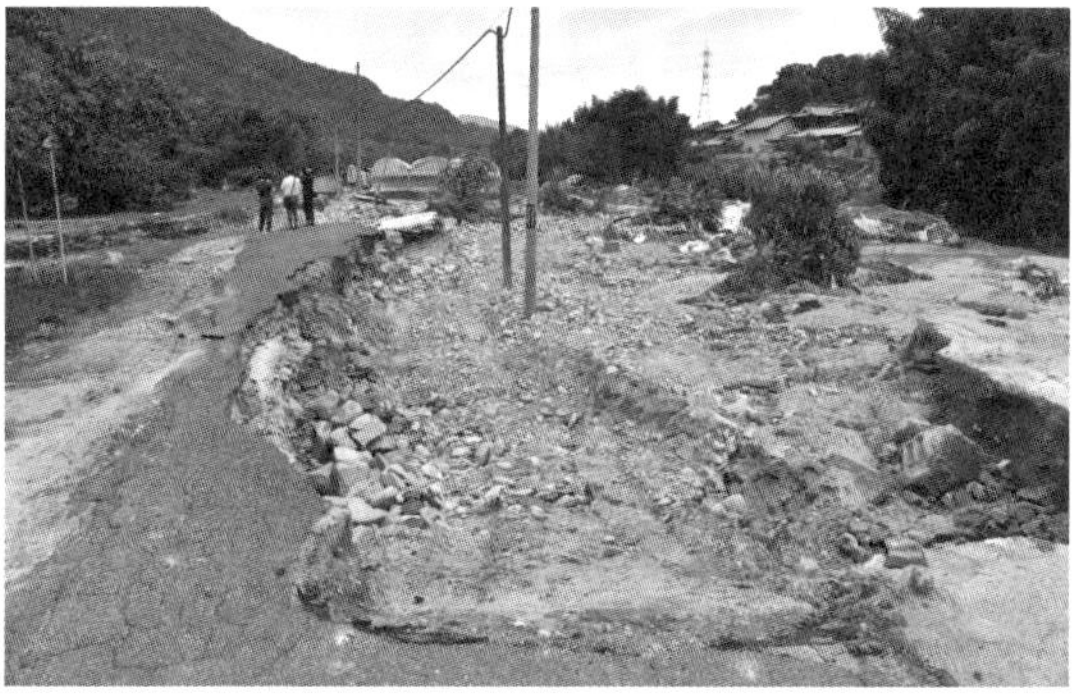
福谷地区の道路破損

市民からは、「ありがとう」「安心した」というコメントが数多く届いた。だが、ツイッター上ではそれ以上に総社市内の被害の情報や、真備町が危ないという情報が飛び交っていた。

そんなとき、総社高校の生徒から一通のダイレクトメッセージが届く。

「私たち高校生に何かできることはないですか」

その一通に対し、私は即座に、

「あるとも。総社市役所に来て手伝ってくれ」と打ち返した。

この一通の素朴なメッセージのやりとりが、この後、総社市の大きな力を生み出すことになるとは予想だにしていなかった。

希望の光

峠は越えた。しかし、災害からの復興ということになると、その日がスタートの日となった。

この日は、自分自身の目で被害状況を確かめたいと思い、全地域を見て回った。一刻も早く現場に行って市民に会いたい、なぐさめの言葉をかけたい。その思いは変わらなかった。下原、種井、美袋、日羽、作原地区など、浸水した場所に自らの足で向かった。きび

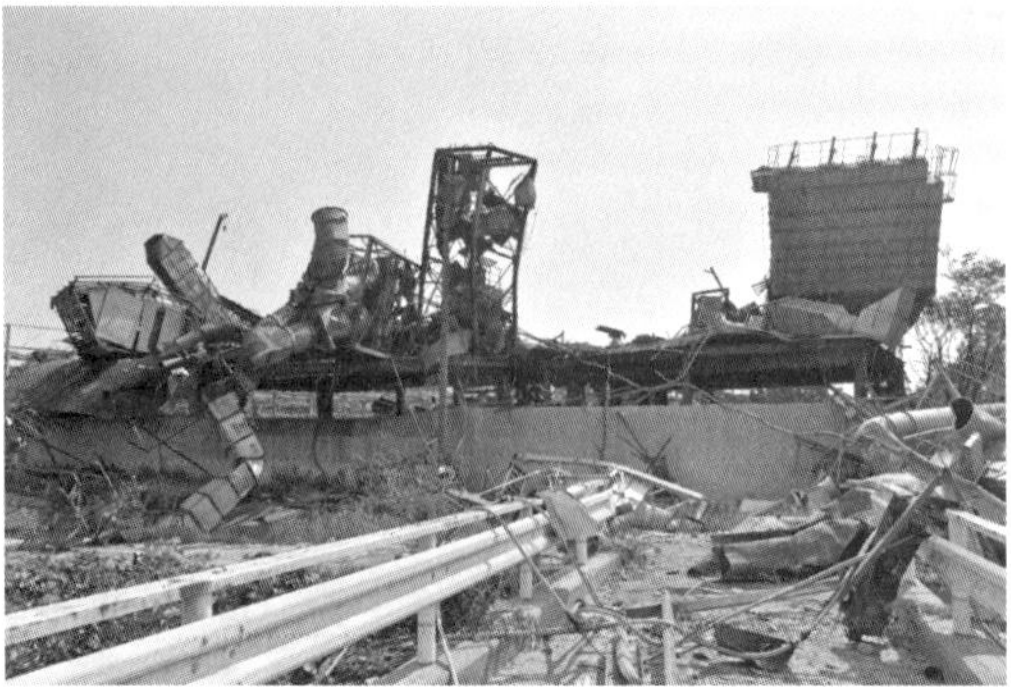
爆発したアルミ工場

じアリーナや武道館、総社東中学校、総社西中学校など、多くの避難者がいる避難所に赴いた。

その場で出会った市民の反応は、本当に冷ややかなものだった。

「市長どうしてくれるんだ」

「なぜ高梁川の堤防を高くしていなかったんだ」

といった数々の罵声《ばせい》が飛び交った。また、爆発事故と浸水の2つの被害を受けた下原地区の人たちからは、悲鳴にも似た言葉があった。

「朝日アルミを何とかしてくれ」

「これから我々の生活はどうなるんだ。何を補償してくれるんだ！」

何度となく私自身にぶつけてきた。刃物のようなきつい言葉が、私の心をずたずたに引き裂いた。

それも無理はなく、当たり前のことだ。突然自らの生活を、また、生活の拠点を奪われたのだから。私は、総社市の責任者として、この事実を受け止めざるを得なかった。それはとてもつらい瞬間だった。

だが、被災者の気持ちは、痛いほど私の心に伝わってきた。どんな言葉をぶつけられても、甘んじて受けよう。それを信頼に変えていくため、最速スピードかつ丁寧に対応していこうと固く決意した。そういう意味では、私のそれからのスピード感は、その罵声から始まっているといっても過言ではない。

さまざまな思いを抱き、災害対策本部に戻った私は、各部署からの報告を受けた。そのころには、死者の情報、生存者の情報、そして床上浸水の数、床下浸水の数などがおぼろげにわかってきた。

その時点での死者は4人、その情報に、ただただ心からご冥福をお祈り申し上げるばかりである。床上浸水が576戸、床下浸水が369戸、合計945戸（初期調査)。そして、下原地区は110世帯のうち、住める状態の家はわずか3、4軒にすぎなかった。この下原地区の大きな被害をはじめ、全ての情報を、胸が張り裂けそうな気持ちで聞いた。他にも堤防の決壊箇所や道路の損壊箇所、自分の目で見た現場以外の情報も集まった。

私は徹夜で対策を練ることに決めた。それは当然のこと。徹夜に徹夜を重ねていく。それが災害対策本部の常だ。

そんな中、一筋の希望の光が差し込んできた。

総社市内の高校生約50人が災害対策本部を訪れ、

「何か少しでも手伝いたい」

と言ってくれたのだ。

私はあのダイレクトメッセージを思い出した。

「市長、私たち高校生に何か手伝えることありますか」

「あるとも。総社市役所に来て手伝ってくれ」

私のもとに届いた素朴なメッセージ。それに私は返信していた。あの時は、被害状況を確認することに必死で、返事を返したきりになっていたけれど、実はそれが拡散していたのだ。

彼らは自分の街が滅びかけている惨事を見て、更に大人たちが必死で総社市を守ろうとしている姿を見て、自分たちにも何かできないかという思いでここに集まってきてくれた。

早速、高校生には避難所に配るパンやお弁当の仕分けなどを手伝ってもらった。

つらく厳しい状況の中、彼らの行動は本当に嬉しかったし、励みにもなった。

まさに彼らは総社の希望の光だ。

そんな一筋の光が差し込んだ7月7日。亡き母の誕生日。長かった1日がようやく終わりを告げる。

ボランティア立つ

夜が明けた7月8日の早朝、ある事件が起きた。市役所2階にある災害対策本部の窓から、眼下の市役所正面広場を見たとき、人波が大挙して押し寄せていた。私はそれを見た瞬間、遂に暴動が起きたと思った。被

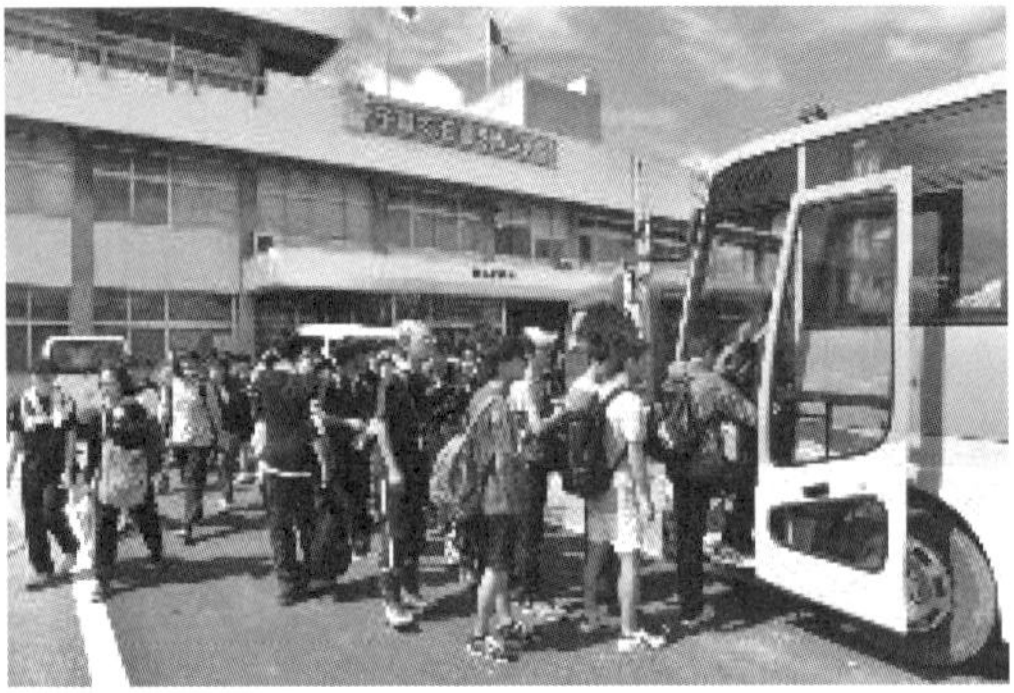

バスに乗り込むボランティア

災した地域から、市に対して怒りの鉄拳を浴びせにきた人々が集まったに違いない。

「市長どうしてくれるんだ！」

「朝日アルミの事故をどう対応してくれる」

「家を直してくれ」

「補償をしろ！」

その嵐だと思った。

私はその住民たちと対話をすべく、1階に下りていった。すべての怒りを受けとめようと覚悟を固めていた。そんな暗い気持ちで大衆の前に立ったとき、私の目に飛び込んできた光景は高校生たちのあふれんばかりの大群だった。自分の目をうたがった。

私に向かって、高校生が、口々に叫んだ。

「市長、僕らにできることはありませんか」

「何か手伝わせてください」

「総社市を助けたいんです」

総社高校、総社南高校だけでなく、市外の高校からも集まってきてくれていた。

彼らの心意気に泣けた。この子たちを抱きしめたいと思った……。

さあ、現場へ行こう！

ここからは大人の役目だ。みんなの気持ちを形に変えるんだ。困っている被災者を助けに行くため、バスを即刻20台チャーターした。

「さあ、現場に行こう！　被災された方々の元へ行こう！　助けを求めている人と、泥かきをしよう。バスに乗ってくれ」

順番にバスに乗り、それぞれが現場に散っていった。

私も彼らの心意気と同じでありたい。思わず昭和中学校行きのバスに乗っていた。

昭和中学校では元職員の森さんが陣頭指揮を執っていた。草田、美袋、日羽、種井、作原、それぞれの地区には助けを必要としている人がたくさんいる。高校生たちを要領よく振り分け、それぞれリーダーを作り、そして昭和中学校から現場に送り込んだ。その方法がその後、長く続いたボランティアの方々の活動の基本スタイルとなっていった。

私も、作原地区の現場に高校生たちと一緒に入った。

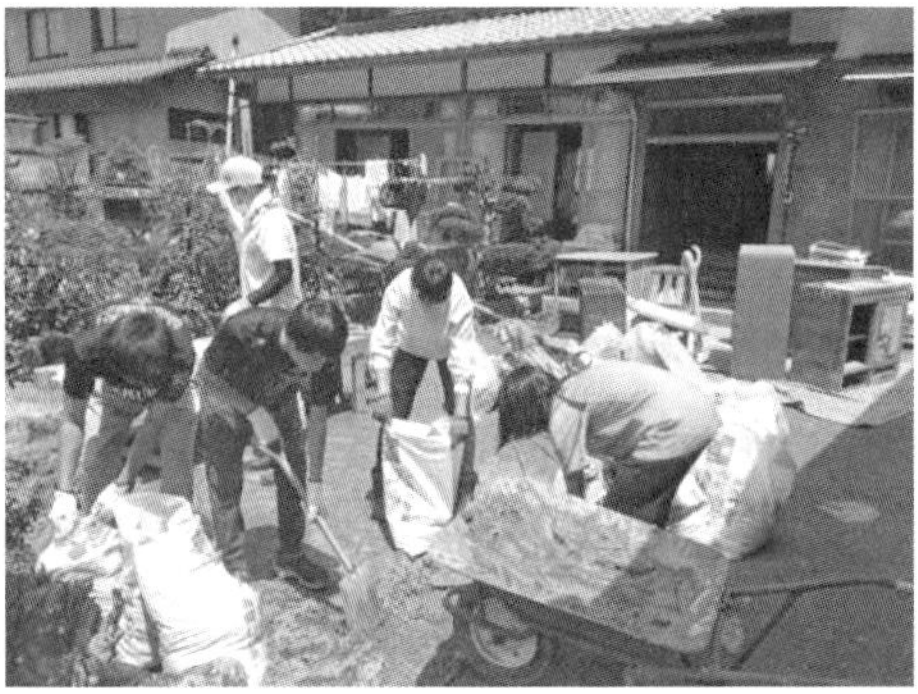

ボランティア活動をする高校生たち

現場に行ったとき、

「どうしてくれる、こんなになってしまって」

「国道をかさ上げしてくれと言ったのに」

「もうこんなとこには住めん」

と、私を見るや否や、罵声が飛んできた。私に対する集中砲火の中、泥かきができるのかと愕然《がくぜん》としたが、高校生たちは、そんな罵声を浴びせてきた人の家にも、何の迷いもなく飛び込んでいってくれた。

現場では、泥が腰まである場所もあった。高校生たちのいでたちというと、半そで、半ズボン、スニーカー姿。軍手を持っている子は数人で、他の子はほぼ素手。これはまずいと直感した。

だが、ある1人の高校生が、「市長、格好なんか関係ないです。泥の中で泳いでると思ってがんばりますから」「住民の方々のことを思うと格好なんて言ってられません」と言って、泥の中に飛び込んでいった。浸水した家屋の中に勇敢に入って行く彼らの後ろ姿が、本当に大きく見えた。

おばあさんの大切なタンスを担ぎ出した高校生。6人でないと持ち上がらない泥まみれの重い畳を運び出したのも高校生。思い出のアルバムを見つけ、泥の中からかき出したのも高校生。熱中症をも顧みず、一心不乱に泥をかき、そして、被災者の心に最初に寄り添ったのは高校生だった。

ボランティア活動はこうして始まっていった。でもそれは、長期化する復興へのプロローグでしかなかった。

風向きが変わった

来る日も来る日も、1000人の高校生が市役所の玄関に集まり、バスに乗って現場に行った。連日、灼《しゃく》熱《ねっ》地獄の中、現場で被災者と向き合って支援活動をしてくれた。

時が経つにつれて、支援の輪は思わぬ広がりを見せ始めた。まず、高校生から中学生に広がり、そして驚くかな小学生に伝わっていった。総社の子どもたちは、総社を救うために一生懸命ツイッターを使い、繋《つな》がり、毎日1000人以上が集まった。

その支援の輪は、ついに被災者の心をも動かす。

あれだけ罵声を浴びせていた被災者が、いつのまにか、「ボランティアの皆さん、ありがとう」と、言ってくれた。

被災者の方々の言葉を「どうしてくれるんだ」から「ありがとう」に変えてくれたのは、他ならぬ総社の高校生たちだった。

そして、泥かき現場ばかりでなく、多くの人から寄せられた支援物資の仕分け、そして、後に始める、市役所南側駐車場での、支援物資をフリーマーケット方式で支給するという運営も高校生の協力によって進められていくこととなる。

恩返し

今回の災害で、全国の自治体から延べ2500人を超える自治体の職員の方々が灼熱の中にもかかわらず、総社市職員として活動に入ってくれた。なんとお礼を述べていいかわからない。

本市では、東日本大震災の後、議会の御理解と御協力をいただきながら、大規模災害被災地支援条例というものを制定し、毎年1000万円の予算を計上した。

この条例と1000万円の予算のセットは、全国で唯一のもので、我々自治体が市民の税金で他の地域へ市長の判断で救援に即日行ける有事条例であり、これを根拠に総社市は超ハイスピードで全国に支援に行けるのだ。災害時にAMDAとともに、また、野口健さんとともに、いの一番に支援に駆けつける集団となった。

東日本大震災の被災地である岩手県大槌町や釜石市、仙台市、大規模な土砂災害が発生した広島市、熊本地震の際、テント村による支援を行った熊本県益城町、大火災が起きた新潟県糸魚川市、九州北部豪雨で水害にみまわれた福岡県朝倉市、記録的豪雪で苦しんでいた福井県勝山市、さまざまな被災地を支援し続けてきた。そして日本国内だけでなくAMDAと一緒にリオデジャネイロの大洪水、フィリピンのタイフーンの現場にも総社市の職員を派遣してきた。その支援した自治体から、いの一番に大量の物資や職員派遣などの支援をいただいた。

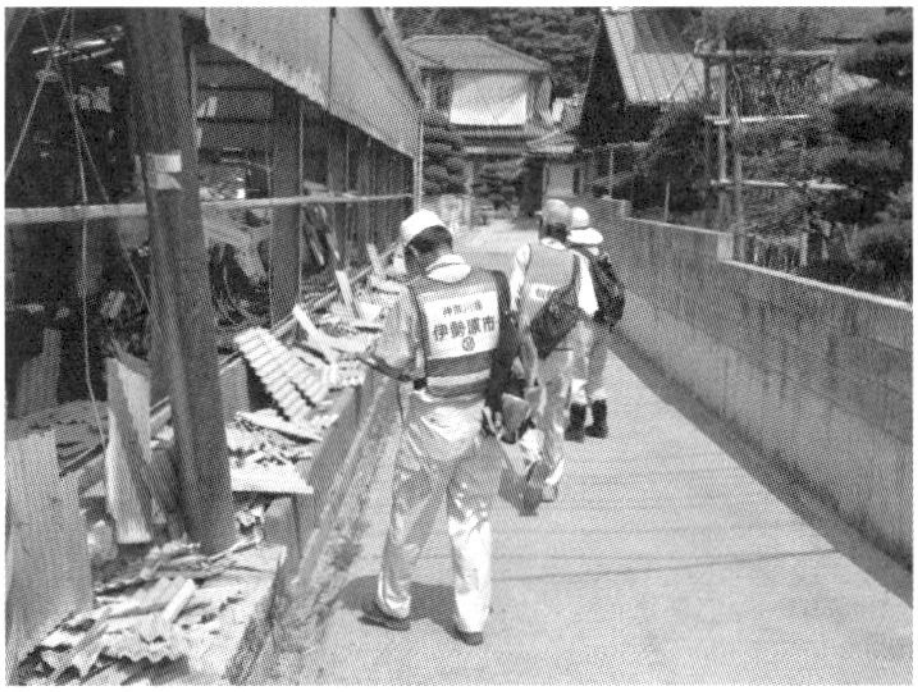
応援自治体の活躍

特に宮城県には、東日本大震災で両親を失った子どもたち、当時中学生以下の78人に、総社の義援金約5600万円を宮城っ子基金として投入し、年間10万円を5年間送り続け、更には楽天対ソフトバンクの試合の2階席すべてを買い取り子どもたちにプレゼントした。今回、これまで行ってきた支援の何十倍もの支援を返してくれた。災害発生当日の7月6日に私のスマホへ郡市長から電話があり、「片岡市長、仙台は何でも手伝うわよ。遠慮しないで言って！」と言われて、そのスマホを握りしめた。後は泣けた。仙台市が対口《たいこう》支援として手を挙げてくれたのだ。対口支援とは支援に偏りがないように被災自治体と支援する自治体のペアを国が決めるもの。仙台市は自ら手を上げ総社市のカウンターパートとなってくれた。2カ月にわたり、延べ435人を送り込み、災害対策本部の中枢を担ってくれた。

仙台市の支援チームは言った。

「我々は東日本大震災の経験を有しています。災害対策本部の運営や罹災証明書の発行などすべからく担いましょう。特に、郡市長から、総社市には宮城っ子基金で、大変お世話になっているので、全力で総社市民を守るようにとの指示で参りました。いかようにでも使ってください」

郡市長をはじめ、仙台市の職員さんに深々と頭を下げた。

また、アルピニスト野口健さんは総社市観光環境大使になっていただいているが、どこかで災害が起きると、ヒマラヤでの経験を活かし、支援を行っている。熊本地震の際にも熊本県益城町で被災された方のためにテント200張り設営をして、テント村を野口健さんと作り、延べ765人の命を2カ月半守り切った。

その益城町からテント村に入っていた住民たちが、野口健さんと一緒にバスに乗って、昭和地区に泥かきに来てくれた。その中には、益城町のテント村で一緒に遊んだ子供たちもいて、その姿を見ると疲れは飛んだ。

広がる支援の輪

新潟市の篠田市長は男気がある方で、長い間お付き合いをさせていただいている。その篠田市長の鶴の一声で、対口支援としてもう一つのカウンターパートとして手を上げてくださった。発災翌日の7月7日から先遣隊を派遣してくれ、そこからずっと職員を送り続けてくれ、延べ1341人の職員を送り込んでくれた。

新潟市の支援チームは言った。

「僕たちが避難所を預かります」

8491人いた避難所を預かるというのだ。

「本当ですか」と聞くと、

「やりましょう。篠田市長から強い指示を受けております。避難所は新潟市にお任せください。中越地震で避難所を担った経験のある職員を派遣し、全面的に支援します。我々は特に夜の泊まり番も請け負いましょ

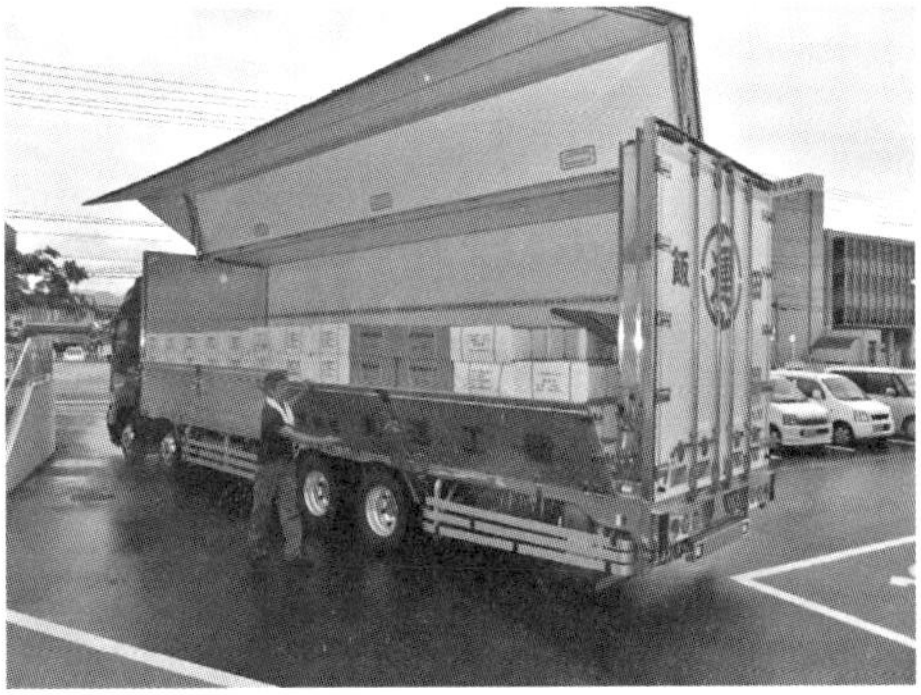
続々と物資が届く

う。疲れ切った総社市の職員を寝させてあげてください。その分ほかの場所で、総社市職員はがんばってくれればいいと思います。新潟市はいつまでも総社市とともにありますから。ご安心ください」と。

そう言われたとき、私に言葉はなかった。特に疲れきった職員を見ていると、その言葉は本当にありがたかった。篠田市長の温かい心遣いに、心から感謝した。

また、全国市長会の会長である立谷相馬市長からは、

「何がほしい？」

と、連絡があった。

「8500人が避難しています。毛布、水が足りません」

そう言うと、即座に、「よしわかった」。

その号令一貫、相馬市をはじめ、南相馬市や長野県飯田市、仙台市など全国の自治体から、瞬く間に2万2000枚の毛布が届いた。全国市長会の組織力に驚いたとともに、感謝の気持ちでいっぱいだった。

私は他にもお願いをした。

「ブルーシートをください。ブルーシートがこの近辺のホームセンターから姿を消しています」

「被災地で活動するための安全靴がない」

「ウエットティッシュをください」

「消毒する消石灰がありません」

そういった要望にすべからく応えてくれた全国各地の自治体。毎日届く多くの支援物資を前に目頭を熱くした。

支援したい気持ちはみんな一緒

支援物資を届けてくれたのは、自治体だけではない。

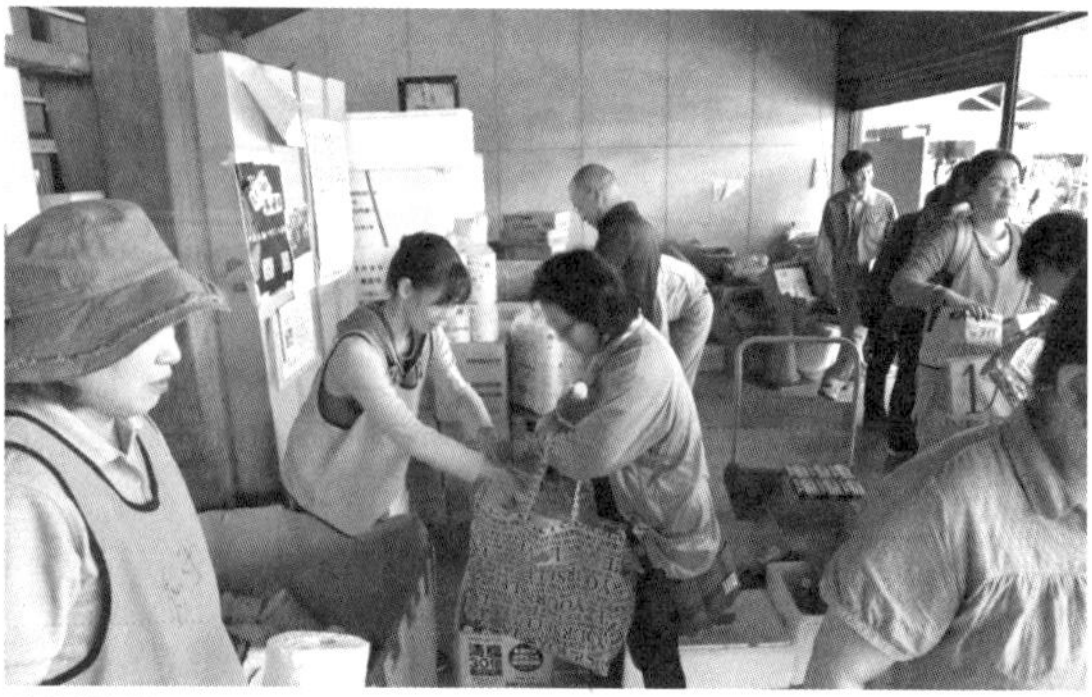
支援物資フリーマーケット

全国から次々と心温まる支援が寄せられた。市役所の会議室やロビーはその支援物資であふれかえった。しかし、その後も、個人からの支援物資だろうが団体からだろうが全て受け取った。持参してくださる方、郵送してくださる方、夜中に持ってきてくださる方、様々だったが、感謝の気持ちで全て受け取った。支援したいという気持ちはみんな一緒だ。それが団体であろうと、個人であろうと関係ない。食料、日用品だけでなく、衣服、生理用品、子どものおもちゃ、何でも込められている思いは同じだ。特に個人から譲って下さる古着は、特に丁寧にすべてを受け取らせていただいた。思い出と心が入っているからだ。

私はこれらの物資をただ避難所に配るのではなく、誰でも必要な時に、必要なものを、必要な分だけ持って帰れるフリーマーケット方式をとることに決めた。市の職員は「被災者でない人が持って帰ったら、どうするんですか？　やめてください」という意見もあったが、「市民を信頼しなさい」とあえて指示した。

それでは平等にいきわたらないのではという意見もあったが、私は、市が一方的に配給するより、被災者に好きなものを選んでいただいた方が、被災者と市が同じ目線であると考えた。この方式は後で聞いたことだが、全国初だった。

連日、支援物資フリーマーケットには、毎日1000人を超える被災された方が訪れた。避難所にいる人、半壊した自宅で頑張っている人、そして、真備町の人まで、誰でもウェルカムとした。

このフリーマーケットを運営してくれたのは高校生、中学生、小学生、そして、さみだれ的に集まって来てくれた善意だけの市民の方々だった。泥かきや家財搬出などのボランティアには参加できないけど、何か手伝いたいと、皆が立ち上がってくれた。彼らは古着をていねいに並べ替えて、一枚一枚宝物に変えていってくれた。

また、普段は議場で熱い議論を交わしている市議会議員の皆さんも、一心不乱に手伝ってくださった。炎天下のなか、全国から届く支援物資を搬入から仕分け、運搬に至るまで毎日行ってくれた。

支援したいという気持ちはみんな一緒だ。この総社市流の災害フリーマーケット方式は全国ニュースとなり、支援はまさに善意と善意を結ぶ新しい支援方式へと成長していった。フリーマーケットに来られた多くの被災者が、一品ずつありがたく受け取られた。皆が深々と頭を下げられて、感謝の気持ちを表された。多くの人々の想いが集まる場所に変わっていった。

全国初の公設ペット避難所

避難が必要な人の中には、ペットを飼っている人は物凄く多い。そこで、ペット避難所を初日から設営することにした。ペット連れの人は、他の人への遠慮から避難を躊躇《ちゅうちょ》したり、ペットは家に置いて避難したりするなど、悲しい思いをしていたに違いない。ペットも大切な家族の一員である。ペット同伴でも避難できる避難所が絶対に必要である。いわゆるペット同伴避難所だ。

７月７日からきびじアリーナでペット同伴者を受け付け、そこに集結した。しかし、７月の猛暑の時期にエアコンがない体育館での生活は厳しい。次なるペット避難所が必要となった。私は、本丸の総社市役所の３階にペット避難所を設営するよう指示をした。それを聞いた職員からは、

「市長、市役所にペット避難所を作らないでください。業務が停滞します」

と、言われた。

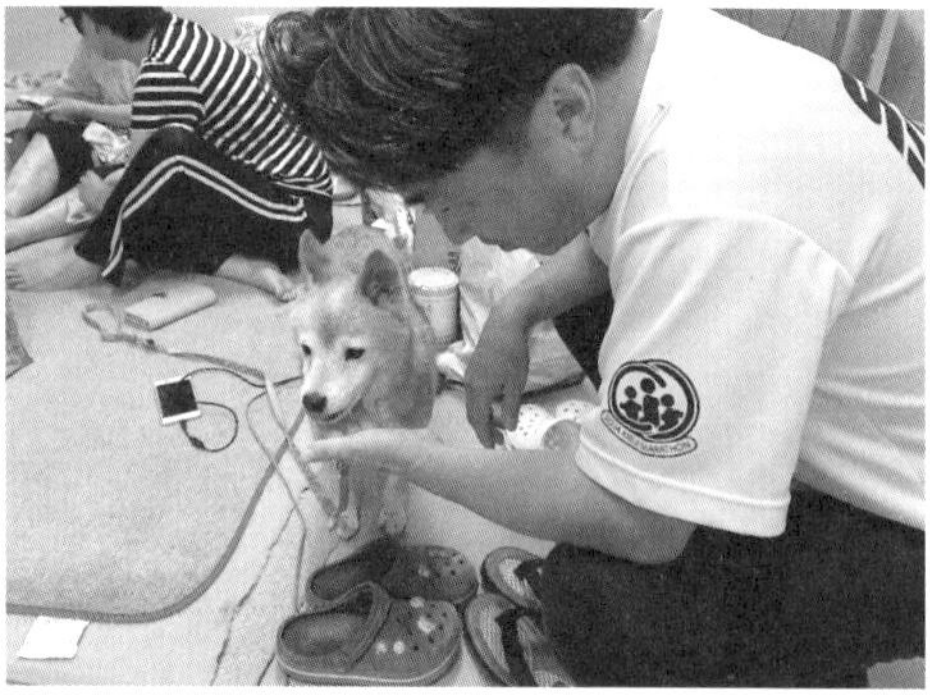

ペット避難所

だが、それは違う。瞬間に、「何を言っている。一番大切な家族当然のペットを避難所に迎えるのは当たり前のことだ。その避難所を市役所の中枢に設営するということは、我々がペットを愛しこの災害で迎え入れるという強いメッセージに変わっていくんだ。それでいいじゃないか。そこを変更するつもりはない！」と返した。

こうやって試行錯誤しながら、全国で初の市役所内ペット避難所を開設し、ペットを連れた方々が続々と避難してきた。夕方には市役所の中を犬が散歩している風景もなかなかオツなものだ。

また、思わぬ良い効果もあった。激動の災害対策本部の期間中、ときおりペット避難所に行っては、可愛いペットに癒されていたのは何を隠そうこの私自身だった。ペット避難所で犬や猫が安心して生活している姿を見ると、心底、ほっとした。

この取り組みが私のツイッターやテレビ報道などで広まってくると、全国各地から市役所内ペット同伴避難所に対し、今後の我が国のペット避難所の在り方も含め意義深く賛同したというコメントが多く寄せられてきた。同時に、支援物資の中に、ペットフードなどペット用品が多く届けられるようになった。これは驚きだった。

大切な家族であるペットと飼い主を、どんな時も離れ離れにしてはだめだ。私は、このペット避難所を全国に広めていくこと、いわゆるペット同伴避難所の義務化に向けた動きを、ひとつのライフワークとして取り組んでいこうと思った。

総社の奇跡

7月6日に発災し、高校生から広まったボランティア。そして、これまで支援をした自治体から助けられ、だいたいの瓦礫が7月31日までに撤去できた。

7月25日には仮設住宅の建設に着手し、入居までスムーズに進んでいった。この間、仙台市、新潟市など多くの自治体から支援を受けながら避難所を運営してきた。

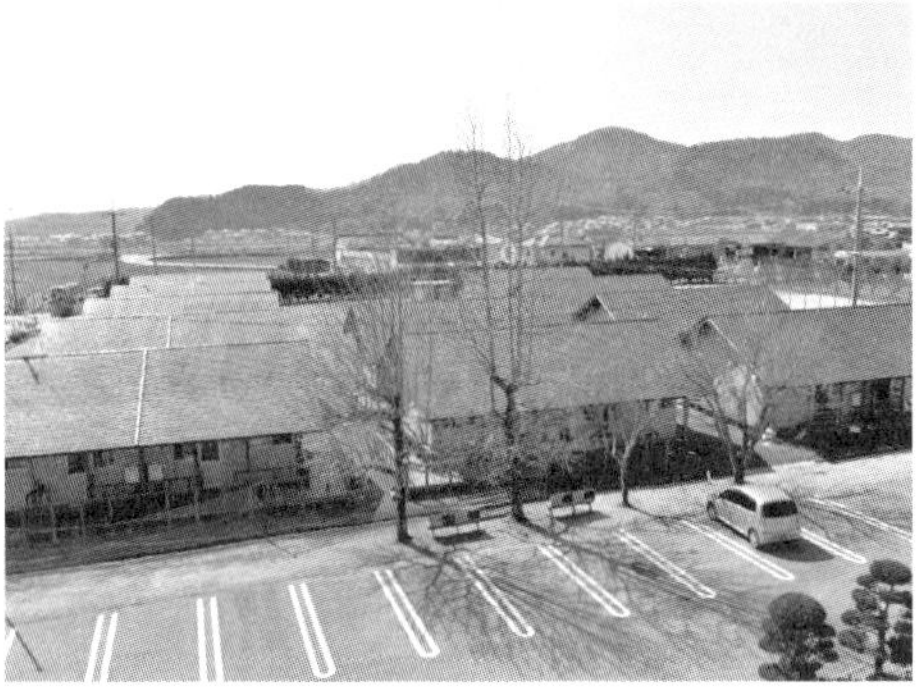

スピード感を持って完成した西仮設住宅

ここまでスピード感をもってこられたことは、まさに多くの人に助けられた「総社の奇跡」だと思い、感謝に堪えない。

困った時はお互い様

次に我々に与えられた命題は、災害隣地倉敷市真備町に対する支援。

8月に入って、ボランティアを総社から送るということをやり始めた。

総社市から真備町へボランティアを送るということは、やさしいようで難しい。なぜなら、総社も被災しているからである。

「なぜ総社市下原を通り越えて隣の真備町に支援に行かせるんだ。我々だって被災しているじゃないか」

そういう誹《そし》りに耐えられないかもしれないと思った。当然のことだ。

だが、見て見ぬふりはできない。これまでいろんな地域を支援してきた総社市として、ずっと長い年月近所づきあいしてきた愛すべき真備町に対して、

「隣の町を助けられないのか、こんな簡単なことができないのか」

と、自問自答を繰り返した。

総社市に集ってくれたボランティアを真備町に派遣し支援すると決めた私は、まず昭和地区や下原地区などの被災された町内会に確認することにした。

「真備町に行きたいです」

と、素直に相談をした。下原地区をはじめ、市内の被災地の方々は、

「市長、行ってあげてくれ。ぜひ真備町を助けてあげてくれ」と言われたとき、本当に嬉しかった。そういう気持ちを持ってくれている総社市民に誇りに感じた。いつのまにか総社市民は自分が被災しながら、真備町のことまで心配してくれていたんだと、熱いものがこみ上げてきた。本当にすごい市民の力に感謝した。

来る日も来る日も真備町にボランティアを派遣した。これは「ａｐ　ｂａｎｋ」の小林武史さんの協力もあってできたことだ。小林さんは、ミスターチルドレンのプロディースをはじめ、日本音楽界最高峰の方だ。

私自身も真備町岡田地区の泥かき現場に何度も入り、被害の大きさを改めて感じた。その時、これは長い勝負になるなと実感したものだ。

また、最初から真備町の方々を総社市の避難所で共同生活することも、我々に課せられた至上命題であった。このことには全力を傾注していった。やがては災害対策本部の中で、「真備町を愛せ！」が合い言葉になっていった。

真備町から避難していた最後の１人が退所するまで、快適に過ごしてもらえるよう避難所運営を行っていった。

11月４日、最後の１人が、

「本当にありがとうございました」

と、言って避難所を離れたとき、これで責任を果たせたという安堵感があったけど、本当はちょっと寂しかった。

心からのお礼

高校生から始まり、全国に広まったボランティア。物資などいろいろな形で支援をしてくれた方々。さまざまな人が復興に向けて手伝ってくれた。

今、総社市は復興に向けて動いている。

改めて、援助の手を差し伸べてくださった全ての人に、一遍一遍手紙を書いて感謝を伝えました。でも、書面では気持ちが通じませんが、心から本当にありがとうと申し上げたいと思います。

未来への提言

この災害を通じ、私自身が災害対策本部長として、いくつか感じたことがある。その教訓というものは、次世代へつなげていかなければならないものだと思う。

私が得た大きく３つの経験則からくる教訓がある。

その１つ目は、伸るか反るか、今、人が死のうとしている有事のときは法律を破れということ。

法律を守ることで人は救えない。例えば、下原の爆発事故で多くの人々が助けを求めている。契約をしている相手方のバスの運転手がいない。そんなとき、目の前にあるバスを、運転することができる者が運転していけばいい。助けを求めているとき、契約など無用の産物だ。

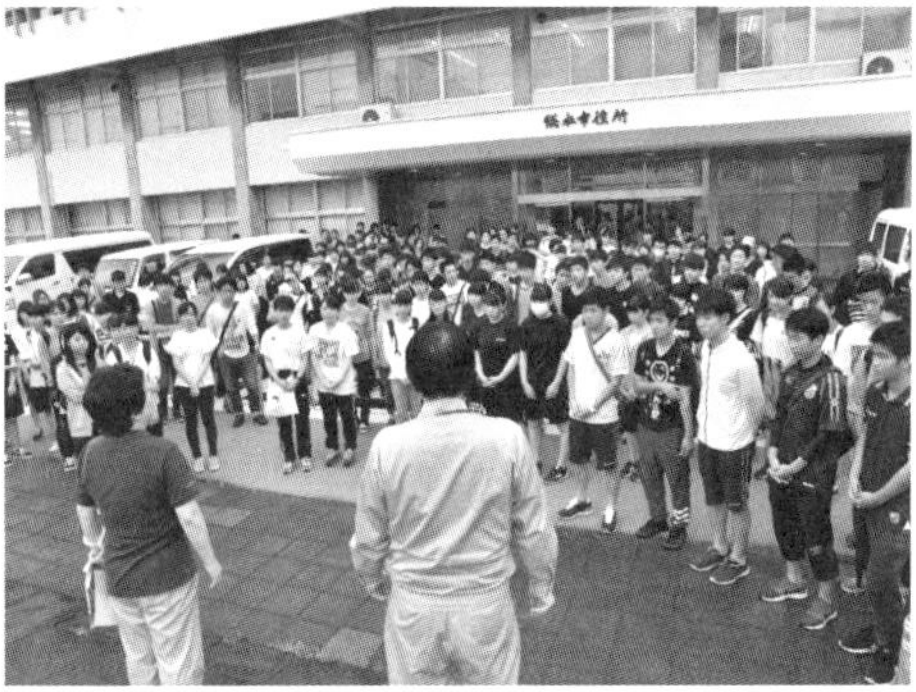
市役所前に集結した高校生ボランティア

また、「真備町の子どもを保育園で預かってほしい」という要望には、「保育所は市外の子どもを迎え入れることができません」という回答が法律通りだが、「当然のこと。すぐさま受け入れる。すぐやれ」というべきである。有事の際に法律を守っていたら、誰一人救うことができない。

有事の際は法律を破れだ。

２つ目は、公平平等を追い求めれば追い求めるほど、公平平等は遠ざかっていくということだ。

水害は万人に訪れる。床上浸水し、預金通帳、現金何もかも流し、みんな無一文になって避難所に行く。もちろん、着の身着のまま、大事な財布もない。

　そんな危機的状態で一番困っていること、それは何かというと、現金がないということだ。下着すら買えない。一番必要なのは現金だ。

　被災直後、

「床上浸水以上の方に、5万円の支援金を、現金で明日から支給する。だから銀行に行ってピン札を用意してくれ」

という指示を出した。

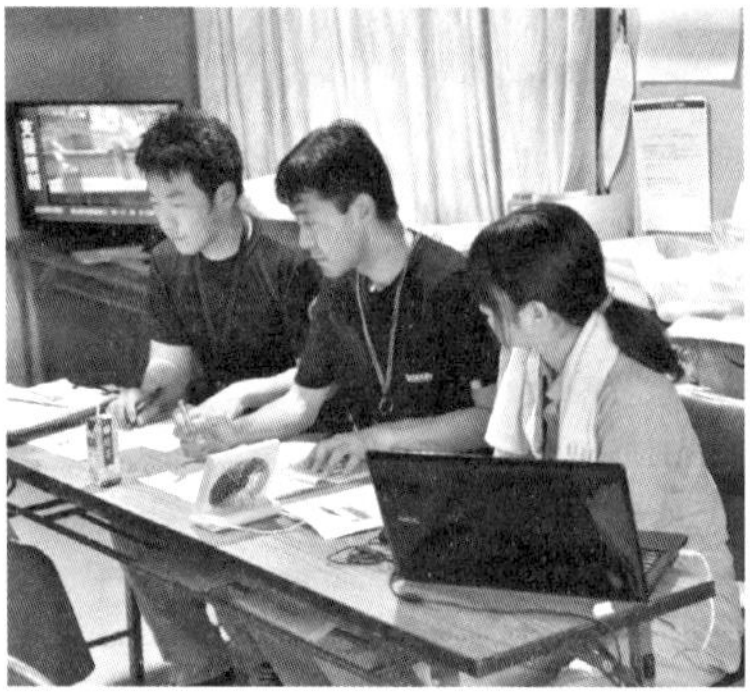
支援金の受付

「無謀です。罹災証明が出て、それぞれの被害の判定が法的に決まってから配るべきです」

と、職員は口をとんがらせて反論した。

「その罹災証明は何日でできる」

「それは1カ月半でできると思います」

「そんなものを待っていたら、助けられるものも助けられないじゃないか。明日からすぐに配れ」

「床上と床下はどう判断しますか」

「微妙なところは床上判断でよい。すぐやれ」

「わかりました」

　そのようなやり取りがあった翌朝から、市役所や避難所、集落の集会所で、罹災証明の申請書か被害写真を持参すれば、5万円ずつ現金をみんなに配るということをやった。そこには長蛇の列ができた。でもその5万円を渡すとき、多くの市民が泣いた。本当にその5万円が「嬉しかった」「助かった」とみんなから言われた。

　その後に、１００万、50万円などの義援金を渡したけれども、最初の現金5万円が一番喜ばれた。

　有事の際、公平平等はない。追い求めるほど、公平平等は逃げていく。

３つ目は、ジャッジは10秒以内、リーダーが決める、ということが一番の仕事だということを実感した。

決めて決めて決めていく。考えさせてくれという選択はない。全て10秒以内にジャッジする。そうでないと現場が止まってしまう。

10秒以内に決めるということは、それほど難しいことではない。判断に時間がかかるということは、選択肢が多くありすぎるということだ。例えば、これを実行してもいいけど、お金はいくらかかるとか、これをやってもいいけど他の地域の人が不公平感に怒るとか、更に一つのルールになって全地域でやらないといけなくなるとか……。さまざまな難問題から起こる選択肢がありすぎると、物事は決められない。

私が自分で決めていた選択肢はたったの２つ。１つは善か悪か。善ならやる。もう１つは被災者のためになるかならないか。ためになるのであればやる。それだけのことだ。その２つでジャッジをしていく。

当初、災害対策本部は市役所のみで対応していたが、実に発災６日後に、昭和地区と下原地区に臨時市役所をつくった。被災者のためになると思えば、結論は早い。指示を出した翌朝にはオープンしていた。ジャッジは早かった。

結果、市役所と被災者との顔の見える関係を構築し、コミュニケーションを図ることができた。被災状況や現地ニーズの正確な把握、支援制度の被災者への迅速な説明を実施し、丁寧に応急対応業務を進めることができた。

10秒考えても、１時間考えても結果は同じだ。10秒で考えて、「やれ」、「いけ」、それらを繰り返していく。それが有事対応だ。

実はこの災害期間中、２回だけ、２時間考えさせてくれと言ったことがある。でも今思うと２時間考えたそのジャッジは、つまらないジャッジだった。そんなものだと思う。

有事判断は瞬間だ。

最後に

災害で失うものはたくさんあった。関連死も含めると11人の命を失った。そして、財産、ほ場、道路など、被害総額は約110億円以上。多くのものをなくした。亡くなられた方々には心からご冥福を申し上げたい。しかし、多くのものを得たということも事実だ。私たちは、なくしたものの重さを忘れてはいけない。後世に語り継いでいくということを、その責任においてやらなければならない。

一方で得たもの、さらにこの経験則を後世に語り継いで、そして後世の災害における死者を減らしていくということに、最大の努力をしていかなければならないと思っている。

総社市が続く限り、私はその責任を果たし続けたいと思っている。そしてやがては汗と涙を流してくれた高校生たちが、後を継いでくれるであろう。

西日本豪雨　その時議会はこう動いた

総社市議会　議長　加藤　保博

本文の寄稿にあたり、亡くなられた方々、被災された方々に、心よりお悔やみとお見舞いを申し上げます。

「よし、明日から早速やろう！議長よろしいですか？」「わかった。責任は持つ！」毎晩開かれた災害対策本部会議の席で、何度か繰り返された市長と私のやりとりである。毎日のように多額な費用を要する報告がある。有事の際とはいえ本来なら議会の承認が必要だが、隣の席には私がいる。市長もある意味で遠慮はない。会議での決定が次々と実行に移され、被災された方々からは「総社は動きが速くて本当に助かる」と喜んで頂いた。私は自ら申し出て、発災10日後から会議に出席したが、当初の目的は同僚議員に現状を伝えるためのものであった。結局9月初旬まで毎日出席したが、結果的には、この出席がかなり重要な意味を含んでいたように思う。

災害当日のことは省くが、翌7日の夜明けは市役所で迎えた。続々と入ってくる被害報告に愕然とするばかりで、その日の市役所内の混乱ぶりはとても書き表せるものではない。

翌8日になり、議長名で全議員に招集メールを送信、午後より数人の議員と被災地へ向かった。既に活動中の大勢のボランティアの若者に合流し、土砂の撤去や畳の搬出を行ったが、さすがに若者の体力には及ばない。この体験を基に議会としてできる支援は何かを話し合い、10日までは本部の指示も受け、被災地への食糧、飲料水、救援物資などの運搬を行った。

しかし、指示系統の混乱を避けるには、議会側が責任をもって全てを請け負う分野を担当することが最良の策。そこで全議員に2度目のメール、相談の結果、市内7カ所に設置されていたボランティアの拠点「サテライト」への後方支援と決定。対策本部に「この分野は議会が最後まで責任を持ってやるので任せてもらえば良い」と大見栄を切った。大量の氷と飲料水の搬送が主な作業となるが、朝の氷は昼には溶ける。まして、被災地は北部の昭和地区から西部の神在地区、南部の清音地区まで広範囲である。10日夕刻に3度目のメール「議会としての行動が決定。人員と車両の確保が必要。軽トラ等あれば幸い」と。結果、３コース２人３班体制で独自の活動が可能となり、翌11日には早朝の氷の買い出しと飲料水の積み込み、３台の車が次々と出発、いよいよ始まりである。10時頃に第1便が戻ると、すぐ次の準備にかかる。ボランティアの方々の昼休憩に間に合わせるためである。これを9月中旬まで毎日続けた。

被災地区の議員は地元に張り付いている。自宅が全壊の議員もいる。若手議員の多くは消防団員として活動中。専門職で他の形で活動をしている議員もいる。そういう中で、何の決め事もしていないのに、多くの議員が参集してくれた。退院直後の議員は「何の役にも立てないが、せめて居るだけでも」と連日。またある議員は、毎日大量の手作り弁当を持参し、「みんなお疲れさま、食べて食べて」と。〝総社市議会 最高!!〟と心の底から思った。未曾有の大災害に対し、我々の活動はほんの些細なこと。ましてや無我夢中の手探り状態。

下原地区の方からは、涙を流しながら何度も感謝された。「爆風と水害が重なり目先は真っ暗、途方に暮れ不安だらけの中、市長、職員、県議、市議も毎日来てくれる。我々は見放されていない。こんなにも気にかけてくれている。皆で力を合わせて頑張ろう」と励まし合ったとのこと。

「安全はお金で買えるが、安心は買えない」という言葉がある。議員の原点も常に市民側に軸足を置き、市民の立場になって考え行動することである。我々も多少なりとも実行できたのではないかと感じた。

復興途上ではあるが、被災された最後のお一人が元の平穏な暮らしに戻るまで、市議会は当局と一丸となり、全力で取り組む所存であります。

この度の災害に際し、お世話になった全ての方々に衷心より感謝を申し上げ、結びと致します。

被災者により添い、伴走する総社流の支援

総社市市民生活部長　新谷　秀樹

「2回目の爆発の危険がある。下原地区の全住民を、公用バスと公用車でアリーナへ避難させなさい」市長から指示が出たのは平成30年7月7日に日付が変わる頃だった。指示を受け下原地区に到着し、目の当たりにしたのは、瓦が吹き飛び、窓ガラスは砕け、一部の家屋に火災が発生している悲惨な光景だった。「下原地区が大変なことになっています」即座に災害対策本部に連絡した。

◆被災者との距離を縮めるために

災害発生から5日後の7月11日、「甚大な被害を受けた昭和地区と下原地区に災害対策本部の現地出張所を7月13日に設置する」という市長の指示を受け、各出張所に3名の職員が配置された。私もその中の一人に

選ばれた。すぐに下原自主防災組織と連携し復旧作業に着手した。しかし、翌日市長から出た指示はまるで違ったもので、「被災者のお宅を一軒ずつ訪問し、ニーズを聴きなさい」というものだった。今だから言えるが、復旧作業が最優先の中でのこの指示は正直きつかった。しかし、10分でもいいから時間をつくり手分けして訪問しようと決めた。

「お困りのことはありませんか」「ボランティアは足りていますか」一軒ずつ門戸を叩いた。また、「こんにちは」「暑いので気を付けてください」と見かけた方には積極的に声を掛けた。当然、不平や不満の厳しい声もあったが、丁寧に対応した。

このとき意識したことは、被災者の方の顔と名前を憶えること、個々の被害状況を把握すること、そして私たちの顔と名前を憶えてもらうことだった。その結果、7月の終わりごろには、市職員と被災者という関係から、市職員○○さんと被災者○○さんという、より近い関係になっていた。後に、爆発事故の補償に関する深刻な相談や家屋の修繕、みなし仮設、農機具など様々な相談の際にも、本音に近いコミュニケーションが取れ、このより近い関係は互いに大きくプラスに働いた。「困ったことがあれば出張所で気軽に相談できたのは大きな支えだった」と後に被災者の方から聞いたとき、被災者との距離を縮めることの大切さと出張所の意義を改めて痛感した。

◆時間感覚の違いを感じ取る

「災害時は法律を破れ」これは市長の言葉だ。さすがに法律を無視するわけにはいかないので、可能な限りルールの基準を下げ、どうすればできるかを前提に被災者に寄り添えという意味だと捉えて被災者に接してきた。「何故できないのか」「いつになったら判断できるのか」時には、対策本部に対し、苛立ちを隠せず、職員という立場を忘れて被災者の声を代弁したこともあった。

今回私が痛感したことは、被災者と対策本部の時間感覚の違いだ。「即断即決」現地では、これが原則だった。被災者にとって半日待たされることは、諦めることに等しい。前述の市長の言葉は、このような意味も含めた職員へのメッセージと思っている。ただし、言われるがまま全ての要望を受けとめていたわけではない。本当に被災者のためになるのか、他の被災者や被災地への影響度合はどうか、とバランス感覚を持ち迅速に判断した。逆に、難しい案件は時間を要すること の了解を得て、出張所の職員同士で相談し、自治会役員に意見を伺うことも忘れず、あえて慎重に対応したこともあった。

◆被災地支援の経験を活かす

下原、昭和の両出張所に配置された職員（後にそれぞれ1名増員され、各4名体制になる）は、偶然にも東日本大震災や熊本地震など被災地支援を経験した職員だった。そのため、同じ意識で対応できたことはとても心強かった。今回の災害対応の至る所で、これまでの被災地支援の経験が活かされていると感じた。被災者の対応、支援団体との連携、支援物資の手配、復旧作業の段取りなど間違いなくプラスに働いた。避難所から仮設住宅に移動される下原地区の方に「避難所ではご不便をかけました」と声をかけると、意外な言葉が返ってきた。「楽しかったよ。ありがとう」聞けば、総社市職員だけでなく、応援自治体の職員やボランティアなど皆が優しく声をかけてくれたとのことだ。出張所だけが頑張っていたわけではなく、各ポジションで被災者に寄り添っていた。自分自身の恥ずかしさを感じると同時に、経験が活かされていることを心強く感じた。

終わりに、被災者支援制度や家屋を再建するときの法令など知らないことが数多くあり、被災者の方に即答できないこともあった。そのとき、応援自治体の職員の皆様の存在は大きな支えだった。また、災害発生直後から、全国から届いた多大なるご支援に心より感謝申し上げます。

平成30年7月豪雨を振り返る

総社市消防団長　荒木　毅

「まさか、総社市でこのようなことが起こるとは！」と、誰もがそう思ったに違いない。災害は、平穏な日常生活を一変させてしまうことを痛感した。

梅雨前線の活発な活動による雨は、7月5日の朝から降り続き、高梁川の水位が水防団待機水位の7・7mを超えたことから、消防長と協議し、21時に消防司令本部を立ち上げた。

翌日9時45分、総社市災害対策本部の設置を受け、各分団に出動準備体制を指示し有事に備えていたが、各地で土砂災害や浸水等の被害が発生したとの情報が次々と消防司令本部に入ってきたため対応に追われた。

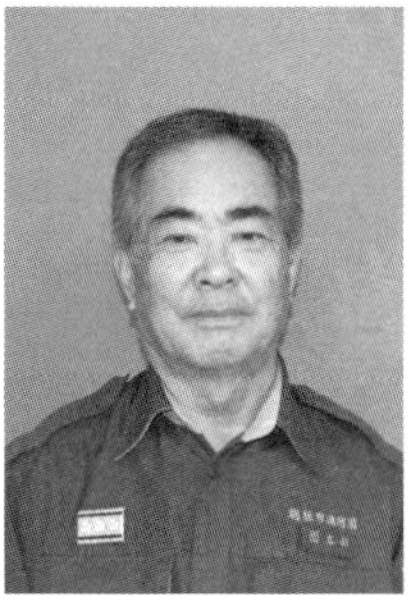
消防団を指揮した荒木消防団長

各地域で、豪雨の中、懸命に土砂災害の対応、避難誘導などの様々な活動を実施していたが、21時35分、大雨特別警報が発表された。各団員に「人命救助最優先！そして安全管理の徹底！」を指示し、災害対策本部にてその後の活動について検討していたところ、23時35分頃、アルミ工場が大爆発を起こした。

災害対策本部にいた私も、その爆風で市庁舎が地震のように揺れるのを感じた。その直後、「下原地区で複数の建物火災発生！けが人多数！」との報告を受け、気持ちが昂ぶる中、西部方面隊に出動指令を出した。団員たちは、高梁川が増水している中、懸命に消火活動を実施してくれた。

そうした怒濤の活動の中、夜が明け、徐々に周りの状況が見え始めた頃、市内の高梁川沿いの各地区の浸水被害を目の当たりにし、息を呑んだ。「これが我がまちか！」思わず口から漏れ、絶望感に苛まれた。

しかし、市民の生命を第一に考え、被災住民の安否確認、そして、高梁川の濁流に流された行方不明者の捜索を指示した。

5日間の捜索で、3名の行方不明者を発見したが、懸命な活動の甲斐なく、尊い命を落とされたことは非常に残念であり、亡くなられた方々、そして遺族の方々に対し、心よりご冥福をお祈り申し上げるばかりである。

捜索活動、安否確認等の消防団が実施する活動は、一旦は終息したが、被災地では破損した家屋の応急修理、がれき撤去等の助けを求める声が後を絶たなかった。

市民の声、そして市長の「ルールを破れ！そしてとことん市民に寄り添え！」という指示を受け、「何かできることはないか！」と消防司令本部で協議した。

協議の結果、団員を被災地へ派遣し、被災家屋からの家財出し、ゴミ収集仕分け作業などの活動に従事することを、そして女性団員は、被災者支援フリーマーケットでの支援活動に当たることを決断した。

他にも様々な支援活動等を実施し、災害当初から8月末まで延べ２１９１人もの消防団員が、消防団活動の枠を越え、そして各分団の管轄という枠を超え、58日間に渡り活動に当たった。

今回の平成30年7月の豪雨災害は、今まで経験したことのない災害で、消防力が劣勢となり発災初期には無力感を感じることもあった。

しかし、総社市の復興に向けて、酷暑の中懸命に市民に寄り添いながら、自分たちが生まれ育った地域のために活動する団員に、「自分たちのまちは、自分たちで守る！」という崇高な郷土愛護の精神が総社市消防団にも強く宿っていることが再認識でき、非常に心強く、そして頼もしく感じた。

今後、起こり得る災害に対しても、今回の経験を教訓とし、「地域住民にとことん寄り添う消防団！」として精進してまいる所存である。

全国のボランティアの皆様に心から感謝いたします！

社会福祉法人総社市社会福祉協議会　会長　風早　昱源

岡山県内にとどろくアルミ工場の大爆音から始まり、豪雨が〝晴れの国〟岡山を襲い、人の命を、家を、財産を、ふるさとを奪う悲惨な大災害となった「平成30年7月豪雨」。この災害によって犠牲になられた方々に、心からお悔やみを申し上げますとともに、甚大な被害を受けられた皆様に、心からお見舞いを申し上げます。

　この災害では、いまなお多くの方々が仮設住宅などで、不安に満ちた生活を強いられています。本会では、復興支援センターを中心に、被災された皆様が一日でも早く生活再建ができるよう、全力で取り組んでおります。

　また、これまでに災害ボランティアセンターを通じて、延べ１５７００人を超える方々が被災地での復旧活動をはじめ、避難所やフリーマーケット等でも活躍してくださいました。ボランティアの皆様に深く感謝申し上げ、これまでに活躍いただきましたボランティア活動の概要を中心にご紹介いたします。

大活躍した高校生

　社会福祉協議会の活動は、雨の止んだ7月8日の早朝から始まりました。総社市のピンチを知った高校生たちが、「自分たちにも何かができる」と考え、片岡市長の呼びかけに応え、市役所の玄関前に集まって来てくれました。その数は、およそ１０００人にものぼりました。

　ここに集まった高校生たちは、５年前から社会貢献学習に取り組み、福祉ボランティア活動にも積極的に参加していました。その経験が火をつけたものだと考えています。彼らは被災現地で、泥や家具、畳などを運び出し、泥だらけ汗まみれになりながらも大変な作業を行ってくれました。また、避難所では食事の配食や掃除をしてくれました。支援物資も必死で運び、物資毎に並べてくれました。勇気ある

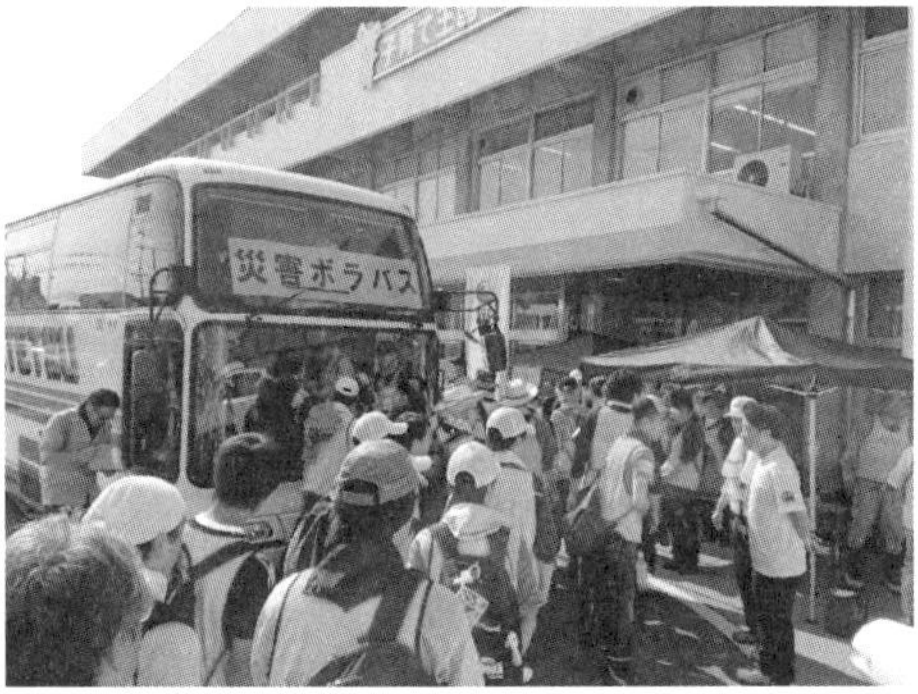

バスに乗り込み現地に向かうボランティア

行動でした。

困っている人のために何かができた、ということの貴重なボランティア体験は、彼らのこれからの人生において大切なものになるだろうと思います。そして、総社市の未来は明るく期待が持てると確信しました。

全国から駆け付けてくださったボランティア

その後、ボランティアは全国から駆け付けてくださり、10月1日までに1万5231人を数えました。多賀城市からは「東日本大震災の際、大変な支援をいただいた恩返しです」と車中泊をしながら20日間重作業をしてくださった方がおられます。その方の年齢はなんと80歳です。また、南三陸町から親子4人で駆けつけてくださったご家族もありました。

このようなボランティアの皆様が活躍できるよう、市役所の全面的なバックアップのもと、活動先を調整しました。多い時には21台のバスで送迎し、1200人ものボランティアが現地に入ってくださいました。発災当初は、ボランティアの需給調整も混乱していましたが、AMDAをはじめ多くの皆様に活動支援をいただき、また、被災地区での積極的な受け入れ態勢もあり、全国から駆け付けてくださったたくさんのボランティアの皆様に活動していただくことができました。これらの皆様のご尽力で、総社市は急速に片づいていきました。被災された方々から、「本当に早く片づけていただきました」「ボランティアの皆さんから元気をいただきました」と感謝の声をたくさん届けていただきました。

ただ、これらの活動の中で最大の心配は熱中症でした。真夏の活動だったため、熱中症で救急搬送された方も数件はありましたが、AMDAをはじめとした医療チームの様々なご支援で、重症に至る方はおられませんでした。

フリーマーケット方式の人道的生活物資の支援

ボランティアの活躍の場は被災現地だけではありま

せん。フリーマーケット方式での支援物資の配布コーナーでは、物資の仕分けや整頓を担いました。そこは、被災者の生活を支える場、被災者と被災者が出会い交流する場、被災者とボランティアが交流して身近な関係を作る場、多くの世代がボランティア活動を行いその活動の意義や達成感を受け取る場などになり、本当に画期的なボランティア活動の拠点となりました。この他にも、避難所等での話し相手を担うボランティアなど、高齢者の方から幼い子ども連れの方まで幅広い年代の方々が、自分の担える役割の中で活躍してくださって、今までに例のない災害ボランティア活動を行っていただくことができました。

災害ボランティアセンターから復興支援センターへ

平成30年10月からは「復興支援センター」を総社市より受託設置し、①被災者の生活状況の把握や地域コミュニティの基盤づくり、②被災者の見守り・相談支援、③被災者・関係者の要請によりボランティアの派遣などを行う「被災者見守り・相談支援事業」に取り組んでいます。被災者一人一人と信頼関係を作りながら、様々な課題を一緒に考え解決しています。これからも引き続き、被災者の皆様に寄り添い全力で支援を続けてまいりますので、皆様のご支援ご協力を心からお願い申し上げます。

西日本豪雨・工場爆発からの全員避難と学んだこと

総社市下原・砂古自主防災組織　副本部長
川田　一馬

下原地区は、総社市の南西部に位置し、倉敷市真備町に隣接する準農業集落で、標高１０５ｍの伊与部山を背後に抱き、東に高梁川と新本川、南に小田川の３本の川が合流する地点からすぐ上流部にあります。

高齢化率が40％を超え少子化が進んでいますが、１

10世帯356人が暮らす伝統的にまとまりのある地域です。

昨年7月の西日本豪雨によるアルミ工場の爆発で全世帯が被災、床上浸水は100世帯を超えるという二重の甚大な被災にもかかわらず、犠牲者ゼロで避難できたことは奇跡とも言われています。

総社市災害対策本部からの避難指示により自主防災役員が全世帯へ避難を呼びかけ、総社市職員や消防団員などの支援をいただきながら、深夜雨中での避難にもかかわらず全員無事に迅速に避難できました。

また、発災から5日後には市災害対策本部下原出張所および市社協ボランティアセンターサテライトが下原公会堂に設置され、復旧の拠点となりました。

8月上旬には復旧をほぼ終えたほど、迅速・適確な支援でした。全国からの支援ボランティア総数は、最終的に6000名を超えました。感謝の言葉しかありません。

今回の二重の被災にもかかわらず全員無事に避難し、その後の復旧が進んでいる大きな要因となっている私たちの自主防災組織は、平成24年4月に下原自治会が中心となって設立されました。

きっかけは、東日本大震災が他人事ではなかったことなどで、設立前年からソフト・ハード両面の整備をはじめ、講習会や災害ボランティア派遣にも参加するなど積極的に取り組んできました。

最も重要な活動は、平成25年から毎年実施してきた避難訓練で、夜間訓練や雨中での訓練などをみんなで考え、毎年反省会を開き、改善を図りながら実施してきました。

復旧に続き、私たちは復興のため市に連動して下原復興検討委員会を立ち上げ、道路の拡幅整備、用水路の修復強化、コミュニティ広場・菜園の復旧などに取り組んでいます。

さらに「復興米」や「手作りのお守り」を販売し、昨年8月からは絆づくりのため〝みんな下原に集まろう！〟と銘打って、毎月1回の催し物も実施しています。

防災面では、復興中の暫定自主防災組織の再編などに加えて、要配慮者の実際の避難行動の検証など、次の災害の備えに取り組んでいます。

最後に本番を通じて学んだことに触れたいと思います。まず、なぜ８年前に自主防災組織がすんなり結成でき、本番でも避難訓練が機能し実施できたのか。また、なぜ復旧・復興が進んでいるのか、その根源はどこにあるのか。その答えは〝下原の地域力が強靱であった〟ということです。

立ち上げた当時の自治会が生みの親であると同時に、死者が32名も出た明治26年の大洪水から昨年の被災時までの間に復興を成し遂げた先人の尽力があったからこそと思われます。

訓練内容を地域内の各種団体代表が話し合って実施できたのは、多くの先人により築きあげられたこの地域力が、私たちを本気にさせ全住民に働きかける際の強い後押しとなったからだと考えられます。

次に学んだことは、災害は怖いものである、ということです。住民の多くの財産と思い出を破壊され、併せて心まで破壊されかけましたが、自助・共助・公助が奏功し水際で防止でき、未だ大事に至らず、災害犠牲者は一人も出ていません。

しかしながら今後のことが懸念されるため、行政と連携し、引き続き全住民の心を守る取り組みをしようと現在検討中です。

今後に向けて取り組む基本方針は、行政の指導を仰ぎながら、元の日常生活を取り戻すために足下の復興に着実に取り組み、次代を担う若人をはじめ新しい人たちの発想も取り入れつつ、先人が築いてくれた地域力という財産を大切にしていくこと、そして、みんなが下原へ帰って来るまで、さらにその先の明るい未来の夢の実現を目指して、〝笑顔〟を忘れずに日々取り組んでいくことだと思っています。

末尾ながら、ＡＭＤＡの皆さんからいただいた支援に対し、感謝とお礼を申しあげたいと思います。

昨年7月の豪雨災害では、いち早く避難所のきびじアリーナに駆けつけていただき、私たち被災者のけがの治療や診療をしていただきました。さらにボランティアの皆さんが毎日５００人規模で来られた7月14日からの猛暑の3日間、公会堂の炊事場に設けられた診療コーナーで、吉備医師会の皆さんとともに被災住民やボランティアの健康チェックおよび熱中症手当てなど大変お世話になりました。ご支援に対し感謝の言葉しかありません。ありがとうございました。

西日本豪雨災害を経験して

昭和地区　塚常　保

昭和地区は、南北に高梁川が流れ、並行して国道180号が通っています。日羽に国土交通省高梁川水位観測所が設置されており、通常は3m前後の水位です。しかし7月6日の19時には、水位は8・3mまで上昇し、1時間に1・2mのペースで上昇を続け、最高水位は13・1mにまで達しました。この地域は、日羽水位計が10mを超えると、国道180号の種井～広瀬間と日羽～豪渓間が冠水し通行できません。

その後水位がさらに上昇し、日羽・作原・草田・下倉・美袋・水内・種井地区が孤立しました。そして美袋地区の堤防は越水し、草田地区の堤防は崩壊し、種井・日羽地区は無堤のため冠水し、水内・下倉地区では谷川の逆流が発生しました。被害が拡大し、建物被害は628件に達しました。各地区が孤立する中、地元消防団と自主防災組織が協力して避難誘導に当たりました。

日羽では自主防災組織で協議し、20時15分に各家を回り、人々を高台へと避難誘導し始めました。その後も水位の上昇は続き、避難の有無を確認中に停電が発生しました。防犯灯が消え一面闇となり、水音だけが聞こえるので恐怖を感じました。避難後も、水位確認を続けました。翌7日の2時には水位が下降に転じ、空が明るくなりかけた頃11・5mまで下がりました。

地区内を回って被害状況を確認している時に、高台から草田方面を見ると、堤防が切れて濁流が流れ込んでいる状況を目の当たりにしました。足が震え声も出ませんでした。やがて明るくなってきて全体が見えてくると、「これは大変な事になった」と初めて思いました。そして8時に水位が再び上昇に転じたため、そのまま避難し、９時頃婦人会より温かい食事の提供があって少し落ち着きました。水位が再び下降に転じた13時半に、今後上昇に転じたら避難する事を申し合わせて帰宅しました。自宅は停電していましたが、市の上水道が生きていたので後片づけを開始しました。これは本当にありがたかったです。飲料水が確保されている事が安心に繋がりました。

９日の朝に、国道１８０号線美袋～総社間が通行できるかを確認しました。ゴミはありましたが、撤去すれば大型車両も通行できる事を確認し、昭和地区対策会議へ出席しました。（出席者は市議・消防団・維新・昭和地域づくり協議会会長・事務局）ここで最初に決めた事は、災害ゴミ置き場の確保、次に現状での市への要望事項でした。そして昭和地区対策本部長を決め、ボランティアの受け入れ準備のため地区へ戻って、必要人数の調査と送迎場所の特定をしました。ボランティアと地元住民の協力で、清掃作業が進みました。

ボランティアは、高校生が中心だったので心配をしましたが、重労働の作業を嫌な顔一つせずにしてくれました。若い力に、勇気・元気・笑顔をもらい頑張れました。一番印象に残っているのは、濡れて重い畳を「私やります」と言って移動した女子。高齢者宅を回り重量物の移動を終了時間直前までした男子。昭和中学校では、生徒が自主的に災害物資の種分けに協力してくれました。市指定の災害ゴミ集積場も確保され、災害ゴミが総社市消防団のお陰で、家の前から無くなり感謝の声が多く上がりました。

この頃、総社市社会福祉協議会のボランティアセンターができ、連絡を取り合う事が多くなり、翌日の要員数とか要望をまとめて連絡する事を担当者にお願いしました。被災者に接する事で、早く信頼関係が作れると思いました。

12月に復興ビジョン作成に当たり、昭和地区から6名の委員が選任されました。その意見をまとめ、同時に災害アンケートの集計結果も合わせて、平成31年３月には総社市復興計画が作成されました。記載方法が分かりやすいと思います。今後は、復興計画実施に向けて、国・岡山県・総社市のご理解とご協力をお願いしたいと思います。同時に、昭和地区復興委員で復興計画の検証も行いたいと考えています。

昭和地区復興祭が令和元年7月6、7日の両日行われ、好天にも恵まれ大盛況でした。合い言葉は「あれから一年、愛と絆で頑張っているよ！　昭和」。前を向いて進んでまいります。

恩送り

岡山県立総社高等学校2年　光籏　郁海

7月7日午後4時頃、私は総社市役所の片岡聡一市長にツイッターのダイレクトメールで、あるメッセージを送りました。「私たち高校生に何かできることはないですか？配給の手伝いなどはできませんか？何かできるかもしれないのに家で待機してるだけというのはとても辛いです」と。するとその1分後、「総社市役所に来てください」と片岡市長から返信がきました。すぐにツイッターなどの各種SNSで拡散をお願いし、来られる人は夕方に来てほしいとお願いしました。その日の夕方には50人弱が集まりとても驚きました。私はこの50人弱がその後の活動を助ける起爆剤になったと思っています。たった一人の一つのツイート。それに賛同し、「私たちも行っていい？」「少しだけでもいいから手伝いたい」と言ってくれた同じ志を持った中高生が来てくれたこと、そしてまだ活動内容の全貌が見えないのに快く送り出してくださった家族の方への感謝が止まらなかったことを今でも鮮明に覚えています。

指示を出してくださる職員さんに迷惑をかけつつも、パンやお弁当を振り分け、数時間経った頃、初日組は災害対策本部へ。そこでかけていただいた言葉は、「君たちは総社の希望だ」など、嬉しくてたまらない言葉でした。その日にした内容や次の日にすること、荷物などをまとめたツイートは反響も大きく、初日組やそのフォロワーさんが拡散し、次の日の午前6時に集まった人数は、総社市役所の前だけでおよそ５００人。それは、片岡市長の言う「暴動が起きたのかと思った」という言葉通りで、想定していた人数の約６倍の人数でした。ありがたいなと思うと同時に自分のしたことの責任と重大さにはじめてその時気づきました。

それからは怒涛でした。私は被災現場に行くことができなかったのですが、市役所の物資フリーマーケットで受け付け作業や受け渡し、仕入れを行いつつ、ツイッターを使って、足りない物資の情報を他県の支援者さんたちにも見ていただけるようにしました。また、私たち高校生だけではなく、小中学生や大学生、それに大人の方々まで多くの方に参加していただきました。私の役割の一つとして、高校生ボランティアとして参加した災害対策本部の会議で意見を述べ、市役所や社協と現場との間で、意見や現状のすり合わせをさせていただきました。真剣な顔で今後の方針を話し合ったり、状況を報告している錚々たる面々。そんな中で会議に参加する女子高生。初見の人は困惑したと思います。高校生の意見だからと軽視することなく、しっかりと考えを取り入れてくれたり、体調などを気遣ってくれたりしました。「ここでは復興のために共に歩む仲間の一人としてみてくれてるんだ」と思うと、どれだけしんどいことがあっても頑張ろうと思えました。

「偽善者ぶって」「子どもなんかが何の役に立つの」そんな心ない言葉をＳＮＳを通して受けることも多々ありました。そんな時、風に立つライオン基金の方が来られました。私たちのつらい状況を理解してくれた人は初めてでした。「俺たちは味方だよ」その言葉に泣きそうになりました。小中学生の学習の場や遊びを通じて癒しの居場所をつくれるように、そして保護者の方にはその間に家の後片付けができるようにとみんなのライオンカフェを始めることを決めた時は、人が集まってくれるだろうかとか、一緒にやってくれる人がいるのかと不安になったりもしましたが、保護者の方に「今日が楽しみだったみたいです。私もこの時間に家の後片付けができるので助かります」などと言っていただくことができ、安心しました。今でも、ライオンカフェに来ていた子たちとは時々遊んでいます。最初は少なかった笑顔も次第にあふれ、少しは被災後のショックを和らげることができたかなと思います。日々の物資置き場での活動は楽しいものであったし、被災者さんや支援者さんとの交流は私に成長を与えてくれました。

総社の復興が早かったのは、今まで総社のしてきた〝恩送り〟によって得られたところもあったと思います。決断力と多くの意見を取り入れる力、インターネットの活用力、そして誰かのためになりたいと願う気持ちが大切なのかなと私は考えます。それが一つのきっかけかなと思います。

第２節　外部支援者の証言

見逃さない、その命！魂の連携

仙台市危機管理室　参事　荒木　秀雄

仙台市の初動

私を含め派遣された先遣隊は、災害対応の全てに精通している訳ではありません。具体的な支援内容を整理し、仙台の担当に繋ぐことが使命。すなわち、東日本大震災の記録誌を参考にした助言、テレビ会議システム等を活用した担当者との連絡方法の確立、顔の見える関係の構築、被災地のオーダーに沿った助言、そして必要な支援部隊の派遣などの支援をすることです。

まず提案したのは、「罹災《りさい》証明事務は被災者支援のベースになるもの。被災者の不安を取り除くため、早期着手は必須です。専門性、マンパワーが必要とされる事務ですから、すぐにでも応援要請を！」と打診。それがすぐに受け入れられ、仙台市の支援が開始しました。

罹災証明事務の流れは、受付、準備、調査実施、発行、再調査と概ね５つに区分されます。支援する側は、被害調査や証明書の発行等の実務的なことを担当し、受け付け窓口、問い合わせ対応、総括等の責任を担う仕切り役は総社市の職員が担当しました。総社市側もエース級の職員を投入しましたが、他の災害対応業務も兼任していたため、支援職員への指示が手薄になる場面もあり、苦情や不満も発生しました。私たちは、総社側の現状を説明し理解を求め、走りながら改善に努めました。

軌道に乗るまでには約1カ月弱を要することもありました。しかし、できるだけ多くの自治体に応援要請を行うこととしていたので、総社市長の全国自治体との太いパイプ、担当職員の粘り強い交渉、派遣された職員の矜持《きょうじ》が功を奏し、罹災《りさい》証明事務はもちろん、総社市のタイムラインに沿った各種対応は加速し始めました。

被災者に寄り添った支援

7月9日の夜、市長から「体育館が避難所では熱中症で死人が出る。全て閉鎖し、クーラーがある施設に避難者を移動させる！苦情は事情を説明すれば必ず理解してもらえる」との指示。正直驚きました。移動先は確保できるのか。避難所数の増加に職員は対応できるのか等々。しかし、次の日には移動は完了していました。

同日、アルミニウム工場爆発の被害が発生した下原地区被災者への説明会で、被災者から「まずは家の前に出したガレキを早く収集して欲しい。運びたくても軽トラが水に浸かり使えない。なんとか市で対応を！」と涙ながらの訴え。しかし、職員は手一杯、車両の手配もできない。被災者代表を前にして、「今は無理です。対応できません」と担当者は回答しました。その対応に対して「やるんじゃ！被災者の気持ちを考えろ！」と市長からの檄が飛びました。市長の職員に対する信頼、苦労は理解した上で、今は非常時、総社市の声に誰かが手を差し伸べてくれることを信じて、無理を無理と言わずステージに上げる。最善の結果を導き出すための言葉でした。その結果、職員が奮闘し、多くの学生ボランティアの力も投入されて、見事、短期間で無事に完了しました。

「市民への愛」を基本軸とした市長の強力なリーダーシップとマネジメント力、それに応えて被災者を支える職員の方々。オール総社による迅速な対応に感銘を受けました。

どうしても書き残したいこと

「救える命があればどこまでも」のＡＭＤＡ理事・難波妙さんの「泣こう、明日のために」

「我慢は必要ない。助けてほしいときには遠慮なく『助けて』と人の力を借りればいい。力になりたいと思っている人たちが周りにはたくさんいる。体の疲れは痛みで分かる。しかし心の疲れは自覚できない。せめてつらいときはつらいと言おう。そして泣こう、声を

上げて。あふれる涙で顔と心を洗おう。明日の日のために」（２０１８・７・31山陽新聞夕刊）

私はこのメッセージを読んだとき、昼夜を分かたず悪戦苦闘している総社職員に向けた慈愛の言葉に想え、涙とともに襟を正し、総社市にもっともっと寄り添いたいと思った次第です。

最後に派遣４回、計26日間の派遣終了時の私の挨拶（まとめ）を記載します。

新潟市さんと共に対口支援、総社市の配慮の行き届いた受け入れ体制・環境のもと、円滑に支援させていただいたことに感謝いたします。片岡市長のよく披露される中島みゆきさんの「糸」の歌詞のように、市長と職員の皆さんの糸で織った布（総社フラグ）で市民の方々を温めていると確信しました。ほんの一部ですが、総社市の皆さんと共に経験させていただいた「総社ものがたり―愛が基本軸―」を、微力ながら仙台の地から発信し続けたいと思っています。総社市の未来に向かって被災された方々の笑顔が早く戻ることを遠く仙台の地から願っております。支援させていただき、「仕合わせ」の意味をイメージすることができました。ありがとうございました。

※共に対口支援を行った新潟市、そして支援自治体の皆様方、いろいろとご協力をいただいたこと。この場をお借りして感謝いたします。

総社市支援から見えたこと

新潟市危機管理防災局次長　上ノ山　徹

１．応援職員確保システム及び災害マネジメント総括支援員（以下ＧＡＤＭ）

平成28年４月の熊本地震における被災市町村への支援状況や課題等を整理し、一元的な応援職員の派遣スキームとして総務省マターの応援職員確保システムが創設され、ＧＡＤＭの登録制度とあわせ平成30年３月に施行された。

都道府県、指定都市など全国の地方自治体から同年５月９日付で92名がＧＡＤＭに初期登録され、私も同年６月に開催されたＧＡＤＭ研修を受講した。

2. 仙台市危機管理室・荒木秀雄参事

ＧＡＤＭ研修には仙台市危機管理室の荒木参事も参加された。仙台市は東北ブロック内の指定都市でもあり、持ち前の明るいキャラクターから特に親しく意見交換させていただいたが、よもや研修から僅か１ヶ月後に総社市で再会することになろうとは思いもよらなかった。

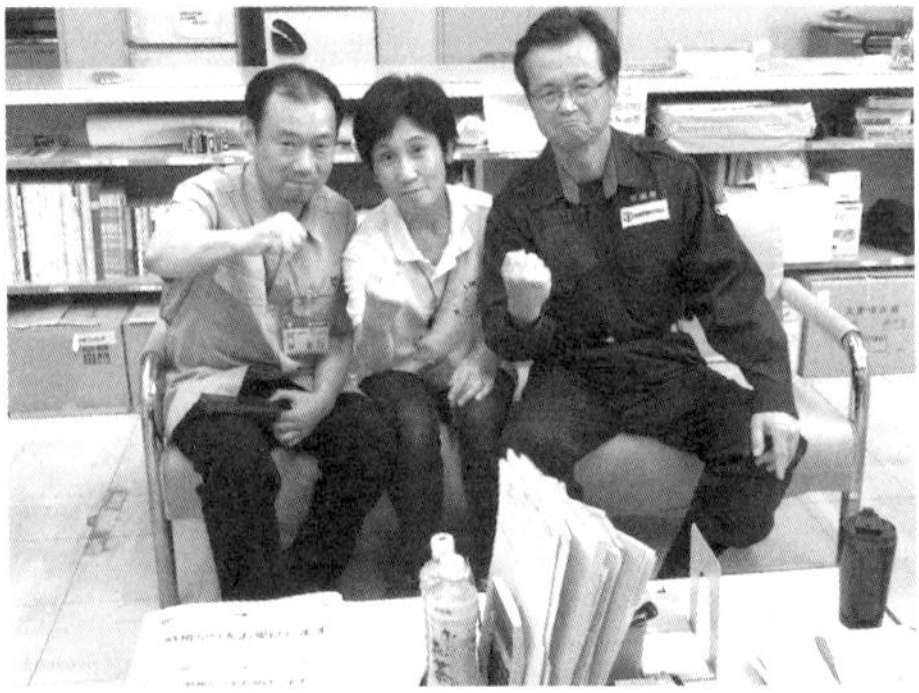
左から林課長、平野部長、筆者（上ノ山）

なお、仙台市とは総社市災害対策本部に隣接して「支援自治体調整本部」を設置・運営し、支援活動に来られた多くの自治体の活動調整を行った。

3. カウンターパートナー・平野悦子保健福祉部長

本市は対口支援として災害対策本部支援、避難所運営支援、罹災証明発行支援、住家被害認定調査支援を行い、派遣期間は53日間、派遣人員は延べ１３４１名を数え、主たる支援は東日本大震災や熊本地震での経験から避難所運営支援となった。

担当した避難所は最大時で５ヶ所、昼夜２交替制で、１日あたり20名の体制を取って、７月14日の第１班から８月31日まで派遣は32班に及んだ。総社市の避難所担当は保健福祉部が所管しており、私は避難所運営支援の仕組み作りの初動段階に派遣され、特に平野部長、林課長、西田主事には大変お世話になった。３名とも発災当初はほぼ帰宅せず、いつ寝ているのかわからない環境下で、片岡市長の臨機即応の下命に応えつつ私のオーダーにも懇切丁寧に対応していただいたが、いつも明るく元気溌剌《はつらつ》であったのには感服した。

4．気力、胆力、先見性抜群のリーダー・片岡聡一市長

災害対策本部長片岡市長のリーダーシップぶりには驚いた。そもそも本市が総社市へ支援に向かったきっかけとなったのは、片岡市長から当時の篠田新潟市長への一本の電話であり、発災翌日には派遣が決定された。片岡市長の決断は最速かつ市民ファーストで、総社市はおろか生活圏が同じ倉敷市真備町からの避難者の受け入れに対しても思いやりを持って対応されていた。さらにご自身がツイッターを駆使して、災害情報、避難情報を誰よりも早く発信し、後追いで職員が対応するという即断即決、上意下達が徹底され、大規模広域災害のリーダーはかくあるべきとの思いでトップダウン式災害対策本部会議に参加させていただいた。

5．総社市その後

本市の支援終了が見え始めた頃から避難者のみなし仮設住宅への入居や仮設住宅の建設が始まり、災害瓦礫の処理も進み街並みも平穏さを取り戻し復旧復興期に入っていた。そして、本市の支援が終了してからも折々に避難所情報などをご報告いただいた。私自身も災害発生から1年を迎えて発行された記憶誌を拝読し、また片岡市長のツイッターも時々拝見したが、「総社市その後」が順調に進展していることが窺われた。

本市は都市規模、地形地勢、気象状況などの環境は異なるが、地震や台風など近年の自然災害の発生状況を鑑《かんが》みると、いつ何時大規模災害に襲われても不思議ではないことから、西日本豪雨災害における総社市での教訓を糧とし「災害対策に終わりなし」を胸に刻み、市民目線に立って精進していきたい。

全国に広めたい、災害時の「総社市スタイル」

アルピニスト　野口　健

２０１８年7月、総社市が被災地になった。西日本を中心とした豪雨による災害は、豪雨災害として平成で最悪の被害をもたらした。豪雨は市内を流れる高梁川の水位を急上昇させ、堤防が決壊するギリギリの13メートルまで上昇した。13メートルと言えば、３階建ビルの屋上に達する高さ。数百メートルある川幅が水位13メートル以上の濁流となると想像するだけで恐ろしい。

何かできることは無いかと急いで総社市に駆けつけると、まず案内してくださったのが下原地区だった。ここは水害だけではなくアルミ工場の爆発によって二重の被害を受けた地域。窓の大半は爆発の衝撃波で粉々になり、天井、かべ、屋根が吹き飛ばされた家屋も。住宅のすぐ横にある空き地には工場から飛んできた巨大な煙突が地面に突き刺さっていた。もしこれが家屋を直撃していたらと思うとゾッとする。爆発音は現場から30キロメートル以上離れた地域でも雷鳴のように聞こえたという。「爆発にキノコ雲。爆弾が落ちてきたかと思ったよ！」部屋の中を見せていただくと、工場爆発によって粉々に砕け吹き飛ばされた窓ガラスが壁に突き刺さっていた。爆発の破壊力の凄まじさに言葉を失った。

いつも驚かされるのは片岡市長の決断力とそのスピードだ。総社市役所の対策本部では頻繁に会議が開かれ、各担当の職員の方から報告が上がり、意見交換をし、それを元に片岡市長から具体的な指示が飛ぶ。緊迫する中、「前向きにやる事をスピーディにやる！」という片岡市長の揺るぎない決意に職員の皆さんも一丸となる。

「災害の時は全て1・5倍増しのスピードでジャッジし、1・5倍の熱意と量をこなす。首長が決断しないと現場が動けない。無理やり、決めることもある」

と片岡市長。

その片岡市長とはこれまで数々の災害現場で活動を共にしてきた。その最たるものが２０１６年に発生した熊本地震の際に益城町に開設したテント村だ。「被災地にテントを届けたい」とＳＮＳで発信したら、「一緒にやりましょう」と即座にご連絡を下さったのが片岡市長だった。そこからの動きも早かった。直ちに職員の方が現地に入り、テント村を設営できる候補地を自ら見つけ出し、町長に直談判。許可を取り付けるや否や、テントをトラックに積み込んで現地に運び、テント村を開設。車中泊を余儀なくされ、エコノミークラス症候群の危険に晒されていた多くの被災者に、テント村という形での避難所を提供することができた。

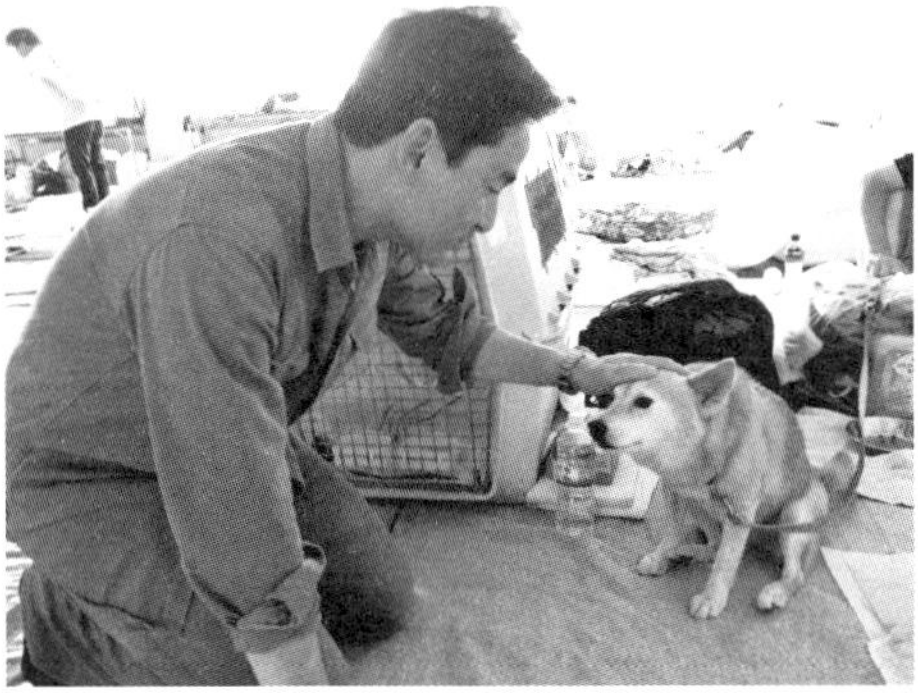

公設ペット避難所

常時テント村に滞在して運営にあたった総社市職員の方は延べ64名、ＡＭＤＡからは30名もの派遣を含む医療支援、そして総社市建設業協同組合、市民ボランティアの皆様など、多くの力が集まって、国内では前例がない規模のテント村を一人の救急搬送を出すこともなく運営できた。

こうした実績や経験が大きな財産となって、今回のように自らが被災地となったときには「支援され上手」な自治体として、そこに暮らす市民の方々に恩恵として還っている。

例えばその一つが支援物資の「フリーマーケット」。これまでの被災地支援活動の経験の中で、支援物資を持ってきてもその避難所にいる全ての被災者に平等に配布できる数がないと受け取ってすらもらえないということがあった。もらえる人ともらえない人がいるのは不公平だというのは確かにわかる。しかし、物資によっては本当に全ての人が同じように必要としている

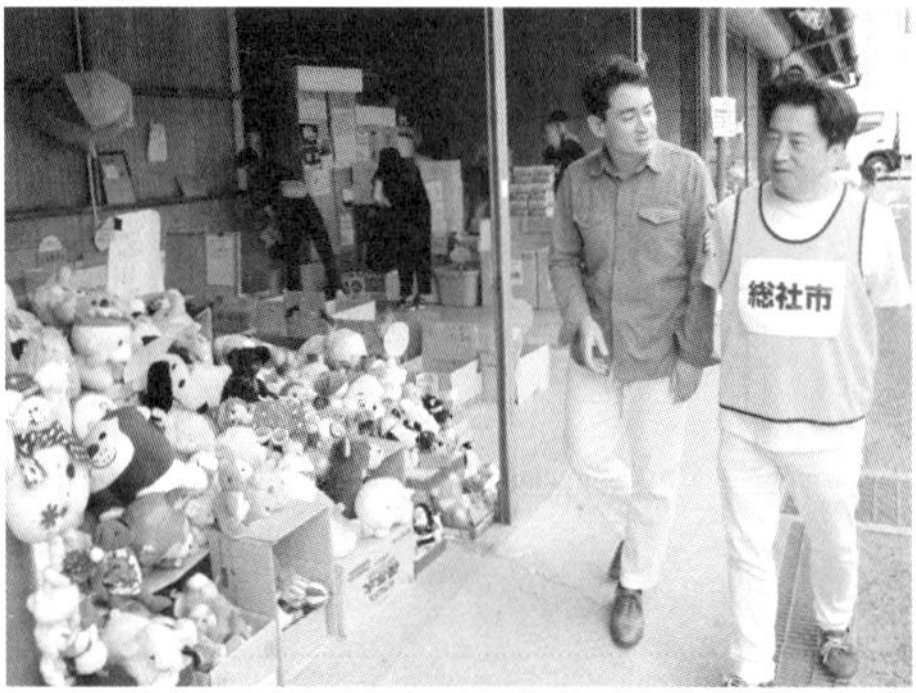

フリーマーケット方式による支援物資の配布

とは限らない。助けられない一人が出ることを恐れるあまり、誰一人助けない道を選ぶことが本当に正しいのか?そう考えて、テント村では全国から届く支援物資を数量に関わらず全て受け入れてきた。そして「支援物資が届きました」とアナウンスすると、必要とする人が必要な物を必要な数だけ持っていく。誰もが他の人たちのことも考え、独り占めしてしまうような事態は起こらなかったし、むしろ「お隣のテントのおばあちゃんにも持ってきておいてあげよう」とか、「うちは大丈夫なので、本当に困っている方へ渡してください」といった、同じ被災者同士の気遣いの場面を何度も目にした。

　そんなフリーマーケットスタイルを総社市という行政自らが採用したことの意義は非常に大きい。「公平性」は確かに大切だが、そればかりが重視されて、支援物資が被災者に届かないのでは元も子もない。本当に被災住民のことを考えた「支援され上手」な総社市だからこその画期的な事例だ。

　また、総社市役所庁舎の中にはペットと飼い主の皆さん専用の避難所が開設されていた。熊本のテント村では原則ペットは認められなかった。片岡市長は「その時の悔しさが忘れられない」と庁舎の中にペット専用の避難所を設置。クーラー付きの会議室が使われているので動物達にとってもストレスがかかりにくい環境だった。ペットは飼い主にとっては人間同様の本当の家族だ。お隣の倉敷市からこのペット専用避難所に避難してきていた方は「本当にありがたい。総社市民になりたい」と話されていた。真に住民に寄り添うというのはこういうことではないか。

　支援する側、される側、双方にとって非常に効果的だったのが、片岡市長が発信し続けるツイッターでの情報だ。タイムリーで、リアルかつ具体的。避難情報から、全国からのボランティア団体の受け入れ状況や活動報告まで、写真とともに分かりやすく発信されていた。こういった情報があったからこそ、総社市には多くの物資とボランティアが集まる。実際、片岡市長のツイートを見た高校生が「私たちにできることはありませんか」と発信したことから、１０００人規模の高校生や中学生が自主的に集まり、それが全国的なニュースにもなった。よく「今の若者は社会に対して関心が薄い」といったような言葉を耳にするがなになにそんな事はない。片岡市長が「彼らは総社市の宝物」とおっしゃっていたが、本当にその通り。学生さん達が参加してくれると現場が明るくなる。活気溢れる「気」というものは、こと被災地の活動においてはとても大切だ。

そして嬉しかったのが、熊本地震の際に総社市と共同で運営したテント村の入居者から「以前に助けていただいた総社市に恩返しがしたい」との声を頂戴したことだ。そこで熊本県益城町から総社市へ１泊２日のボランティアバスの運行を企画した。集まってくださった参加者の中で最年少は小学6年生。「どうしても参加したい」と親友と2人で参加してくれた。7時間かけて総社市に入り、そのまま被災現場で被災ゴミの片付け作業。炎天下の中、汗だくになりながらの一生懸命な姿に胸を打たれた。

「恩返ししたい」「お互い様」この言葉は日本人の心。まさにそれをを実践してきたのが総社市だ。まだ完全な復興とはとても言えない9月に起こった北海道胆振東部地震。その報を聞くや否や、片岡市長は支援に乗り出した。毛布１０００枚を、苫小牧市を通じて被災地に届けたのだ。その後、北海道からは総社市の仮設住宅で暮らす方への支援としてお米が届けられた。

この国で生きていく以上、自然災害はまさに「明日は我が身」。だからこそ支援する方もされる方も「お互い様」なのだ。私たちは、すべての人に手を差し伸べることはできないかもしれない。しかし、それぞれが「つながりのあるところ」に深く付き合い、絆を深めていくことがとても大切だと考えている。

この時のお互いの支援がきっかけになり、総社市と苫小牧市、そして私が代表を務める認定ＮＰＯ法人ピークエイドは災害時における相互支援の３者協定を結んだ。このような輪がもっと大きく大きく広がっていくことこそが、本当の意味で災害に備えることになっていくのではないか。この輪をもっともっと広げていくために、そして災害時におけるこれらの「総社市スタイル」を全国に普及させていくために、これからも総社市とともに一歩一歩進んでいきたい。

第2章

全国と岡山を結ぶ
官民の総力戦の展開

平成30年7月豪雨災害時の岡山県の対応

岡山県保健福祉部長　中谷　祐貴子

7月6日16時30分に県災害対策本部を設置。その後県内市町村で次々に大雨特別警報が発令され、県内各地で堤防の決壊、土砂災害、アルミ工場の爆発などの災害が発生した。県内随所で道路や河川の被害等が想定され、安全な移動が困難と考えられたため、降雨が収まり安全を概ね確保できる翌7日11時に、県災害医療本部とＤＭＡＴ（災害派遣医療チーム）県調整本部を設置した。そして11日まで、県庁に参集した統括ＤＭＡＴ等の多大な支援を受け、さらに、厚生労働省ＤＭＡＴ事務局や隣県等からも多くの助言や人的支援を得ながら、両本部を一体的に運営した。

7月7日、両本部を設置した当初は、県内ＤＭＡＴに対して、二次保健医療圏ごとの活動拠点本部を設置し、圏域ごとに手分けをして、広域災害救急医療情報システム（ＥＭＩＳ）による病院及び有床診療所の被災状況の確認や避難所の設置状況の確認を行った。発災直後、本部には、浸水や断水など様々な情報が寄せられつつも、県内全体の状況は不明であったが、次第に、まび記念病院や倉敷市真備町の被害が特に甚大であることが明らかになった。このため、入院患者の避難や真備町の住民が集まった避難所のスクリーニング等を目的に、厚生労働省ＤＭＡＴ事務局と調整して、香川県と兵庫県にＤＭＡＴ派遣の要請を行った。そして、7月8日に、消防や自衛隊のボートによる病院からの患者の搬出と歩調を合わせ、ボート到着後、ＤＭＡＴによるトリアージと応急処置、消防による病院への搬送、加えて、近隣の病院の自主活動による救急車での患者の出迎えと収容、さらにはＮＰＯの自主的活動によるヘリコプターで透析患者の病院への搬送などが行われた。様々な官民の総力を挙げた病院避難であった。

その後、県内外からＪＭＡＴ（日本医師会災害医療チーム）、ＡＭＡＴ（全日本病院医療支援班）、ＡＭＤＡ、日本災害医療学会等から多くの医療救護チームや災害医療コーディネータ等（注）が応援に駆けつけた。これら多くのチームによる支援活動がしっかり調和したものとなるよう、全てのチームに県調整本部に登録することと、活動に当たっては本部の指示に従うことを求めた。県調整本部は、全体ミーティングにより各機関が持ち寄った情報や課題を共有し、避難所等のアセスメントや応急的な医療の提供等に必要なチームの派遣、物資の確保・調整等を行った。

７月９日に、県南西部保健医療圏（備中保健所、倉敷市保健所管内）にKuraDRO（クラドロ（倉敷地域災害保健医療復興連絡会議））が立ち上がった。情報の収集や各チームの活動の報告、これらを踏まえた次の活動の指示等は現場に近いクラドロが適していることと、県内の被災がこの地域に集中していたことから、順次こちらに権限を移譲し、県調整本部活動は７月19日をもって終了した。

また、医療機関の復興には、一日も早い保険診療の再開による収入の確保が不可欠である。まび記念病院の保険診療の再開について、７月17日にＡＭＤＡの菅波代表が同部医療推進課に相談に来られ、保険診療での避難所への往診等について御相談いただき、当方から中国四国厚生局に確認のうえ可能である旨の連絡をさせていただいた。こうしたことを経て、７月18日からの健診車（ＡＭＤＡからの借用）での保険診療再開となった。

ＡＭＤＡを含む災害医療関係の各チームの皆様には、多大なる御支援をいただき、心から感謝申し上げる。

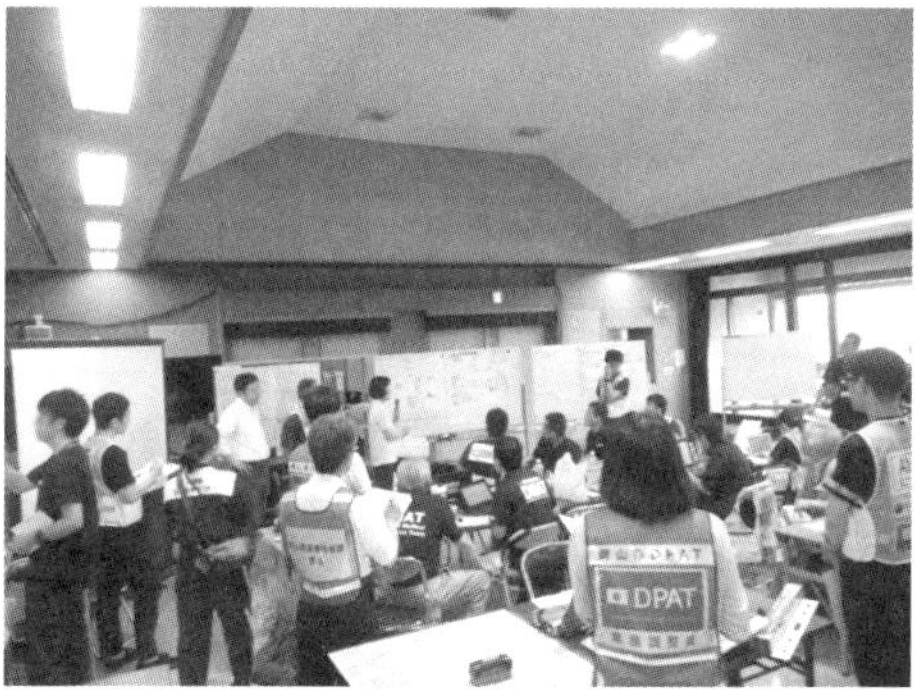

岡山県災害医療本部・DMAT県調整本部

注　ＤＭＡＴ、ＤＰＡＴ（災害派遣精神医療チーム）、岡山県こころのケアチーム、災害拠点病院の医療救護班、日赤救護班、日赤こころのケアチーム、ＪＭＡＴ、ＡＭＡＴ、ＴＭＡＴ、ＪＲＡＴ（大規模災害リハビリテーション支援関連団体協議会）、ＡＭＤＡ、ピースウインズジャパン、ＨｕＭＡ（災害人道医療支援会）、セーブザチルドレン、小児周産期リエゾン、ＪＤＡ-ＤＡＴ（日本栄養士会災害支援チーム）、ＤＨＥＡＴ（災害時健康危機管理支援チーム）、岡山県薬剤師会、岡山県看護協会等

第3章

ＡＭＤＡの被災者支援活動と未来への提言

AMDA西日本豪雨災害被災者緊急支援活動　活動概要

2018年7月5日から西日本を中心に降り始めた大雨は各地に甚大な被害をもたらした。この状況を受け、AMDAは7日より総社市での被災者支援活動を開始、さらに12日からは倉敷市真備町での被災者支援も実施した。8月31日まで被災者の健康支援を中心としたさまざまな支援活動を行った。活動期間中の派遣者総数はのべ265人（学生ボランティアを含む）。

なお、医療支援活動の実施に際して、AMDAは、岡山県保健医療調整本部に活動を登録している。（7月10日付）

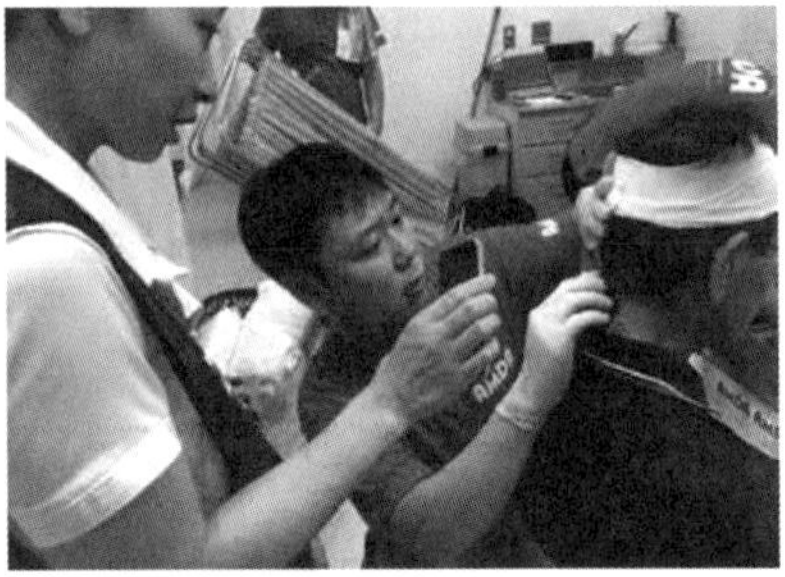

1．活動の概要

活動期間	2018年7月7日（土）～8月31日（木）
活動場所	**総社市** きびじアリーナ、サンワーク総社（勤労者総合福祉センター）、昭和公民館、下原公会堂ほか **倉敷市（真備町）** 倉敷市立岡田小学校、真備公民館薗分館、真備公民館岡田分館
派遣者数のべ人数	**総社市　総数：145人** 医師｜9人、看護師｜28人、薬剤師｜15人、医療調整員｜4人、鍼灸師｜10人 保健師｜11人、心理士｜1人、調整員｜61人、学生ボランティア｜5人 **倉敷市（真備町）　総数：170人** 医師｜7人、看護師｜19人、薬剤師｜1人、医療調整員｜5人、鍼灸師｜38人 あん摩マッサージ指圧師｜1人、弁護士｜4人、調整員｜51人、助産師｜2人 保健師｜3人、介護福祉士｜1人、学生ボランティア｜38人
協力自治体	黒潮町（高知県）、美波町（徳島県）、海陽町（徳島県）、阿南市（徳島県）、赤磐市（岡山県）

2．活動のタイムラインと活動地、活動内容の推移

日付		活動地	主な活動内容
急性期	7/7（初日）	総社市	総社市役所での情報収集、避難所での医療支援開始（A）
	7/8-7/9	総社市	避難所での巡回医療支援、避難所移動に伴う調整業務支援（B）
亜急性期	7/10-8/31	総社市 倉敷市真備町	避難所での避難者を対象とした健康支援活動、被災者を対象とした法律相談、物資支援、復興ボランティアを対象とした医療支援、台風上陸に伴う特別医療支援活動（C）

3．活動時期に沿った緊急支援活動内容の詳細

A．災害急性期（7/7）の活動詳細

時　間	活　動　内　容
11:35	第一次派遣者として AMDA 調整員が総社市役所到着。
11:52	災害対策本部において片岡聡一総社市長と活動について協議。避難所を巡回することに決定。
12:00	AMDA 本部を第 2 次派遣チーム（看護師、調整員各 1 名）が出発。
13:45	AMDA 第 2 次派遣者が総社市役所到着。
14:00	モバイルファーマシー（移動調剤車）が総社市役所に到着。 総社市、地元医療機関、および AMDA 南海トラフ災害対応プラットフォーム協力医療機関の協力のもと、医師 3 人、薬剤師 2 人、看護師 1 人、調整員 1 人で医療チームを編成。
14:12	きびじアリーナ避難所に向けて総社市役所を出発。
～18:00	393 人が避難していたきびじアリーナで避難者に対応。外傷患者 2 人を含む 11 人を診察し、必要に応じて薬を処方した。
18:00	昭和小学校避難所に向けてきびじアリーナを出発。 総社市、AMDA 南海トラフ災害対応プラットフォーム協力医療機関、および地元のボランティアらと医師 1 人、薬剤師 1 人、保健師 1 人、調整員 2 人の医療チーム体制で次の避難所へ。
～20:30	11 人を診察したほか、エコノミー症候群予防の体操を伝えた。
21:30	総社市対策本部での会議にて情報共有。

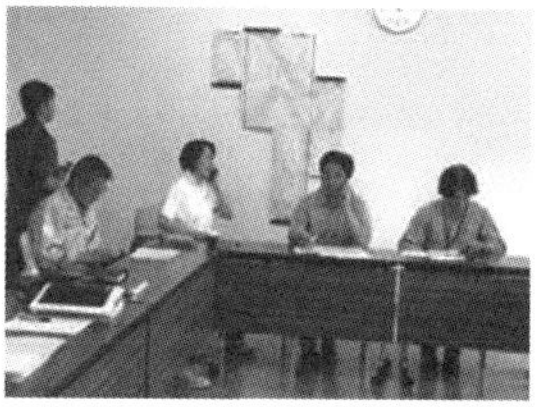

総社市災害対策本部での協議の様子

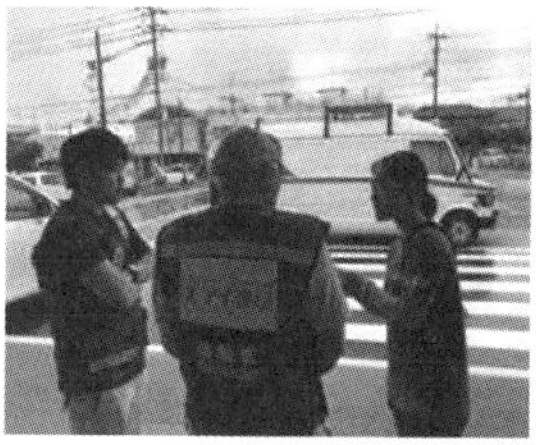

モバイルファーマシー到着

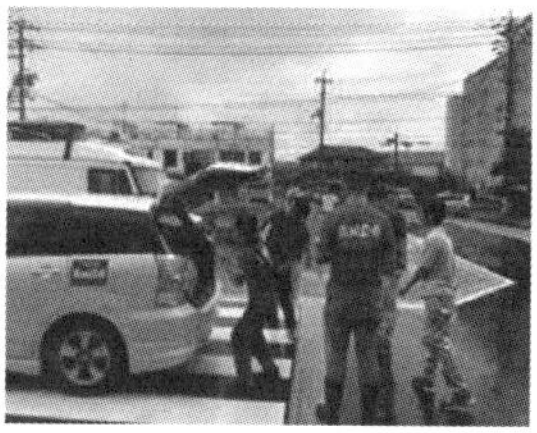

きびじアリーナ避難所に向けて出発

B．災害急性期（7/8-9）の活動詳細

8日

きびじアリーナ避難所に「**AMDA きびじアリーナ救護所**」を開設。医師 **4** 人、薬剤師 **14** 人、看護師 **7** 人、理学療法士 **1** 人、調整員 **7** 人の医療チーム編成で、午後 **6** 時までに計 **83** 人を診察した。うち **2** 人は医療機関への救急搬送となった。また、**38** 人に薬を処方した。

9日

熱中症対策のためきびじアリーナ避難所で過ごす **962** 人全員を他の避難所へ移動させた。総社市健康医療課と協働し、看護師、保健師、調整員が **3** 人 **1** 組× **4** チームの体制で、避難者一世帯ごとを調査。医療介入の必要な方や要支援者の情報を収集し、それぞれの状況に応じて、移動先の避難所を決定した。特に医療介入の必要な方はサンワーク総社避難所に移動。夜にはほぼ全員の避難者の移動を完了することができた。

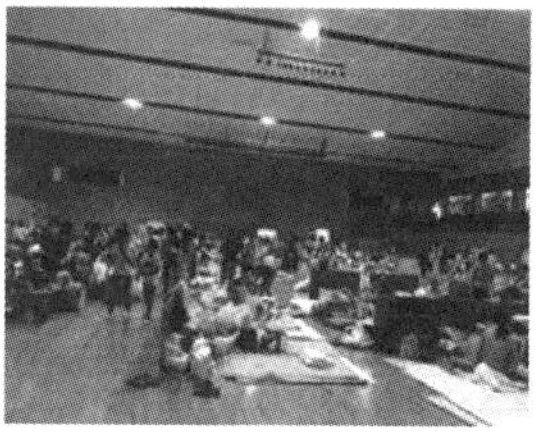

きびじアリーナ避難所の様子

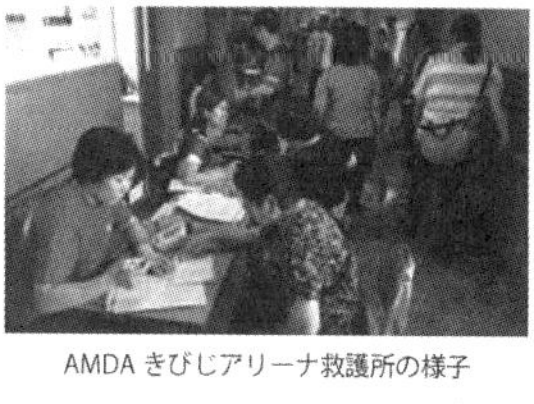

AMDA きびじアリーナ救護所の様子

C．災害亜急性期（7/10-8/31）の活動詳細

被害の状況が明らかになる中、緊急的な支援活動から長期化する被災者への支援活動が求められるようになった。これを受け、AMDA では自治体と連携を取りながら被災者のニーズに合った活動を実施。

活動場所や活動内容が多岐にわたるため、活動場所ごとに以下のように活動を区切って内容を紹介する。

① サンワーク総社（勤労者総合福祉センター）
② 倉敷市立岡田小学校
③ まび記念病院
④ 真備公民館薗分館
⑤ 救護所（昭和公民館、下原公会堂、真備公民館岡田分館）
⑥ 総社市内避難所（台風 12 号緊急対応）
⑦ その他

① サンワーク総社（勤労者総合福祉センター）

活動背景

サンワーク総社避難所は医療介入の必要な方がおられる世帯を集めた福祉避難所的役割をもつ避難所。総社市在住の被災者だけでなく、倉敷市真備町で被災された方も同避難所に避難しており、最大で 29 世帯 76 人の方が避難生活を余儀なくされていた。

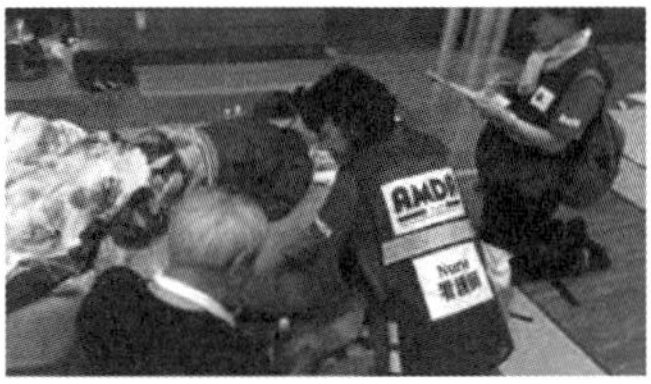

避難者に声掛けを行う AMDA 看護師

活動内容（活動期間：7/9 ～ 8/15）

■ AMDA 医療チームによる避難所での健康支援活動

避難所を運営する総社市からの要請を受け、AMDA ではサンワーク総社避難所で日中の医療チームの常駐を決定。活動期間中、毎日、看護師（保健師）と調整員が、避難所で過ごす方たちの見守り、声掛け、生活介助や避難所の環境整備などを行った。また、状況に応じて医療機関や市役所など関連窓口に繋ぐ役割を担い、これらの活動を自治体の保健師などと情報を共有することで、避難者の安心と安全を確保することができた。

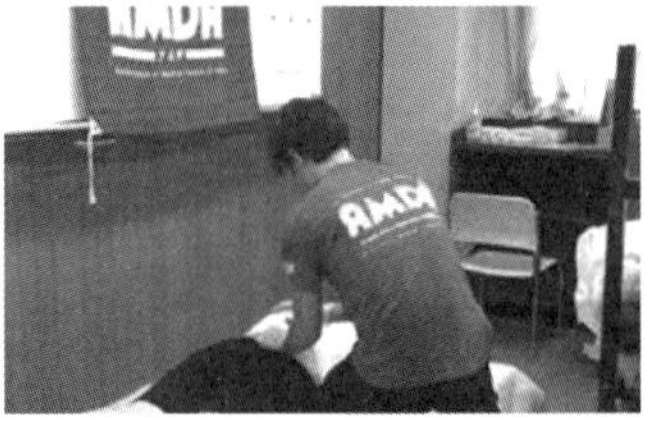

避難所での鍼灸治療の様子

■避難所での健康支援活動（鍼灸支援）

長期化する避難所生活で体の痛みやストレスを訴える方も多かったため、心身の健康改善に効果が期待できる鍼灸治療の導入を決定。AMDA 災害鍼灸チームが訪問する形で鍼灸治療やマッサージの施術を実施した。のべ 63 人に鍼灸治療を、のべ 13 人にマッサージを行うことができた。

② 倉敷市立岡田小学校（真備町）

活動背景

倉敷市真備町内に設置された避難所の一つである岡田小学校避難所は、甚大な浸水被害となった。自治体より保健師の派遣は行われており医療チームの派遣は必要ないと判断した。しかし、避難生活の長期化が予想され、別の形での健康支援が必要であると判断した。

活動内容（活動期間：7/11 ～ 8/15）

前述の状況を鑑み、AMDA 災害鍼灸チームが中心となって鍼治療の施術を行うほか、あん摩マッサージ指圧師による施術や足浴などを提供することで、避難所で生活をする方々や自宅避難をされている方々の心身の健康支援を行った。さらに、弁護士による無料法律相談や在日外国人被災者へのサポートなども行った。

■避難所での健康支援活動（鍼灸支援）

避難所内に AMDA ケアルームを設置し、長引く避難所生活でストレスが蓄積した避難者の方や、自宅の復旧作業で身体を酷使する方々への健康支援として、鍼治療、マッサージ、足浴などを提供した。いずれも、一人一人に時間をかけながら対応するのが特徴。このため、自覚症状がないものであっても、主訴とは別に体の不調を発見するケースも多かった。被災者の方の状況によっては、避難所を担当する自治体の看護師・保健師などに健康状況を共有するなどし、連携をはかりながら健康支援にあたった。

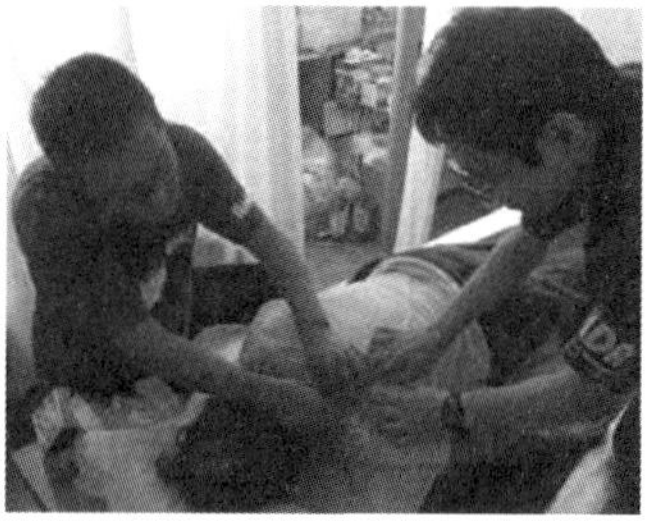

ケアルームでの鍼灸治療の様子

利用者は小学生から高齢者の方まで。毎日、話をしに来られる方も多く、気軽に立ち寄ることのできる「憩いの場」としても利用していただくことができた。利用者が派遣者らとゆっくり時間を共有することで、不安や悩みなど気持ちを吐露する場所ともなっていた。期間内にのべ 522 人の方に鍼治療、200 人の方にマッサージの施術、242 人に足浴を提供することができた。

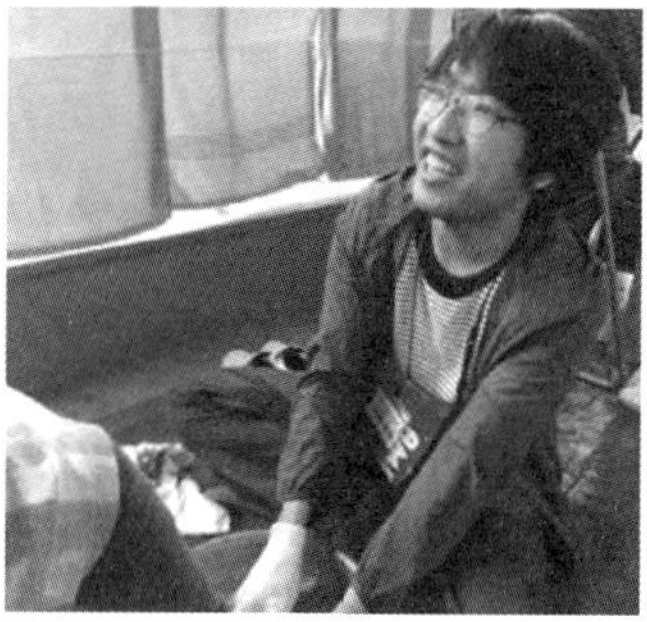

岡山県立大学の学生ボランティアも足浴を担当した

■弁護士による無料相談（7/15、16、21、28、8/3）

自宅や職場が被災し、今後の生活の見通しが立たない中、浸水による保険請求、借家の家賃問題、休業など、それぞれが様々な悩みを抱えて避難所生活を送っていた。このような方々に対し、弁護士が避難所内を巡回するなどし、声掛けを行い、のべ 76 人に対し無料法律相談を実施した。弁護士が専門的な観点から相談に応じることで、避難者の不安感やストレスなどの軽減の一助となった。

■在日外国人被災者へのサポート（7/15）

必要な情報が日本語のみで発信されることが多い中、必要な支援が受けられていない在日外国人のために、AMDA 調整員 1 人が在日外国人を法律相談への誘導や必要に応じて通訳の支援を行った。

③　まび記念病院（真備町）

活動背景

倉敷市真備町にあった 11 の医療機関のうち、10 が甚大な浸水被害を受けた。特に地域の基幹病院である医療法人和陽会まび記念病院は、7 月 6 日の深夜から浸水が始まり日付が変わった 7 日の未明に 1 階部分が全て浸水（2 階は被災していない）。一時は患者や周辺地域から避難した被災者の方 200 人以上が病院に取り残された。病院は電気、水道、固定電話などライフラインはいずれも断たれた状態となり、病院機能は全面停止となった。8 日から開始された自衛隊などによる救出活動により、すべての避難者が救出された。

活動内容（活動期間：7/18 ～ 7/28）

■病院支援と保険診療の早期再開

いち早く被災地の基幹病院の機能を回復すべく、吉備医師会、まび記念病院、AMDA の 3 者が協力体制をとることを確認し、再開に向けて始動。「健診車 1 台をまび記念病院駐車場に置き診療を再開する」「運営は吉備医師会が主導し他の被災した診療機関の医師も診療可能とする」「保険診療を行う」こととし、岡山県医療推進課、保健所、厚生労働省の許可を得ることが出来た。これを受け、7 月 18 日より 3 日間の試験的運用を経て、上記 3 者による健診車を用いての診療活動を開始した。（7 月 23 日からは吉備医師会とまび記念病院の運営となった。）

AMDA は 18 日から 28 日まで一般社団法人瀬戸健康管理研究所（丸亀市）より健診車を借り受ける形で保険診療の再開に協力。同時に医療者及び調整員の派遣も実施した。

なお、まび記念病院は 30 日より、健診車にかわり設置されたプレハブの仮設診療スペースで患者の受入れを継続。約 2 か月を経て 9 月 18 日に院内の一部で外来患者の診療を再開した。

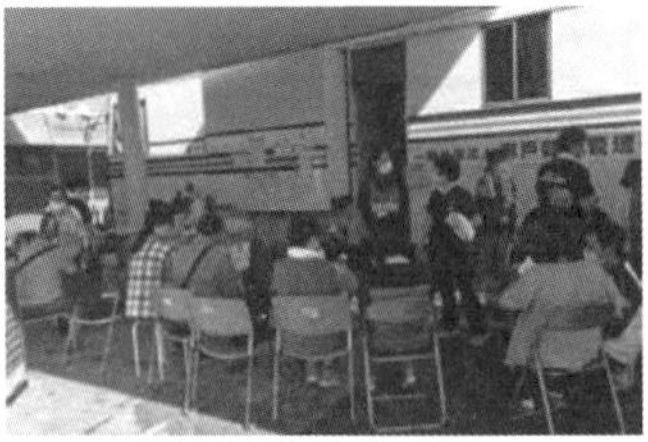

健診車の前で診察を待つ患者たち

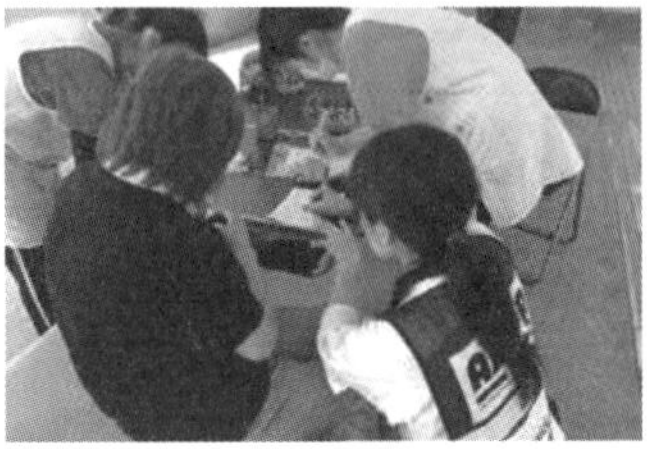

診察前の問診を行う AMDA 医療調整員ら

④　真備公民館薗分館（真備町）

活動背景

倉敷市真備町箭田地区の小規模多機能ホーム「ぶどうの家真備」は、西日本豪雨で浸水被害を受けた。このため、その入居者と職員は、真備公民館薗分館を仮設避難所として、そこでの生活を余儀なくされていた。ほかの行先のない避難者の方も受け入れる状況の中、高齢者が多く、日夜を通じた見守りや介助が必要であった。そのため、発災当初から施設スタッフが 24 時間体制で見守りを続けた。日中は施設のスタッフで対応したものの、中には被災したスタッフもいて、支援する側の疲労が出始めていることが判明した。

活動内容（活動期間：7/21 ～ 8/31）

■仮設避難所での看護師による健康支援

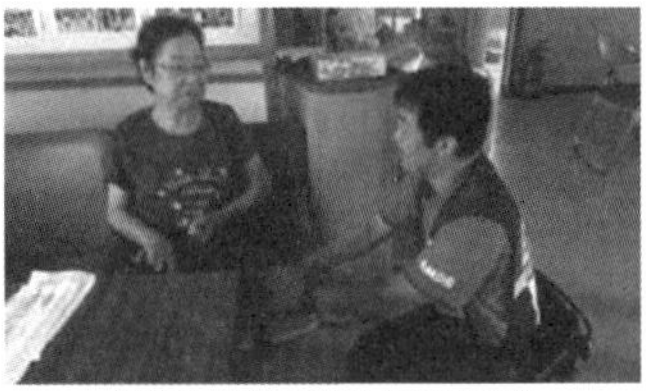

避難者に声掛けを行う AMDA 看護師

このような状況を受け、7 月 21 日から AMDA は夜勤を中心に担当可能な看護師を派遣。施設の職員らと共に、避難された方々の支援にあたり、特に夜間は見回りやトイレ介助などを行った。そのほかにも学生ボランティアの協力を得て、避難者の日中の支援活動も行った。具体的には布団干し、食事の準備と見守り、レクリエーションの時間なども設け、避難者の生活に寄り添った支援活動を行った。特に学生ボランティアが企画・運営を行ったレクリエーションでは歌を歌ったり、身体を使ったものが多く、支援開始時には椅子に座っていた人も立って踊りだすなど、楽しく過ごす様子が見られた。また、活動の後半には避難者の方からは、「夜眠れなかったが、1 か月経ち、避難所生活にも慣れてきて、以前より眠れるようになった。」という声も聞かれた。

⑤　救護所（昭和公民館、下原公会堂、真備公民館岡田分館）

活動背景

広域にわたり甚大な被害を受けた総社市および倉敷市真備町には、全国から多くのボランティアが詰めかけ被災した住民の方々とともに復旧作業を行った。特に連休や夏休みなどを利用して来岡される方も多かった。しかしながら、7月、8月は台風の日を除き連日35度を超える猛暑日が続いた。このため、作業されている方の熱中症や作業中の負傷などに対応するべく、救護所が設置された。

活動内容（活動期間：右表参照）

■救護所でのボランティア対応

復旧作業にあたる住民やボランティアの方を対象とした救護所へ、総社市の保健師と看護師1、2人に加え、調整員を派遣して、負傷者や熱中症患者の対応などを行った。のべ11日の活動で77人の患者に対応。そのほか、水分補給やこまめな休憩の呼びかけや、スポーツドリンクなどを配布するなど熱中症予防にも力を入れた。

【救護所の設置と活動期間一覧】

昭和公民館（総社市美袋） 7月14日～7月16日
下原公会堂（総社市下原） 7月14日～7月16日
真備公民館岡田分館（倉敷市真備町） 8月5日～8月12日

⑥　台風12号特別対応～総社市内10カ所の避難所を巡回医療相談～

活動背景

西日本豪雨被害から復興に向けて進んでいる中、7月29日には台風12号が西日本に上陸した。西日本豪雨の教訓を受けて、早めに避難される方も多く、総社市内だけでも多くの避難所が開設された。

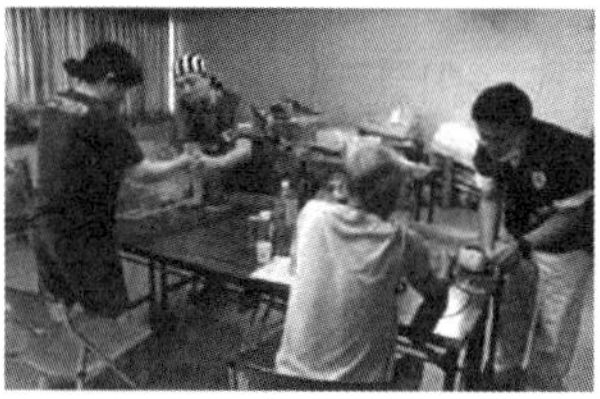

巡回医療相談の様子

活動内容

■医師による避難所巡回

台風通過に伴い、AMDAは総社市、吉備医師会と連携を取りながら特別体制を敷いて支援活動にあたった。

AMDA医師2人と調整員1人が総社市保健師と合同で、市内10カ所全ての避難所を丸一日巡回し、避難者の医療相談を行った。巡回を行ったのは昭和公民館（総社市美袋）、総社市役所西庁舎（総社市中央）、久代分館（総社市久代）のほか7カ所の公設避難所。のべ28人の医療相談に対応した。

このような非常時に医師が避難所を巡回していること自体、避難者の方々にとっては大きな安心材料になった。バイタルチェックや、避難者の健康状態の問診を中心に、一人一人の方に時間をとって対応することができた。台風の通過、長引く避難生活、今後の生活再建に向けた不安などのストレスのため、血圧が上昇している方、不眠、頻尿などの方も中にはいたため、必要に応じて、病院への受診を勧めた。

⑦　その他

■物資支援

多くのボランティアが復旧活動に従事している被災地では、7月、8月と酷暑が続き、熱中症の危険性が高まっていた。このため、飲料水やタオルなどを以下の団体に物資支援として寄贈した。物資支援の内容は以下の通り。

寄贈先	支援物資内容	実施日
総社市社会福祉協議会	スポーツドリンクおよび経口補水液（130箱3120本）、経口補水ゼリー（1箱6本）、野菜ジュース（3箱60本）、タオル（新品60枚）	7/20.31 8/13,15
総社市役所	タオル（新品200枚）	8/13
岡山市社会福祉協議会	スポーツドリンク（10箱、240本）	8/4

■海外医療スタッフの支援活動への参加

モンゴル人医師2人が医療調整員としてAMDAの支援活動に参加した。直接の医療行為はできないものの、被災者の方とお話をする機会もあり、遠いモンゴルからの来訪者に被災者の方から感謝の言葉をいただいた。モンゴル人医師は、今回の活動を通じて、被災地の惨状に心を痛め、活動ののちに出席した総社市災害対策本部会議で困難にみまわれた子どもと高齢者に対する心のケアの必要性を強調した。

AMDA 西日本豪雨災害被災者緊急支援活動　時系列で見る活動の動き

		総社市
7/6	19:40	大雨特別警報発表
	22:00	避難指示発令（総社市）
	22:49	AMDA 職員、支援活動の可能性に向けて待機、情報収集を開始
7/7	7:00	被害状況を鑑み、支援活動の開始を決定
	7:14	総社市危機管理室に連絡
	11:35	AMDA 第 1 次派遣者、総社市役所到着
	11:52	災害対策本部において片岡聡一総社市長と活動について協議
	12:00	AMDA 第 2 次派遣チーム（看護師 1 名、調整員 1 名）が AMDA 本部より車にて出発
	13:45	AMDA 第 2 次派遣チームが総社市役所到着
	14:00	吉備医師会の有志の先生方およびモバイルファーマシー（移動薬局）が合流
	14:12	AMDA、モバイルファーマシー、吉備医師会有志の先生方、総社市保健師とともに医療チームを結成し、避難所となっていた「きびじアリーナ」に向けて車で出発
	14:24	合同医療チームがきびじアリーナ避難所に到着
	15:10	特別警報解除、大雨洪水警報、土砂災害警報は継続中（総社市）
	17:18	医療チーム二手に分かれ、一つのチームはきびじアリーナ避難所に残り医療支援を継続 もう一方のチームは同避難所を出発し、昭和小学校避難所へ向かった
	17:40	昭和小学校避難所に到着
	18:00	きびじアリーナ避難所での診察終了
	20:23	昭和小学校避難所での診察終了
7/8	9:00	AMDA きびじアリーナ救護所を開設
	18:00	きびじアリーナ救護所での活動を終了
7/9		きびじアリーナ避難者 962 人を熱中症予防のため、他の 8 カ所の避難所へ移動

	総社市	倉敷市真備町
7/10	サンワーク総社避難所にて健康支援活動開始（8/15 まで） 岡山県災害対策本部での会議出席 倉敷地域災害保健復興連絡会議に出席 (8/15 まで毎日 1 日 2 回出席)	岡田小学校避難所を訪問し挨拶 翌日からの支援活動決定
7/11		倉敷市立岡田小学校にて避難者を対象にマッサージを開始 (8/15 まで不定期で実施)
7/14	昭和公民館、下原公会堂内救護所にて、熱中症対策を実施 (7/16 まで)	倉敷市立岡田小学校避難所にて、鍼灸治療開始 (8/15 まで)
7/15		倉敷市立岡田小学校避難所にて、弁護士による無料相談実施 (8/15 日まで 5 日間実施) 在日外国人被災者へのサポートもあわせて実施
7/18		まび記念病院健診車にて診察 (28 日まで)
7/22		真備公民館薗分館にて看護師による支援を開始 (8/31 まで)
7/26	サンワーク総社避難所にて鍼灸支援活動開始 (8/15 まで)	
7/29	6:43　台風 12 号中国地方横断に伴い避難勧告発令 8:30　吉備医師会協力のもと、AMDA より医師 2 名、調整員 1 名が総社市保健師と公設避難所 10 カ所すべてを巡回、避難者の健康相談を実施	
7/31		岡田小学校にて、RNN(人道援助宗教 NGO ネットワーク) と合同で食事の配布を開始
8/5		真備公民館岡田分館救護所にて、総社市保健師と医療支援活動開始 (8/12 まで)
	モンゴル国立医科大学医師、バトラッフ・ムンフバヤル氏（岡山県・国際貢献ローカルトゥローカル技術移転事業にて岡山済生会病院にて研修中）、活動に参加	
8/9	モンゴル・ウランバートルエマージェンシーサービス 103 より、アルタンザガス・アディヤスレン医師が活動に参加（8/10 まで）	
8/15	真備公民館薗分館での支援活動を除き、緊急支援活動終了	
8/31		真備公民館薗分館での支援活動終了

西日本豪雨被災者医療支援活動に対する総社市との連携

ＡＭＤＡグループ代表
特定非営利活動法人ＡＭＤＡ理事長　菅波　茂

１．岡山の災害に関する安全神話が崩壊〜水災害に備えよ。

①経験が知識を智慧に昇華させる。

岡山の災害に関する安全神話が崩壊するというのは、具体的には気候変動による水災害の発生ということです。地震に関しては大丈夫です。なぜなら、日本全国で地下マグマがゼロに近い場所は岡山県吉備中央町と兵庫県の丹波笹山の２ケ所だけです。しかし、今後は世界的に水災害に対する備えがますます必要になると思います。

片岡聡一総社市長の的確な判断、職員の迅速な対応、議会の住民を代表する支援、等々。源流は２０１３年に総社市が制定した全国初の災害支援条例です。災害が発生するたびに、国内外の災害被災地に、ＡＭＤＡと共に職員を派遣してきました。この貴重な経験が総社市民を今回の災害から守り抜くことができたと思います。基礎自治体は地方自治法に縛られており、姉妹団体などの理由がない限り、勝手にほかの基礎自治体の災害被災者支援のために職員を派遣できません。しかし、総社市はＮＧＯであるＡＭＤＡとの協定に基づいて、ＡＭＤＡとの合同チームの形式で、国内外に直接的に職員を派遣しました。時代に対応した基礎自治体‐ＮＧＯ連携の発想により緊急人道支援に関する地方自治法の壁を突破しました。

自治体とＮＧＯの決定的な違いを理解していなければいけません。それは法（条例）の制定の可否です。法（条例）の制定により自治体の事業の継続性が保証されます。ノーベル賞を受賞した国境なき医師団の年間予算は約４００億円です。世界中で「命の普遍性」を具現化するすばらしい人道支援活動を行っている尊敬すべき団体です。しかし、法（条例）の制定はできません。理由は「国家の正統性」とは関係がないからです。いっぽう、自治体は「国家の正統性」に属する組織です。岡山県の新庄村は人口がわずか９６０人前後で年間予算は35億円ですが、「アジア有機農業プラットフォーム推進条例」を制定しました。村長が交代してもその活動を継続しています。総社市は次々に災害対応を含めた社会福祉事業に必要な法（条例）の制定を行っており、各種事業の積み上げと継続性を確保しています。ＡＭＤＡは法（条例）の制定をした自治体と連携することにより共同事業の継続性を確保してきています。

②高校生によるフリーマーケット運営
〜世界の災害史上初の快挙

今回の被災者支援活動において、総社市が全国初の新鮮な取り組みを行いました。全国からの善意の支援物資を断ることなく、すべてを受け入れて、高校生など次世代の若者を主体としたフリーマーケットを発足させました。次世代の若者に貴重な参加型の経験の場を提供しています。同時に被災者には選択の自由があります。したがって、「援助を受ける側のプライド」を傷つけていません。以前の災害被災地では、行政関係者が被災者に直接的に支援物資を配る形式のために、支援物資が倉庫に山積みになって不評を買っていました。

何故に混乱した非常時にこのような発想と実施ができたのか。その理由がわかりました。片岡市長は総社市の各行政地域に複数の補助金を一括して運用を任せる方式を実施してきました。この「運用を任せて責任は取る」方式の応用かもしれません。基本は信頼です。この延長線としての、このような市民オール参加型の対応体制を確立してピンチをチャンスに変えた骨太の閃きの発想には感動をします。全国自治体の未来の災害対応モデルを彷彿させています。西日本豪雨被災者発生は総社市にとって初の本格的な被災経験です。にもかかわらず、なぜ全国的に高い評価がされた災害対応ができたのかについて、奇跡は一瞬にしておきません。必ず、日常的な積み重ねに花が開くと言えます。しかし、奇跡は起きてしまえば、良識から更に常識へと進化します。このような常識の集まりが底力となります。

③下原地区長の一言、「真備の被災者を支援してくれ」

総社市に設定された避難所に身を寄せた８割の被災者が隣の倉敷市真備町の住民でした。勿論のこと、真備町は洪水により壊滅的な状況でした。片岡市長は真備町にも直接支援を展開したく思っていましたが、総社市内で発生した下原地区の被災者の惨状を放置して、倉敷市の行政区内にある真備町の被災者に支援を展開することに躊躇していました。

７月６日午後11時半ごろに総社市下原地区にあるアルミ工場が浸水、工場内の高温のアルミニウムが水蒸気爆発を起こして周辺の住宅の延焼と住民が負傷しました。幸いにも死者は発生しませんでした。この時の「ドーン」という爆発音は遠く離れた岡山市内にも聞こえました。

下原地区長の一言に感動しました。「私たちも大変な状況にいるが、もっと大変な状況にいる真備町の人たちを支援してほしい」と。被災者のみが理解できる他の被災者への心配りです。この一言により、片岡市長は下原地区の対応と共に、真備町の被災者にも直接の支援を展開することができました。

2．何故に総社市は災害被害を最小に防げたのか

①行政の危機管理対応～トップのイニシアチブ次第

片岡聡一市長は橋本龍太郎元総理大臣の筆頭秘書として世界の一流の政治家の言動を経験しています。このような事態の時に彼らならどのように動くのか。常に検証しています。そしてトップの役割は、自己責任でもって、混沌とした状況の中で方針を決定するが、決定が間違えば責任を取る。決定した方針を確実化するのが官僚の役割。法律（条例）として制定化するのが議会の役割です。なお、トップとしての役割は危機管

理、公共性そして公益性の順序であると認識していま す。ちなみに、公益とは有ればみんなの役に立つ。公共とは無ければみんなが困ることです。危機管理とは最悪を想定して最善を行うことです。最悪の状況とは一瞬にして命や財産を失うことです。現代的には、それが災害対応です。災害の多発する21世紀の自治体のトップの役割として災害対応の危機管理は最も大切な使命の一つになります。いかに住民を安全に避難させて命を守るか。いかに復興を迅速に行い生活を守るのか。ポイントは自治体内の協調体制と外部との協力体制の確立です。日本は法治国家ですが、法（条例）にもとづく運営の妙味は人にあります。特に、トップのイニシアティブです。

②世界の命を守る災害支援条例～ＡＭＤＡと総社市の連携のすべての始まり

２０１３年にＡＭＤＡ、総社市と岡山県立大学は「世界の命を救う連携協力協定」を締結しました。この協定にもとづいてＡＭＤＡと総社市は国内外の災害被災者支援に合同救援チームを派遣してきました。総社市は総社の名が示すように奈良時代に役所が置かれた場所です。災害に全くご縁がなかった地域ですが、片岡市長は、災害支援の経験により高梁川の支流である小田川が決壊する可能性が高いと判断して、前日の7月6日に複数の避難所を設置して住民をいっせいに避難させています。予測が外れていたらオオカミ少年もどきと笑われたかもしれません。集中豪雨による被災を受けて、各災害被災地に派遣された経験のある５５６名もの職員が次に何を被災者のためにするべきかを判断して積極的に行動しました。議会は条例制定に関して片岡市長と議論を交わす過程で災害対応の在り方を深めてきていました。

片岡市長、職員そして議会の連携のすばらしさを紹介します。それは「百円支援条例」です。２０１１年の東日本大震災の時に百円支援条例を制定しました。約6万人の市民に一人百円を割り当て、約6百万円の緊急予算を創出。迅速に東日本大震災被災者支援活動費をねん出した事例です。岡山県内の某市長から千円でなくて良かったと感想がありました。百円は絶妙な価格でした。

なお、ＡＭＤＡと総社市との合同チームの派遣の実績を紹介します。派遣された職員の能力強化は疑いなしです。今回の西日本豪雨被災者対応でも刮目すべき活動でした。

東日本大震災、広島土砂災害（広島県）、北関東東北豪雨災害（栃木県日光市）、熊本地震（熊本県益城町）、糸魚川市大規模災害（新潟県糸魚川市）、北九州市豪雨（福岡県朝倉市）、北陸豪雪災害（福井県勝山市）合計7件、延べ１６４人の総社市職員が派遣されました。

3. 総社市との災害支援条例にもとづいたＡＭＤＡの活動

①災害の主役は基礎自治体

ＡＭＤＡは総社市災害対策本部にメンバーとして参加し、被災者の保健と医療を支援しました。具体的には、総社市では、医療チームによる避難所での健康支援・災害鍼灸そして救護所でのボランティア対応、倉敷市真備町では避難所でのマッサージ・鍼灸・足浴等を行いながらの健康相談・病院支援・仮設避難所での看護師による健康支援を行いました。個々の活動内容に関しては関係したボランティアの方々の報告を参照してください。

ＡＭＤＡにボランティアとして参加した職種別人数の紹介です。ボランティアに感謝のみ。

調整員87人、看護師40人、医師12人、薬剤師15人、医療調整員６人、理学療法士１人、保健師12人、助産師２人、鍼灸師40名、あんま指圧マッサージ師１人、調整員・心理士１名、介護福祉士１人、弁護士４人、学生ボランティア43人。合計２６５人。

総社市災害対策本部に参加して多くのことを学びました。災害対策本部の会議では、片岡市長を中央にして、左側に仙台市など応援自治体の職員、右手に総社市の職員が位置していました。応援自治体の多くの職員が被災経験をしており、状況に応じた適切な助言をします。被災自治体の支援経験のある総社市職員も迅速な対応をします。西日本豪雨という歴史上初めての被災経験にも関わらずに、総社市民を守り抜いた総社市の原点を観ました。

②自治体の原則は相互扶助である

借りたものは返す。情けは人の為ならず、義理となって返ってくる。これが相互扶助の原則です。総社市に過去の災害被災でお世話になった全国各地の自治体から職員や支援物資をはじめとする応援が続々と寄せられました。これが日本の精神風土の原点と思いました。総社市に対して職員や物的支援をされた自治体は人的支援が17、物的支援が40。のべ2558人の協力を得ています。具体的に紹介します。

人的支援の自治体

仙台市が先遣隊の派遣・本部員・罹災証明の発行・ごみ、新潟市が先遣隊の派遣・本部員・罹災証明の発行・避難所支援、大分県豊後大野市がごみ・消毒、島根県益田市が消毒、東京都杉並区がごみ、新潟県小千谷市がごみ、北海道名寄市がごみ、神奈川県伊勢原市が罹災証明の発行、神奈川県大和市が先遣隊の派遣・罹災証明の発行、山口県山口市がごみ・罹災証明の発行、岡山県吉備中央町が罹災証明の発行、香川県丸亀市が罹災証明の発行、熊本県益城町が先遣隊の派遣、徳島県美波町が物資配分、三重県鈴鹿市が罹災証明の発行、福岡県朝倉市が先遣隊の派遣、大阪府松原市が消毒。

物的支援の自治体

宮城県仙台市が毛布・敷毛布・アルミシート、長野県飯田市が毛布、熊本県熊本市がブルーシート、福岡県田川市がブルーシート、福島県相馬市が毛布、岡山県玉野市が毛布、瀬戸内市が毛布、浅口市が麦わら帽子、美作市・備前市・新見市・赤磐市・津山市・津山圏域消防本部がそれぞれの土のう袋、三重県津市が毛布、富山県富山市が毛布、山口県山口市がエアーベッド、神奈川県大和市が携帯トイレとウエットティッシュ、長野県茅野市がブルーシート、大阪府和泉市がブルーシート・飲料水・おむつ・生理用品、埼玉県本庄市が土のう袋・ブルーシート・飲料水、埼玉県和光市が飲料水・ブルーシート、大阪府松原市が安全靴、福井県勝山市がブルーシート、神奈川県伊勢原市が毛布、三重県名張市が毛布、京都府与謝野町がブルーシート、鹿児島県日置町が飲料水、静岡県浜松市が飲料水・ブルーシート、福島県伊達市がブルーシート・角スコップ・笹ほうき・缶詰他食品、新潟県見附市がブルーシート、高知県高知市が飲料水、香美市が防災食・生理用品・紙おむつ、熊本県菊池市が飲料水・土のう袋、東京都杉並区が飲料水・土のう袋・軍手他、稲城市が飲料水・土のう袋他、香川県高松市が消石灰、群馬県太田市がうちわ、愛媛県西条市が下着・生理用品・生活用品。

例えば岡山県内自治体から土のう袋の提供が多い理由は、片岡市長が高梁川堤防の決壊を心配して各市長にお願いしたからです。実際に、高梁川堤防の１ｍ下まで水位が迫っていました。もし、堤防が決壊していたら、数千人の死者が出たのではないかと言われています。

③総社市の隣町－倉敷市真備町の医療機関がストップ～移動健診車の導入

警戒警報の発令が遅れ、小田川の堤防の決壊で発生した洪水により家屋が水深４・５ｍに水没し、51名の死者と多数の被災者が発生。被災者は総社市の用意した避難所へと向かいました。真備町にある11の医療機関のうち10が被災して診療不能となりました。地区の基幹病院であるまび記念病院の３階から患者が自衛隊のボートに乗る救出映像が、集中豪雨災害の象徴として、テレビで全国に何回も放映されました。皆様もご覧になったと思います。倉敷市全体の被災者医療支援に関しては、備中保健所と倉敷市保健所のもとに対策協議会が設置され、全国から参加した厚生労働省のＤＭＡＴ、日本医師会のＪＭＡＴ、全日本病院協会のＡＭＡＴなどの団体や個人が大いに活動をしました。阪神大震災の反省から、72時間以内に助かる命を助けるために、創設されたＤＭＡＴ、ＪＭＡＴ、ＡＭＡＴ、ＴＭＡＴ（徳洲会グループが設立）などの組織と活動は世界に誇るべきものと思っています。なお、ＡＭＤＡ

は吉備医師会およびまび記念病院と協力して、移動健診車（香川県丸亀市一般社団法人瀬戸健康管理研究所借り受け）と給水車（十字屋グループ借り受け）をまび記念病院に横付けする形で外来診療を開始しました。いつ診療が再開されるかと待っていた患者さんの喜びは大きく、尋常ではありませんでした。まび記念病院関係者には大変な混乱時の決断と実施に敬意を表します。ちなみに、後で紹介しますが、まび記念病院の再開は、災害対策基本法と並行して、保険診療の早期導入にもとづいて行われました。日本災害医療の歴史において移動健診車の活用と保険診療の早期導入は画期的なことでした。

洪水被災と津波被災では膨大なごみが発生します。その処理無くして医療活動は困難を極めます。浸水による膨大な家具などの不用品や廃棄物などの瓦礫の産出です。すべての主要な道路を埋め尽くしていました。自衛隊により道端に山のように積まれました。ようやく医療支援活動が可能になりました。問題はその後の瓦礫の処理です。膨大な瓦礫を撤去したのは環境省と倉敷市の要請により全国一般廃棄物環境整備事業協同組合連合会が岡山県環境整備事業協同組合を窓口にして100台の車両により撤去した事実も忘れてはいけないと思います。

④究極の避難所〜客船の活用

被災した真備町住民の避難場所に関して、素晴らしい提言がありました。加藤康子氏（当時内閣官房参与）による客船を活用した避難所案です。船室での生活空間は従来の避難所の欠点であるプライバシーの確保に加えて快適さが保証されます。私自身が27歳の時に3ケ月間ほどシップドクターの経験がありますから、船舶内の生活については熟知しています。船主の了解のもとに、倉敷市議会有志の議員や岡山や倉敷の経済界の賛同と協力を得ましたが、時機を失して見送りとなりました。南海トラフによる地震及び津波発生時の広範囲な被害に対して非常に有効な対策と思いました。ちなみに、死者数が30万人以上、被災者数が300万人以上に対応できる避難所として運営できます。そのモデル形成としての最大の機会を逸しました。すべての被災地における避難者のための施策は次の災害対策の開発の意義を持っています。客船の活用は過去の災害対策として応用されていません。

２０１６年4月に発生した熊本地震ではアルピニストの野口健氏の発案とその発案を受け入れた片岡市長の協力により、キャンプ用テントが被災者の避難所として活用されました。日本の災害被災者は避難所生活との常識に、被災者のプライバシー保護に新しい局面を創りました。常識は超えるためにある。わかりやすい事例でした。被災者は避難所とテントのいずれかを選ぶことができました。人間の尊厳とは選択肢である。すばらしい事例でした。

4．災害を迎え撃つ～ＡＭＤＡ南海トラフ災害対応プラットフォーム

①自治体、医療機関と経済団体の3者連携

これは南海トラフによる地震と津波が発生した時に、岡山から近くて最大の被災地域となる徳島県と高知県の被災者に対する医療支援の組織です。中核は自治体、医療機関そして経済産業団体の3者連携です。現在、正式にＡＭＤＡと協定を結んでいる団体は2県9市町村、16の連携自治体、16の協力医療機関、そして7の企業、その他岡山経済同友会、岡山県商工会議所連合会（２０２０年3月5日締結）などです。調整会議に参加している団体は多数います。２０１４年に具体的に動き始め、２０１５年に第1回の調整会議を行いました。毎年1回の調整会議を開催して南海トラフ災害に対する能力の向上に努めてきました。２０１９年7月に第6回調整会議を開催しました。回数を重ねるごとに、新規の参加団体や協定を結ぶ団体も増加しています。

総社市の役割が重要です。司令塔となります。南海トラフによる災害発生時にはＡＭＤＡとの合同対策本部を総社市に設置して、各地から総社市に集結する医療チームを自衛隊のヘリコプターや民間の船舶で四国に搬送する計画です。災害発生2週目からは総社市か

ら被災地に毎日シャトル便を出します。交代する医療チームや派遣された医療チームのための食事や必要品などを搬送するためです。

なお、今回の西日本豪雨被災に関して、「ＡＭＤＡ南海トラフ災害対応プラットフォーム」に参加している自治体や医療機関から人的や物的支援が寄せられました。「南海トラフ災害発生の時には私たちが支援をしてもらうのだから」と。この総社市への支援は未来への時系列の相互扶助の具現化です。相互扶助は信頼のキーワードです。

なお、経済産業界の役割の重要性に着目したのが「仙台防災枠組」です。２０１５年３月18日。仙台で国連国際防災戦略事務局が主催した「第３回国連防災世界会議」で採択されました。経済産業界の復興における大きな役割を明確にしています。南海トラフ災害による流通機構の機能低下30％は２ケ月以上続きます。経済産業界の役割抜きに復興は考えられません。災害発生前から経済産業界による復興計画の必要性を指摘しています。

②保険診療の早期導入

倉敷市真備町のまび記念病院の診療再開において印象的だった出来事をご紹介します。

この病院は、７月７日に１階部分が全て水没し病院機能が停止しました。避難者は高齢化しており避難所や自宅の２階で避難生活を送っていました。生活習慣病などの慢性疾患に対しての充分な個別対応は困難な状況でした。日本の保険診療の理念は「いつでも、どこでも、だれでも」公平な医療を受けることができることです。ただし、災害時だけは例外です。かかりつけ医と患者が出会う「場」が失われます。被災時でも保険診療の理念にもとづき、治療を受けることができる体制を一刻も早くつくることが大切です。最も困難となるのは仮診療場所の確保です。今回、敷地内に設置した大型健診車での診療が、保険診療として認められるのかどうか、７月17日に岡山県保健福祉部を直接訪問して確認を求めました。岡山県より、翌18日に根拠書類がＦＡＸで送られてきました。ここで法的根拠の存在を確認でき診療をスタートすることとなりました。

③日本全国に相互扶助のネットワーク拡充～ＡＭＤＡ災害医療機動チーム設立へ

太陽の黒点の減少に誘発される水災害は集中豪雨という形で日本全国のどこにでも発生します。これに対しては、まび記念病院で実施した健診車を中心とした、機動性に富む、医療支援が主流になると確信しました。診療、検査、処置、医薬品、水、発電、燃料、簡易トイレなどを総合的に編成した「ＡＭＤＡ災害医療機動チーム」の形成とこれを支援できる全国的な体制の確立を考えています。「ＡＭＤＡ南海トラフ災害対応プラットフォーム」の全国版化です。日本全国に相互扶助のネットワーク拡充をするための助け合いの積み重ねです。

西日本豪雨被災地である総社市に、総社市が「災害支援条例」にもとづいて支援をした全国各地の基礎自治体から人的および物的支援が続々と寄せられたことを紹介しました。そして、今なお、日本人の行動科学（精神）の原点は「相互扶助」であることが明確に証明されました。全国の基礎自治体は太陽の黒点減少に原因する気候変動による水災害にいつでも直面せざるを得ない現実と向かい合わなければなりません。住民をどう守るのか。トップの危機管理事項です。基礎自治体および住民による事前対策そして被災した時の対策等の重要性は言うまでもありません。しかし、限界があります。外部からの支援が必要になります。災害支援はスピードが要求されます。それには基礎自治体同士の直接支援が有効です。どうすればよいのか。日常レベルの関係性が必要です。姉妹都市縁組などがその一例です。最も有効なのが「困った時に助けてくれるのが真の友」という古今東西の心理です。極論を言えば、災害時に助け合う実績を積み上げていくことです。これこそが「相互扶助」の応用です。様々な相互扶助のネットワークを日本国内に重複させることが真の保険になります。

④世界との連携～世界災害医療プラットフォーム構想

政府が発表している南海トラフ発生時の被害は「死者数30万人以上、被災者３００万人以上、流通機能は

30%に低下して2ケ月以上続く」です。日本だけでは解決できません。海外からの支援が不可欠です。これが「世界災害医療プラットフォーム」構想です。

「世界災害医療プラットフォーム」構想は国連機関－各国政府－世界医師会－NGO／NPO－大学－公益団体－企業から構成されています。日本医師会と共にその具現化を進めています。「AMDA南海トラフ災害対応プラットフォーム」と「世界災害医療プラットフォーム」との相互交流と相互支援による相互信頼の促進を考えています。

２０１５年４月に発生したネパール地震では、世界各国から医療チームが派遣されました。この地震で多くの医療機関の建物が破損しました。日本が寄贈したトリブバン大学教育病院（医学部付属病院）のみが大丈夫でした。日本政府から派遣された医療チームもこの病院を使って骨折などの重症患者の手術を考えていました。ところが、教育病院の医師たちは海外からのすべての医療支援を断りました。実際に、３００例からの手術を自分たちだけで実施したのです。何故にネパール人医師だけでできたのでしょうか。答えは簡単です。多くの医師たちが日本を含めた海外で高度な医療技術をすでに学んでいたからです。

例えば、ネパール連邦民主共和国のトリブバン大学教育病院の医師たちは徳島大学、インドネシア共和国のハッサヌディン大学医学部の医師たちは広島大学、タイ王国の医師たちも日本の医学部で学んでいます。彼らは日本語と共に日本の医療制度を理解しています。南海トラフ地震と津波が発生時に、彼らの医療チームを受け入れることも計画しています。

相互扶助の軌跡と底力

特定非営利活動法人ＡＭＤＡ
理事・ＧＰＳＰ支援局長　難波　妙

1. 初動

２０１８年7月7日、午前11時35分、豪雨災害支援の第一陣として総社市役所に入った私の耳に飛び込んできたのは、「助かった。助かった。木にひっかかった！ヘリで搬送される！」という声。前日夜の高梁川の増水に呑まれた3名の消防団員のうち最後まで消息の分からなかった一人の無事が判明した時の片岡総社市長の大きな安堵の声だった。

前日の午後から岡山県内には大雨特別警報が発令され、岡山市に本部をおくＡＭＤＡはすぐに情報収集にかかり、夜には災害支援を行う準備を整えた。７日朝、協力協定を結んでいる総社市に連絡をし、総社市内の避難所の看護師巡回について提案。そして冒頭の通り、ＡＭＤＡとして、総社市民である私が最初に市役所災害対策本部に入った。また同時に協力協定を結んでいる岡山県赤磐市の被災状況も確認。ＡＭＤＡからの派遣は必要ないとのことで、総社市を中心に活動を行うことを決定した。

総社市では、片岡市長の指示の下、総社市災害対策本部の一員として、被災者の医療支援をＡＭＤＡが担うこととなった。しかし、ＡＭＤＡ職員の全員の安否確認はできたものの、なんと岡山市から総社市へ向かう道路がほぼ冠水。迂回しても迂回しても通行止め。ＡＭＤＡ職員が総社市までたどりつけないという状況。と同時に、倉敷市真備町が水没したとの情報が入った。災害支援に向かう職員の二次災害は絶対にあってはならない。職員の安全と一刻も早い到着を願いながら私は、避難所の状況と現地医療機関が機能していることを確認。そして、保健福祉部とともに、総社市の中で一番大きな避難所となっていたきびじアリーナに入り被災者の医療支援を行うことを決定した。職員の到着が遅れる中、有り難いことにＡＭＤＡ南海トラフ災害対応プラットフォーム協力医療機関の医師を含む４名と薬剤師も参加可能とのこと。そして午後２時過ぎには、医師、薬剤師、総社市役所の保健師、そして１時間半かけて到着したＡＭＤＡ職員２名とともに、約２００名が避難していたきびじアリーナで診察に関わり、傷の消毒や薬の処方を行った。同日午後に倉敷市真備町からの避難者も受け入れることを総社市長が表明。空調システムのないきびじアリーナは、７月８日には、朝７時の時点での避難者数は、５０３人。９日には９６２人まで膨れ上がった。９日、片岡市長より大きな使命が課せられた。それは、避難者の健康維持を第一とし、空調システムのないきびじアリーナから空調システムの整備された市内11カ所の避難所にこの約１０００人の避難者を１日で振り分けるようにと。避難者の診察と同時進行で、総社市職員、保健師、看護師、その他の支援者が一丸となって、世帯ごとに家族の状況を把握。医療的介入の必要な方など、福祉避難所として指定した避難所に入る方々をまず優先させ、その後は地域ごとに避難所を分け移動、夜には無事に完了。

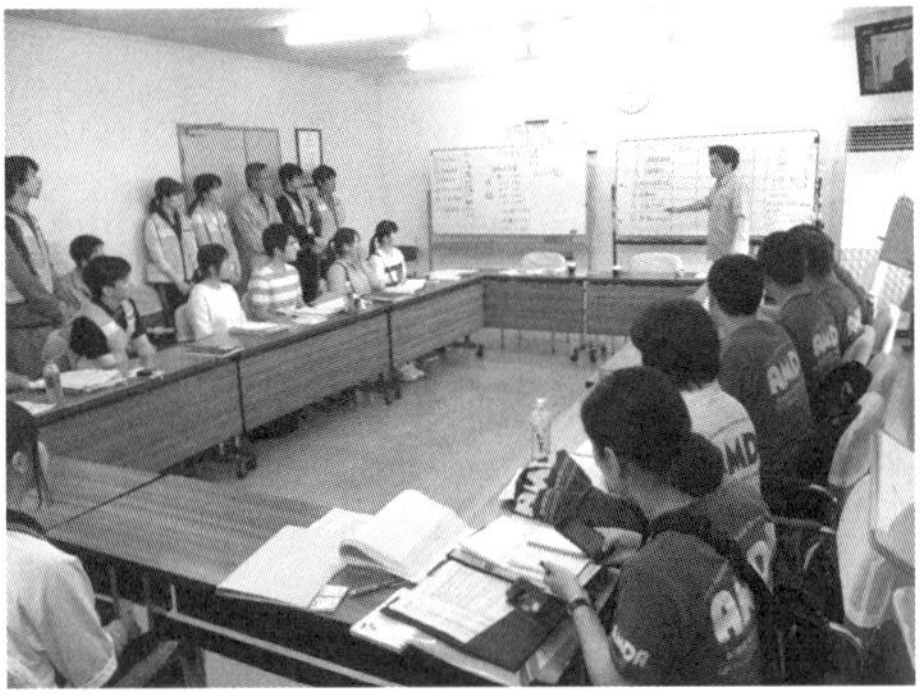
総社市災害対策本部にて市長より指示を受ける（7月8日朝）

奇跡としか思えないこの１日１０００人の大移動は、被災直後にもかかわらず、記録的な猛暑の中、皆、それぞれが過去の災害支援の経験を活かし、最大限の最善策を考慮し、協力した結果だということを後々のエピソードが証明した。その後もＡＭＤＡは、避難所の巡回や被災者のみならず、県内外から集まったボランティアのための熱中症対策なども実施した。

2. 総社市災害対策本部

総社市災害対策本部の扉はいつも開かれていた。対口支援で駆け付けた県外17の自治体にも、高校生にも。

そして報道にも。他県の自治体からは、これまで東日本大震災で被災した新潟市、仙台市、熊本地震の震源地、益城町、その他多くの災害支援の経験をもつ行政のエキスパートたち。そしてフリーマーケットを仕切る高校生ボランティアのリーダー。彼女の何の忖度もなく現状を訴える声は、空気を読むことに慣れた大人にとってある意味潔い。正しい状況判断を必要とする災害対策本部に必要なのは、むしろ何も足さない、何も引かないこのような報告と意見。「無理です」「難しいです」という言葉を聞いたことのない１・５万人を超えるボランティアの方々を調整した総社市社会福祉協議会。そして、これまで延べ１００名以上の職員が日本全国の被災地の災害現場で活躍してきた経験をもつ総社市職員の精鋭たち。市議会議員の方々も避難所で支援物資を配ったり、ボランティアを活動地に運ぶバスの運転をしたりして、活動を支える。これらのメンバーからなる災害対策本部のメンバーが、被災地を自らの足で歩いて、被災者の声を代弁する片岡市長の一見、無理難題とも思える指示に必死に応える。例えば、「暑さの中、あの光景と臭いは被災者の心を萎えさせる」とスピード感をもってごみ処理にあたれとの指示。もちろん被災者の健康被害にもつながる。ごみの搬送そして処理能力の限界もある。しかし、災害対策本部にはごみ収集車とともに駆けつけた他県のごみ収集担当職員がひかえていた。罹災証明、義援金、仮設住宅等など次から次へと支援策が打ち出される。総社市災害対策本部は、多くの支援と経験を最大限に活かす被災者第一主義のエネルギーと的確かつ確実な災害対応法の智慧が結集した場であった。

3. 相互扶助

ＡＭＤＡは、７月10日には倉敷市真備町の支援を行うことも決定。岡田小学校での災害鍼灸、被災したまび記念病院での診療再開に向けた活動、真備公民館薗分館への看護師派遣などを実施。これらについては、後述のＡＭＤＡ職員の報告に譲りたい。

同年８月31日までの総社市、真備町におけるＡＭＤＡの支援活動には、国内外から２６５人が参加。その中には、２０１１年の東日本大震災支援活動に参加してくださった医療者をはじめ、７年前にＡＭＤＡの海外の支援活動に関わった医学生も医師となって遠くから駆けつけた。医師の夫も同伴してくれたメンバーもいた。ＡＭＤＡの海外の協力団体であるモンゴルからも医師が２名参加、加えて南海トラフ災害対応プラットフォームに名を連ねる自治体、法人など、ＡＭＤＡの長年の活動の中で相互扶助の精神が生き続けていたことを実感した。そしてこの相互扶助の精神が、新しく支援活動にご参加くださった方々にもしっかりと伝わり、今後の災害支援の現場で同じように、国境や世代を超えて「開かれた相互扶助」として具現化することを願ってやまない。西日本豪雨は大きな爪痕を各地に残した。未だ困難な生活を強いられている皆様方には心からのお見舞いと、ＡＭＤＡの活動にご尽力、ご協力いただいた多くの皆様にはこの場を借りて心からの感謝を申し上げたい。

西日本豪雨災害被災者医療支援活動

―総社市の急性期支援と災害時の早期保険診療再開への支援―

特定非営利活動法人ＡＭＤＡ　プロジェクトオフィサー

橋本　千明

２０１８年７月５日から降り続いた雨は西日本を中心に記録的豪雨となり、四国、中国、近畿、九州などで多数の死者、負傷者をだし、激甚災害に指定された。また、全国11府県１１０市町村に災害救助法が適用された。ＡＭＤＡは、今回の西日本豪雨災害において連携協定を締結している総社市の災害対策本部のメンバーとして、各行政機関、地元医師会などと連携し７月７日より８月31日まで緊急医療支援活動を実施した。

ＡＭＤＡ西日本豪雨災害支援活動

今回ＡＭＤＡは7月7日午前より協定にもとづき総社市災害対策本部のメンバーとして、被災者への保健と医療事業を支援した。具体的には、総社市では、医療チームによる避難所での医療支援・災害鍼灸・救護所でのボランティア対応、その後「倉敷地域災害保健復興連絡会議」への参加を通じて倉敷市真備町で活動。避難所でのマッサージ・鍼灸・足浴等を行いながらの健康相談・病院支援・仮設避難所での看護師や鍼灸師による健康支援を行った。

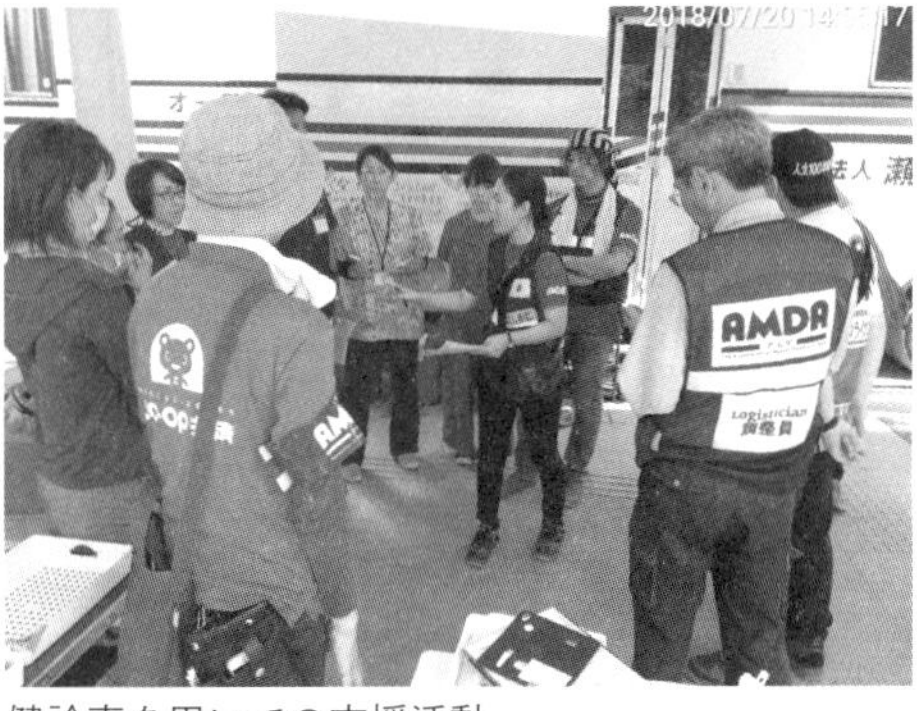

健診車を用いての支援活動

総社市での急性期支援と倉敷市真備町での支援

総社市での急性期支援は、7月7日、当初総社市最大の避難所であったきびじアリーナでの医療支援から始まった。一方、総社市の隣町である倉敷市真備町は、小田川の堤防決壊で発生した洪水により、最大約5メートルの浸水が起きていた。多数被害も発生し、真備町含む倉敷市での死者は62人に上った（令和元年7月5日現在。災害関連死含む）。真備町にある11の医療機関のうち10機関が被災し機能停止となり、とくに地域基幹病院であるまび記念病院は1階部分が全て浸水。2階から患者が自衛隊のボートにより救出される映像が、集中豪雨災害の象徴としてテレビで全国に放映された。

倉敷市全体の医療支援に関しては、備中保健所と倉敷市保健所のもとに公的機関や医療団体、ボランティア団体などが連携した倉敷地域災害保健復興連絡会議（KuraDRO（クラドロ））が設置された。ここへ全国から、厚生労働省が設立したＤＭＡＴや日本医師会が設立したＪＭＡＴ、全日本病院協会が設立したＡＭＡＴなどの団体や個人、ＮＰＯ法人、ＮＧＯ組織も活動した。

ＡＭＤＡはこのクラドロに参加しながら、地元医師会である吉備医師会及び、まび記念病院と連携して、移動健診車（香川県丸亀市一般社団法人瀬戸健康管理研究所）と水配給車（十字屋グループ）をまび記念病院の敷地内に横付けする形で外来診療を開始した。７月18日から３日間の試験的運用ののち７月28日まで設置した。

被災医療機関の保険診療による診療再開と今後の提案

日本の災害被災者医療支援は災害救助法にもとづいて行われる。災害救助法は被災者の支援が主たる目的である。今回、岡山県保健福祉部に確認いただき、災害救助法に加えて、被災した医療機関の、保険診療による早期診療再開への協力を行うことができた。次の２点がポイントとなっている。１）患者とかかりつけ医の関係の早期回復。２）被災した診療機関の早期機能復旧。被災した医療機関が回復して患者とかかりつけ医の関係が回復しないと外部からの医療ボランティアは撤収することができない。しかし、災害救助法には被災した医療機関の早期回復に向けた支援に関する規定はない。

ＡＭＤＡは１９９５年の阪神大震災以後、国内被災地に医療ボランティアを派遣してきた。しかし、彼らが医療事故に巻き込まれることを常に心配してきた。そこで、派遣先の病院に非常勤職員として医療ボランティアを登録することで、施設賠償責任保険を医療ボランティアにも適用することを提案したい。

ＡＭＤＡ災害医療機動チームの提案

ＡＭＤＡではまび記念病院で実施した健診車を中心とした、機動性のある医療支援は、今後主流になると考えている。診療、検査、処置、医薬品、水、発電、燃料、簡易トイレなどを総合的に編成した「ＡＭＤＡ災害医療機動チーム」の形成とこれを支援できる全国的な体制の確立を考えている。現在ある基礎自治体連携に「災害鍼灸」を推進している鍼灸界や、炊き出しを支援するＡＭＤＡ支援農場グループの参加による「医療、鍼灸、炊き出しの複合支援体制」である。実施する過程において参加する基礎自治体がどんどん増え、結果として、日本国内に災害関連「相互扶助」ネットワークがめぐらされることを期待している。

今後、全国の基礎自治体は気候変動による水災害にいつでも直面せざるを得ない現実と向かい合わなければならない。世界的にも水災害に対する備えがますます不可欠になる。住民をどう守るのかということを常に考える必要がある。行政トップの危機管理とともに、基礎自治体及び住民による事前対策そして被災した時の対策等の重要性は言うまでもない。しかし、自治体だけで行うにも限界がある。外部からの支援は不可欠となる。それには基礎自治体間の直接相互支援も有効である。日常レベルでの相互交流の下に、災害時には積極的に支援に出る。その際はＮＧＯのようなカウンターパートと共に活動することも有効である。「困った時に助けてくれるのが真の友」という心理で、行政職員が災害時に助け合う実績を積み上げていくことである。これこそが「相互扶助」の応用であり、様々な相互扶助のネットワークを日本国内に重複させることが真の保険となる。今後とも、基礎自治体とＮＧＯ連携のますますの強化が国内外の気候変動による災害被災者支援に大きな役割を果たすことを祈念している。今回、ご支援ご協力下さった全ての皆様に感謝申し上げたい。

AMDAチームの一員として活動しました

岡山県赤磐市職員　AMDA研修（2017年4月から2年間）三宅　孝士

昨年7月6日（金）23時半過ぎ、自宅（東岡山）に居た私は遠くに「ドーン」という大きな音を聞きました。妻と「こんな雨の中、どこかで花火大会でもあるんかな」と話したのを覚えています。

翌7日からAMDAは総社市へ支援に入り、私はAMDAの一員として9日に約1000人が避難している「きびじアリーナ」へ入ることから活動が始まりました。きびじアリーナでは猛暑の中、熱中症になる方が出たため急遽、空調設備がある施設への移動が検討されました。

避難者全員のトリアージを行いケアが必要な方を一カ所にまとめ、他の方々はできるだけ同じ地区でまとまれるよう配慮されていました。

翌日からはケアが必要な方々の避難施設である「サンワーク総社」へ調整員として入らせていただきました。環境整備・衛生管理等に始まり避難されている方々が健康不安を感じたり体調を崩したりすることのないよう医師・看護師の方々が動かれていました。

活動を行う中で、医療・介護・福祉職のより多くの動員が必要と判断されAMDAから赤磐市へ人員派遣の依頼が行われ、市長の「避難所ではケアが大切」との判断からすぐに派遣体制がとられ保健師2名・社会福祉士1名が行くこととなりました。

皆、AMDAチームの一員としての参加は初めてです。

サンワーク総社での避難者への対応・総社市役所での調整業務に従事し、短い日程の中ではありましたがそれぞれ感じるところがあったようです。以下に3名の思いを記させていただきます。

保健師A

今回、市からAMDAへの派遣という初めての形で支援に入りました。避難者の方々が自分のことだけでなく、他の避難者家族のことを思い互いに励まし合っている姿をみて、人の心・力に感心すると共に、支援者としてしっかり寄り添えたのか、今後どのように支援できるのか考えさせられました。

保健師B

避難者の方々が大変我慢しておられ不自由な生活を強いられている現状がよくわかりました。そのような中、皆さんが前向きに考えようとしておられる姿に、なかなかできることではないな、と思えました。今回支援に入らせていただき、何かお役に立てたのか、と思うばかりです。

社会福祉士

私は、発災からおよそ1週間後にあたる7月13日にサンワーク総社、14日に総社市役所で調整員として活動しました。自治体職員として、赤磐市で仮に災害が起きたと想定したとき、亜急性期における避難所運営について、大変多くのことを学ばせていただきました。

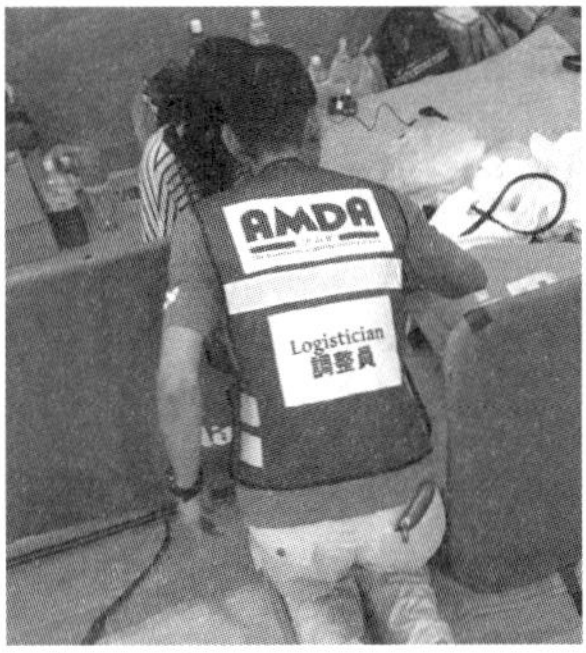

4グループに分かれて巡回

当市に限らず全国から多くの自治体が物資・人員の支援をされているのを目の当たりにしました。特に四国の自治体職員からは「いつ南海トラフ災害でお世話になるかわからない。総社市・AMDAさんは、発災前から我々と共に真剣に考え行動してくれているから」という言葉を聞き、「困った時はお互い様」「相互扶助」という言葉の重みを身をもって再確認した夏でした。

最後に、支援者が避難所等で活動する影で、多くの（裏方?の）方々によるバックアップが必要不可欠であること、現場で支援されている方々と同じ熱量で被災者のことを思い活動されている姿に頭が下がる思いでした。大変お世話になりました。ありがとうございました。

第2節　ＡＭＤＡ南海トラフ災害対応プラットフォーム

西日本豪雨災害被災者支援保健医療活動について

―災害で助かった命、助けられた命を失わないために―

岡山県赤磐市長　友實　武則

このほどの西日本豪雨災害の被災者支援において、赤磐市では発災直後には岡山市東区へ、またＡＭＤＡとの連携協定により総社市に開設された避難所へ、保健衛生活動支援として迅速に保健師等の派遣を行いました。また倉敷市真備町へも、災害ごみへの対応として同様に職員・車両の派遣を行っています。災害時の応急対応は人の命を救う上でもスピードが命です。災害で助かった命、助けられた命を避難所で失わないために必要なのは、避難所での応急救護・保健医療活動であるとの認識の上に立って、派遣された職員は被災者に寄り添いつつ活動を行ったと報告を受けています。

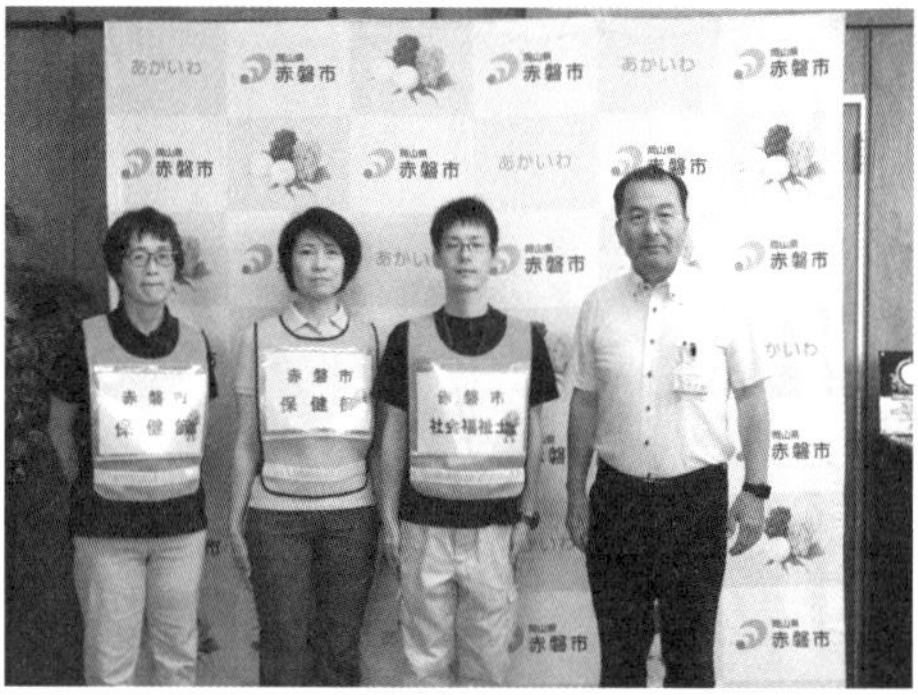

友實赤磐市長（右端）、保健師と社会福祉士を派遣

また、本市では県内でも早いうちから、災害時における応急医療体制を整えるために「災害医療救護活動に関する協定」を医師会・歯科医師会・薬剤師会と結び、要配慮者に対しても「福祉用具等物資の供給等協力に関する協定」を結んでおります。災害時において被災者の保健医療活動が大切であるとの認識は非常に高く、また、他自治体で起きる災害に備えて「大規模災害被災地支援に関する条例」も制定しております。ＡＭＤＡとの連携協定を軸にして、大規模災害発災時に必要とされる地域への支援活動を行

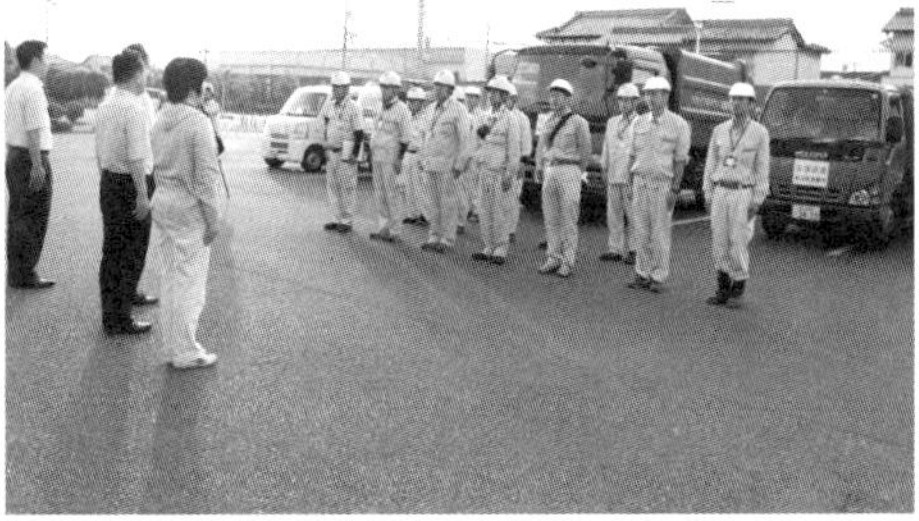
倉敷市へ職員と車両を派遣

う体制がすでに整っていたことも、今回の迅速な職員派遣に結びついたと考えています。

本市においても今回の豪雨で浸水害・土砂災害が発生し、対応に追われました。中でも市内を流れる一級河川・吉井川及び砂川において濁流が堤防を越えようとしていた矢先、雨が小康状態となったお陰で、大きな危機を乗り越えることができたことは幸運なことでありました。

私がこういった異常事態に対し常に心がけていること、それは「大災害がまさに起きようとしている時・起きた時、首長たるもの敢然とそれに立ち向かう勇気と不撓不屈の精神を持ち事に当たる」ことです。今後もどのような大災害が起こっても対応できるよう、常に「常在戦場」を心に誓い、「人は城、人は石垣、人は堀」として対応し、自らを鼓舞し職員とともに対応に当たっていこうと考えています。

岡山への災害派遣

徳島県阿南市長　岩浅　嘉仁

平成30年7月に発生した西日本豪雨災害により、お亡くなりになられた方々のご冥福をお祈りいたしますとともに、被災された方々に心よりお見舞いを申し上げます。そして、1日も早い復興と皆様の日常が戻りますことを心よりお祈り申し上げます。

ＡＭＤＡと阿南市は、平成29年5月30日に「大規模災害時における医療救護活動に関する協定」を締結いたしました。この協定は、医療救護班の派遣等の協力体制を謳ったもので、今後、発生が危惧されている南

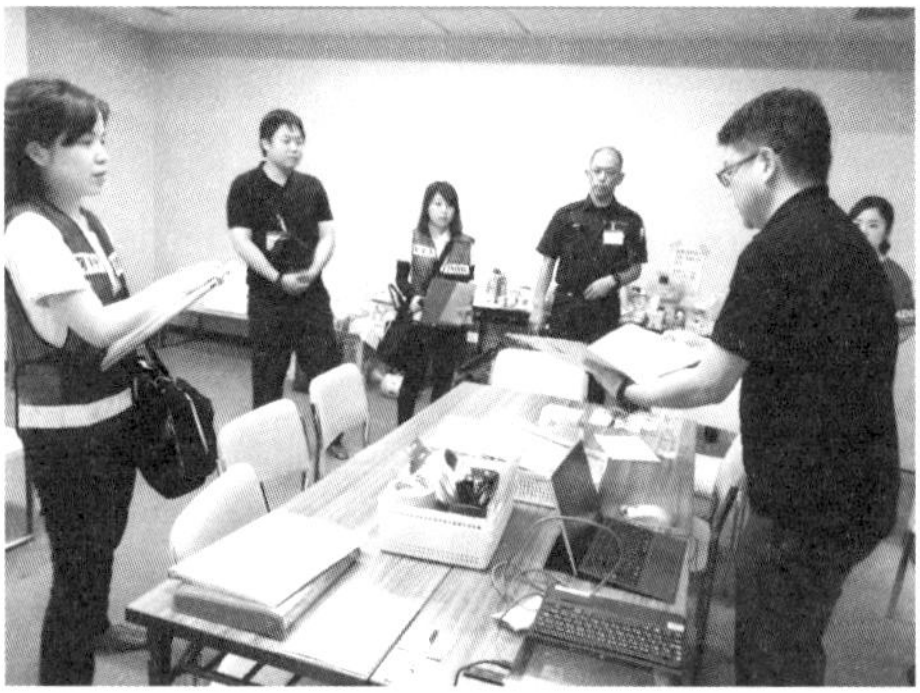

活動中の阿南市からの派遣者

海トラフ巨大地震に備える阿南市としては、非常に心強いものでありました。

そのような中、平成になってから一番被害が大きいといわれる豪雨災害が西日本で発生し、本市からは愛媛県宇和島市、広島県安芸郡へそれぞれ職員や消防隊員、給水車などを派遣し、支援にあたりました。

また、阿南市では初めてとなるＡＭＤＡからの協力要請により、相互協力をしなければならないという強い使命感から、保健師２名と職員２名を岡山県へ派遣し、支援活動を行いました。支援に携わった職員からは、「活動を通して、被災地の支援はもちろんですが、ＡＭＤＡの活動についても理解を深めることができました。本市での発災に備え、ＡＭＤＡやその他の支援団体の受け入れ体制について検討する際にも今回の経験を生かしていきたい」と力強い言葉を残してくれました。

このように、今回の西日本豪雨災害でＡＭＤＡへの協力支援を行った経験が、今後の災害対応につながっていくものと確信をいたしております。

本市では、これからも災害に強いまちづくりを目指し、日々の災害対策や訓練等、よりよいまちづくりのために皆様とともに連携を図りながら取り組んでまいりたいと考えております。

最後になりますが、ＡＭＤＡの活動に参加した職員たちの言葉を紹介させていただき、私の思いとさせていただきます。

「支援活動の機会を与えてくださった皆様に感謝するとともに、被災地の１日も早い復興を願っております」

西日本豪雨災害の被災者緊急支援活動

―被災地派遣の経験から学ぶこと―

徳島県美波町長　影治　信良

この度の西日本豪雨災害におきまして被災された皆様ならびにご家族の皆様に心よりのお見舞いを申し上げるとともに、亡くなられた方々のご冥福をお祈り申し上げます。

さて、西日本豪雨災害の被災者緊急支援活動において、美波町は、ＡＭＤＡ南海トラフ災害対応プラットフォームの連携自治体として、その中心自治体である総社市が被害に遭われたとのことで7月10日、副町長はじめ5名の職員を派遣いたしました。被災直後ということもあり、現地は、慌ただしい状況でありましたが、避難所への支援物資の搬送など交通網が十分でない中、支援活動を行いました。

また、ＡＭＤＡからの支援要請を受け、８月８日（水）～11日（土）の期間は、看護師４名、職員１名を派遣し、記録的な猛暑の中、倉敷市真備町の真備公民館岡田分館においてボランティア活動に携われた方々の支援を行い、またＡＭＤＡとともに被災者宅の巡回訪問や救護所でのボランティアの方々の医療ケアにもあたり、医療・健康支援活動に努めました。

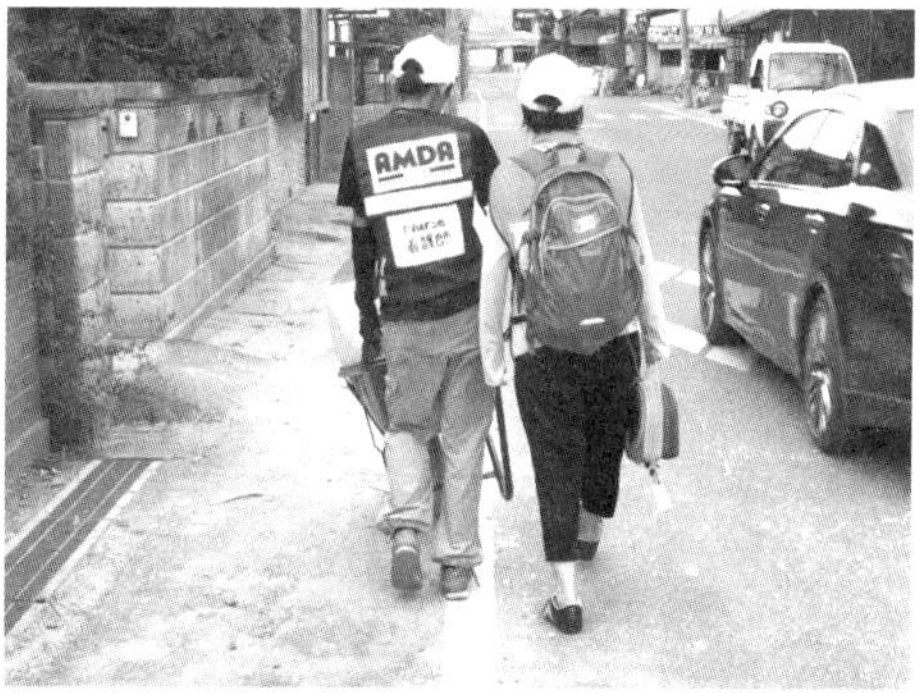

熱中症予防を呼びかける美波町職員

今回の被災地支援において学んだことの一つとして、各地から駆けつけていただける皆様を受け入れる受援能力を高めることが大切であると痛感いたしております。また、近年の自然災害はいつ、どこで発生してもおかしくない状況であり、自治体としましては、状況を迅速に判断し、対応する能力が必要であると考えま

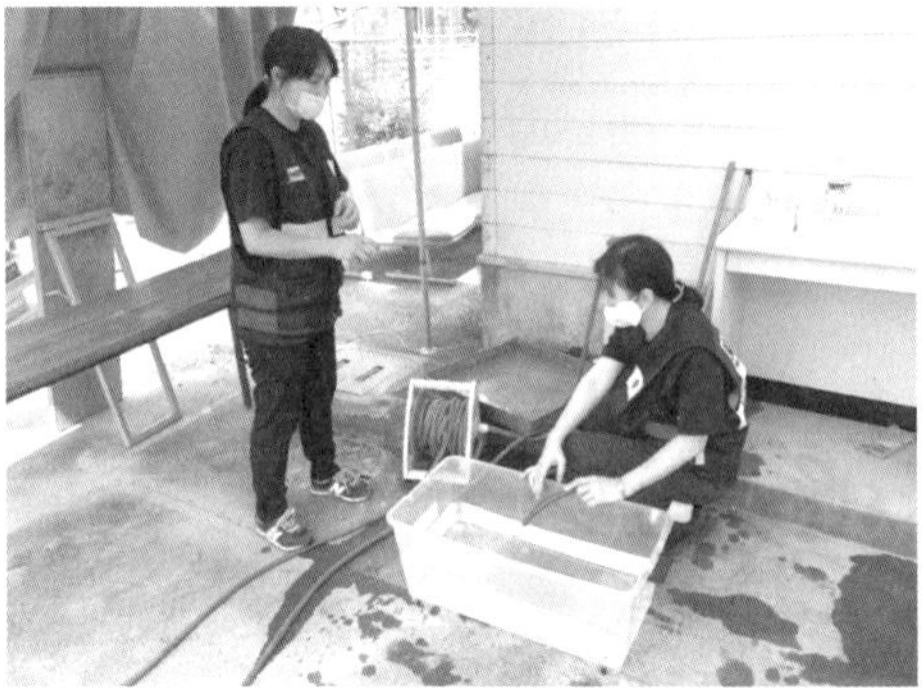
美波病院看護師が真備町で活動

す。
美波町においても、今後70～80％の確立で発生が予想されている南海トラフ巨大地震が発生すれば、町全体で甚大な被害が発生することが予測されています。そのため日頃から住民と一体となって、災害に強いまちづくりの推進や南海トラフ巨大地震を迎え撃つための防災・減災対策に取り組んでいます。
また、ＡＭＤＡ南海トラフ災害対応プラットフォーム調整会議の中で、参加自治体や医療機関などと共に災害支援に対する体制と取り組みを早急に確立していく必要があると考えますので、美波町としましても災害医療支援チームとの事前交流などを深めながら、体制づくりに努めてまいります。
日本全国でＡＭＤＡの掲げる相互扶助の精神のもと、助け合いの輪がさらに広がっていくことを期待しています！

和を以て貴しとなす
―ＡＭＤＡ派遣にて（7月22～25日）―

徳島県海陽町長　三浦　茂貴

西日本豪雨災害、6月28日から7月8日にかけて、台風7号とそれに刺激された梅雨前線の影響で西日本を中心に各所で大きな災害が発生し、多くの尊い人命と財産が失われました。当町でも1時間に１２０ミリを観測するなど長時間にわたる大雨と河川の増水で、大雨特別警報が発令するかもしれないという非常に緊迫した状況でありました。町内各地で小規模な山腹崩壊が発生したものの、幸い大きな被災や人的被害に至る前に雨足は弱まっていったのですが、テレビでは非常に凄まじい各地の被害状況がライブで放映され、住民も非常に不安な時間を過ごしたであろうと思います。海陽町は何とか難を逃れましたが、被害の大きかった町では多くの方が避難所生活を余儀なくされました。一日も早くハード的にも、そして精神的にも元通りの生活が取り戻せるように切に願っております。

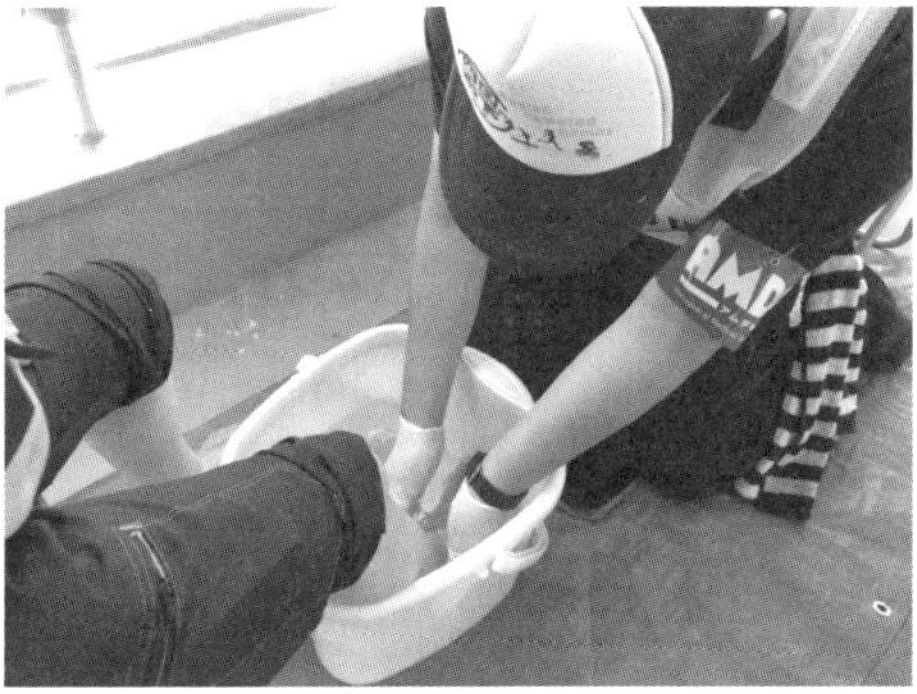

足浴の準備をする海陽町職員

さて、海陽町職員のＡＭＤＡ災害派遣は、７月22日から25日にかけて保健師２名と職員２名の計４名を選び、倉敷市真備町へと入らせていただきました。現地では保健師は災害鍼灸とマッサージなどの支援、職員は避難所の運営手伝いなどを中心に活動をし、少しでも被災者のお役に立てたのであれば幸いであると思います。

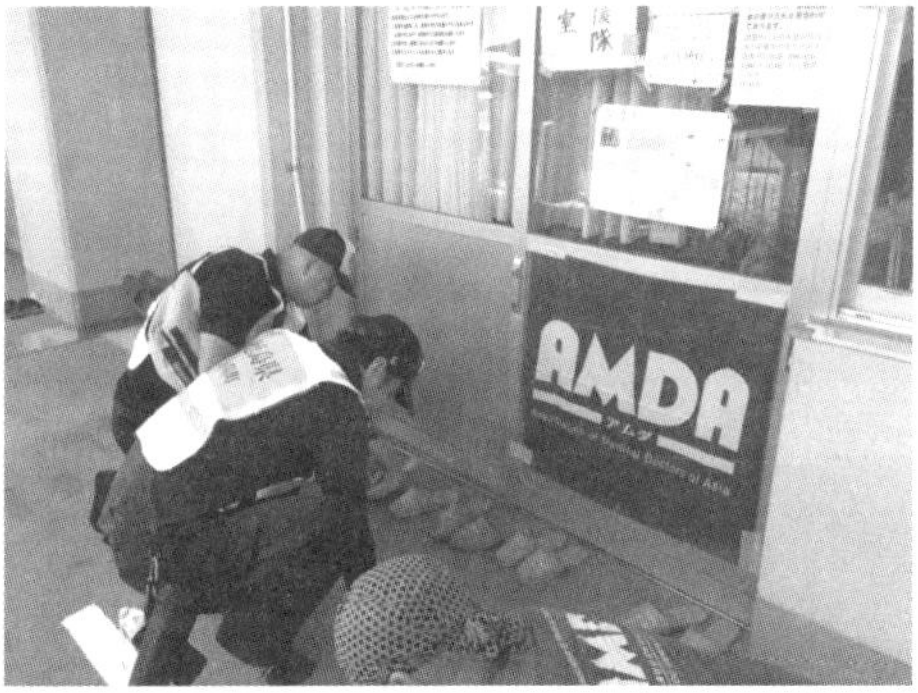

岡田小学校にて海陽町職員が活動（7月22日）

台風の通り道であり、また南海トラフ巨大地震での津波被害も想定される海陽町としましては、今回の職員派遣はただのボランティアではないと思っています。訓練とは違い、実際の現場では支援サービスも日々変化をしていきます。その変化に瞬時に対応する方法や集団生活の中でのプライバシーを守ることの重要性、またボランティアの方に対する体調管理の周知の必要性など、多くのことを今回の派遣で学ばせていただいたと思います。

南海トラフ巨大震災の発生確率が年を追うごとに高くなっている現

状の中で、町民を守るために何を準備しておく必要があるのか。ハード面では、防災公園や津波避難タワー、また避難路整備などを積極的に進めておりますが、避難訓練や避難所運営などのソフト面の重要性を今回のＡＭＤＡ派遣で再認識させられたように思います。今後はソフト面にも目を向け、現場を経験させていただいた職員を中心として、更に整備を進めていきたいと考えております。

いつどこに災害が発生するのかは「神のみぞ知る」というところではありますが、今までの教訓を生かして日本国が一丸となって自然に立ち向かえるように、ＡＭＤＡやその他の枠組みの中で、災害援助や支援派遣を今後も積極的に続けていきたいと考えております。

結びとなりますが、「和を以て貴しとなす」日本国の根底にある思いやりや絆というものを大切にして、今後も災害時はもちろんのこと、平時においても仲間としての絆をつくり、すべての自治体と良い関係を築いていきたいと思っております。

ＡＭＤＡの活動へ黒潮町職員を派遣して

高知県黒潮町長　大西　勝也

ＡＭＤＡから、西日本豪雨により甚大な災害を受けた総社市への災害支援として、保健師の派遣依頼を受け、本町職員の保健師6名でローテーションを組み、約1ヶ月間現地へ派遣をいたしました。今回の派遣は、同じくＡＭＤＡと協定締結を行っている総社市への支援はもとより、被災地での活動を実際に経験することで災害対応時の職員のスキルアップも視野に入れたもので、被災地支援とあわせて貴重な経験をつませていただくことができました。

今回の保健師の活動は、支援者の展開に向けた体制構築ができている状態でありましたが、派遣する支援者がローテーションで交替する中で、避難者の方との関わり方等困難な状況もあり、連携、引き継ぎ、記録の方法等によって情報共有をしながら、点の情報を線にしていくことの重要性を改めて認識したところです。

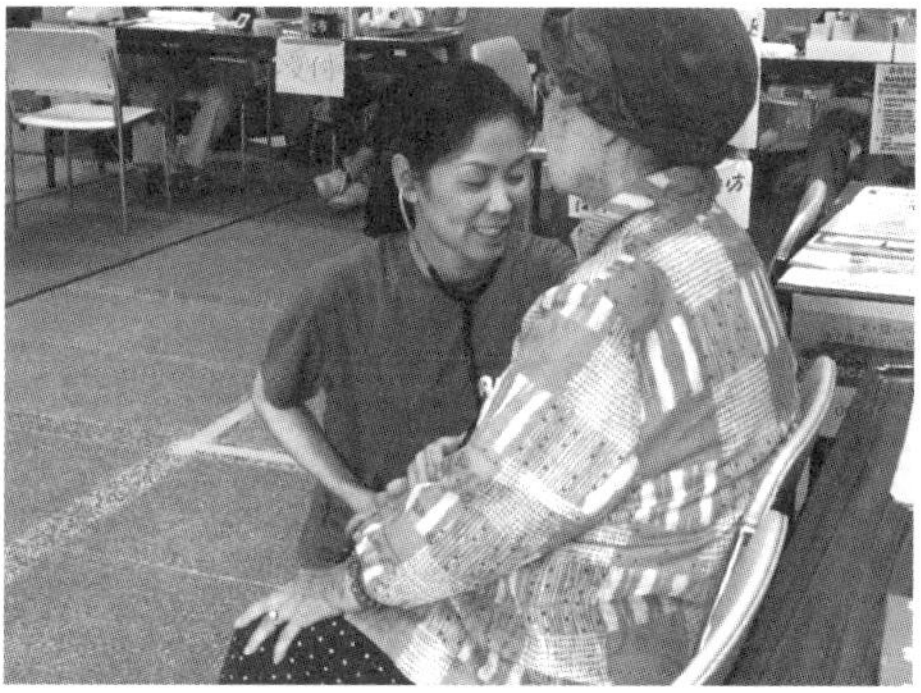

黒潮町からの保健師の活動

想定される南海トラフ地震が発生すれば、黒潮町では甚大な被害が予想されていることから、その際には今回とは逆に支援を要請する立場となります。黒潮町には災害時に機能する医療機関がなく、さらにライフラインの機能停止、交通網の遮断なども予想され、医療チームが実際に活動をはじめる前段階を整えにくい状況にあると考えられます。そのため医療チームが到着後すぐに活動を開始できるようにするには、どのような準備がいるか、受援体制に関するガイドラインやマニュアル等を平常時からＡＭＤＡと意見交換をしあいながら、また今回被災地の活動で得た経験を元に、実効性の高いものに再整理していくことが必要だと思われます。その一環として黒潮町の医療救護マニュアルなどで活動のステージの共有を図りながら、様々なところから入る支援団体相互及び行政保健師との情報共有の方法を整備しておく必要があると考えます。

　これからも引き続き、災害時に対応できる医療活動体制が確保できるよう進めてまいりますが、医療施設、設備、人材等の資源が脆弱な本町では、医療分野での

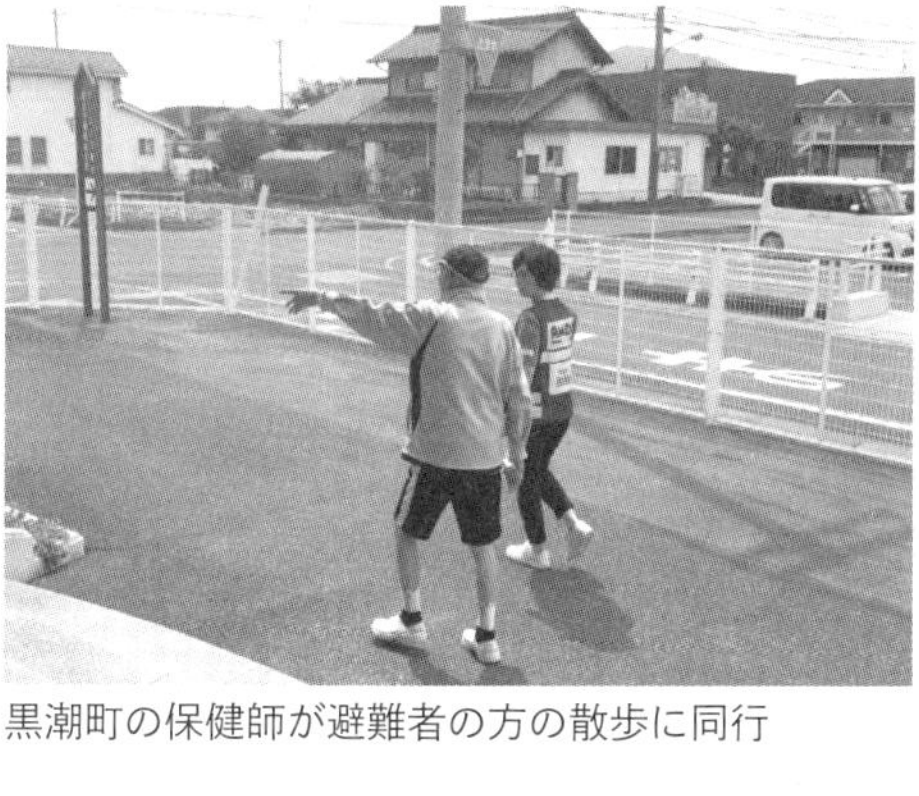

黒潮町の保健師が避難者の方の散歩に同行

連携協定団体との災害応援体制のさらなる確立が必要不可欠です。今後もＡＭＤＡと連携しながら医療チームのバックアップ体制に関する訓練等の取り組みを進めたいと思

いますので、より一層のご支援を賜りますようお願いいたします。

西日本豪雨災害をふりかえり

医療法人芳越会　ホウエツ病院　林　秀樹

これまで皆さまのご協力のおかげで「AMDA南海トラフ災害対応プラットフォーム」を介した医薬品など各分野の準備を進めてくることができました。またAMDA調整員の皆さまは菅波代表の指揮のもと、プラットフォームが有機的に活動できるよう供給体制を築かれています。ここ2、3年内国内で多発している自然災害に対してもこの体制が活かされており、非常に頼もしく思っています。

いまだに大規模災害の超急性期には国、県、市町村は連携構築に時間を要し、亜急性期を過ぎてやっと落ち着く状況です。大きな市やこれまで災害がなく平穏であった県ほどその候は著しく、被災された皆さまには二次災害の危険もはらんでいます。AMDA調整会議に係わられている国、県、市町村の皆さまは日頃から危機管理感をお持ちで、発災時には即応性をもって官民問わず強固な連携を取ることができ、まさに対照的です。その典型的な例が今回の西日本豪雨災害で指揮を執られた総社市片岡市長の行動であったと思います。さらに菅波代表は南海トラフ地震に対し協力医療機関の輪を広げてこられた結果、今回の豪雨災害では倉敷中央病院、川崎医科大学をはじめ近隣の医療機関の協力が得られました。まび記念病院におい

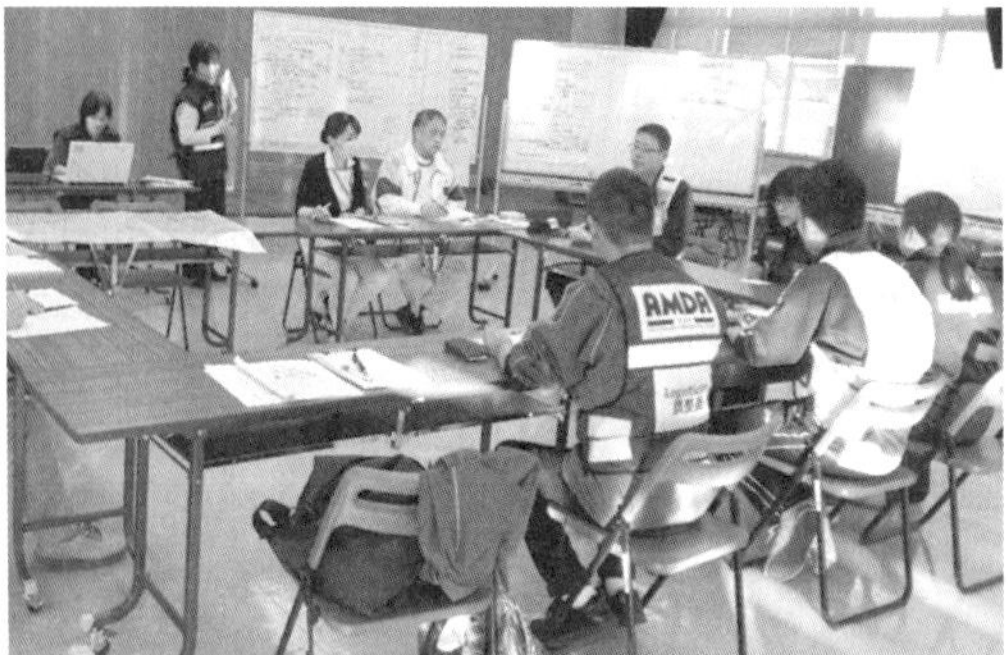

ホウエツ病院でAMAT訓練

て、瀬戸健診クリニックの健診車により鈴記先生はじめＡＭＤＡの仲間が地域に素晴らしい医療を提供が出来たことは皆さまご承知のとおりです。

自分たちを振り返ると、ホウエツ病院は徳島県中央部に位置し津波が来ない処であり、南海トラフ地震発災の際は後方支援体制を構築するべく活動しています。例えば、国や県と一緒にＤＭＡＴの医療活動などとの公的な連携や、全日本病院協会救急防災委員会を通じて民間病院同士の連携、さらに避難所運営に長けたＡＭＤＡとの連携を築いてきました。また当院が事務局を担っている地域連携の会「絆」を介し、周辺の介護福祉施設と避難所運営にも取り組んでいます。このような連携こそが今回の西日本豪雨災害はじめいろいろな支援に繋がることを改めて感じました。

今後も災害はあらゆる形態で起きると思われ、南海トラフ地震に限らずいつ被災者側になるかもわかりません。災害現場の支援に参加し現場から学ぶ事で、被災された方の立場に立って考え行動することで、より充実した備えができると思います。また普段離れた場所にいる相手こそ、大規模災害時には助け合いが出来る仲間となります。皆さまで輪をもっともっと大きくし育てていきましょう。

これからも、よろしくお願い致します。

被災地へ健診車の派遣を通じて感じたこと

一般社団法人瀬戸健康管理研究所
ＳＨＬ丸亀健診クリニック　院長　麻田　ヒデミ

この度、ＡＭＤＡ菅波代表からのご依頼により、西日本豪雨災害の被災地に総合健診車の派遣をさせていただきました。

派遣して思ったことは、このようなスタイルの総合健診車は、被災地での医療支援に非常に有意義であるということです。特に避難所で心身共に疲れ果てておられる被災者の方にとっては、プライバシーが確保された空間で医師や看護師に相談でき、非常に安心できたようです。また、被災者の方の心と体に寄り添うという面でも、とても大きな役割を果たしたのではないかと思います。

一方、さまざまな課題も見えてまいりました。一つには、現地でオペレーションを行うスタッフの、設備に対する慣れの問題です。総合健診車としてつくられた車ですので、血液検査から心電図、エコー、胸部X-P、胃透視まで、かなりの機能を有していますが、今回のような短期間での使用に際しては、機能面では半分程度しか発揮できていなかったようで、少し残念に思います。

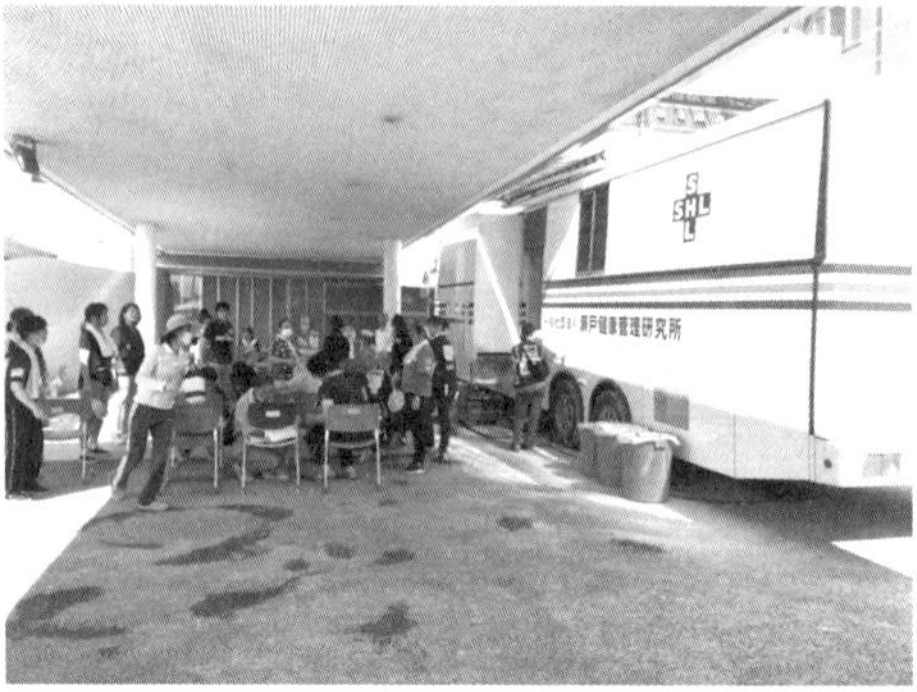
健診車を用いての診療活動

また今回は、保険診療での取り扱いで活動されたと伺いました。今後も大型災害により医療の拠点を完全に失った場所で、ＡＭＤＡが目指す３ヵ月を目途とした中長期的な医療活動を行う場合、保険診療を行う医療機関として活動できるならば、その役割も広がると思います。

現在は、健診データをＩＤとともに完全にデジタル管理していますが、長期にわたって被災地で医療支援をする場合は、受診者の方のカルテや医療情報をどのように管理していくか、これは今後の課題であると思います。

今回提供した車は健診を行う車でしたから、今後は初めから被災地支援を目的とした医療車を設計することで、より機能的

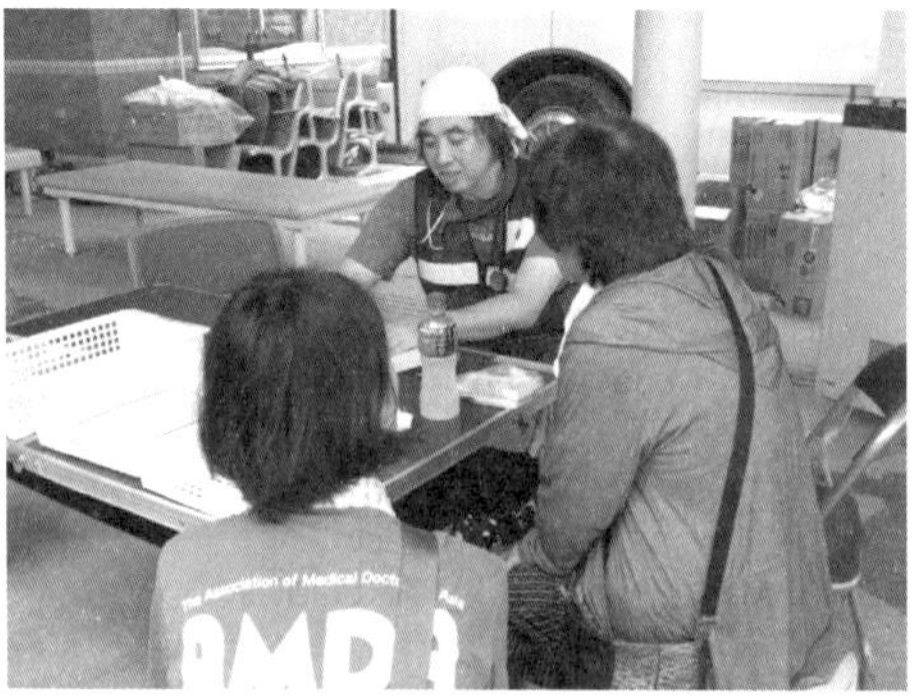
まび記念病院で医療支援

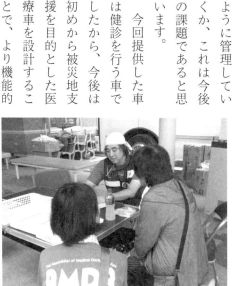

な車での医療支援が可能になるのではないかと思います。日本は現在、毎年のように大型災害に見舞われており、今後ますますＡＭＤＡの活動が求められてくるでしょう。私どもも、被災者・被災地に対し、その時可能な限りの最善の医療支援を、ＡＭＤＡを通して行っていきたいと考えています。

「受援」でなく災害「支援」の２０１８年

美波町国民健康保険美波病院　院長　本田　壮一

美波町は、２０１５年よりＡＭＤＡと「南海トラフ巨大地震時等における医療救護活動に関する協定」を結んでいる。そのため美波病院（50床）は、２０１８年７月の西日本豪雨災害において、ＡＭＤＡより災害支援の職員派遣を依頼された。８月８日（水）・９日（木）に、木村光代《てるよ》・篠原範臣《のりたか》、そして10日（金）・11日（土、祝）に、尾崎美紀・吉田扶紀《ふき》の計４名が看護師として、また調整員として町役場の近藤和人《かずひと》消防防災課長（当時）が災害支援を行った。

職員たちは、倉敷市真備町の「真備公民館岡田分館」で救護所を運営した。トイレが使用できない状況で、洗面所も泥にまみれていた。衛生面を考え、まず洗面所とトイレの清掃を行った。天井まで泥にまみれたトイレを清掃し、その日のうちにトイレが使用できるようにした。また、住民の健康状態の観察などの巡回を行い、熱中症になったボランティアの方を病院へ搬送した。住民より「徳島の美波町で何かあったときには、駆けつけさせてもらいますね」との感謝の言葉をいただいたという。活動内容は、広報

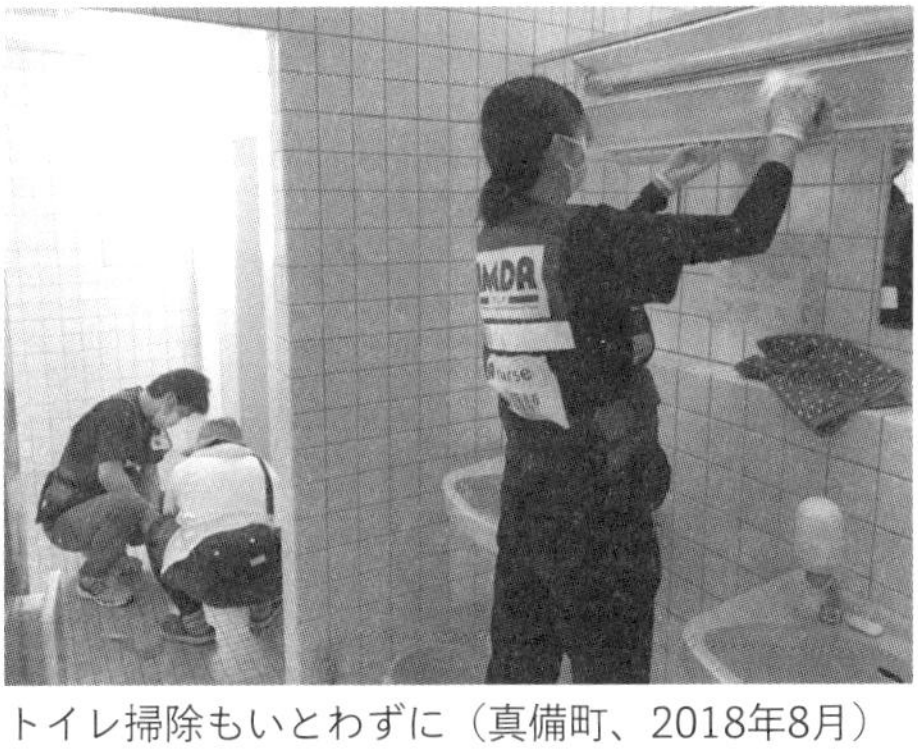

トイレ掃除もいとわずに（真備町、2018年8月）

「みなみ」や、自主防災会の研修会（当院）で報告した（11月29日（木））。
２０１９年7月28日（日）には、岡山市で「第６回南海トラフ災害対応プラットフォーム調整会議」が開催された。3回目の参加になるが、磯野晴幸副町長、近藤課長（前述）の両氏と出席した。被災した「まび記念病院」の村松友義院長の臨場感のある講演を拝聴した。また、同院などで活躍された鈴記好博委員（※）は、徳島大学／総合診療医学分野に属し、当院でも週2日半、診療支援いただいている。当院の勤務は２０１６年からだが、その着任時に発災した熊本地震、メキシコのチアパス地震（２０１７）、そして今回の災害、さらに北海道胆振東部地震（２０１８）へも、被災地支援に行かれた。そんな被災地支援の際、留守番役は私となるが、前述の看護師を含め、できるだけ多くの職員に災害現地での経験を積んで欲しいと考えている。（なお鈴記医師は、大学・高校の後輩になる。母校の富岡西高校が創部１２０年にして選抜甲子園に初出場した。その際、私は初戦（3月26日（火））を球場で応援したが、鈴記医師には留守番をしていただいた。）

調整会議では、美波町の救護所や美波病院を支援予定である倉敷中央病院（１１６６床）の米井昭医師（麻酔科）と福山医療センター（３５０床）の堀井城一朗医師（消化器内科）の両先生と同席し、支援前の交流の機会となった。お二人より、「この会議は楽しい」という言葉を聞き、頼もしく思っている。会議での「災害医療機動チーム」に賛同する。

美波町のある徳島県南部において危惧されているのは、災害に加え、高齢化・過疎化に伴う人口減少である。「連携と教育」をスローガンに、持続可能な医療を模索している。所属する国診協（国民健康保険診療施設協議会）で、災害弱者の避難を考える共同研究を行った（注1）。平時の「地域包括ケア」を進めているが、これは災害時にも必ず役立つと思う。当院には、ＡＭＤＡの災害倉庫もあり、より密な〝魂の触れ合う〟連携を通して未来の地域医療を明るくしたいものである。

注１：三枝智弘：「在宅療養者の災害時避難行動支援計画を多

職種と地域が協働して作成する体制の構築」、勇美記念財団、２０１９年８月
※：２０２０年５月、都内の病院へ異動された。

社会福祉法人としての被災者支援活動

社会福祉法人旭川荘　理事長　末光　茂

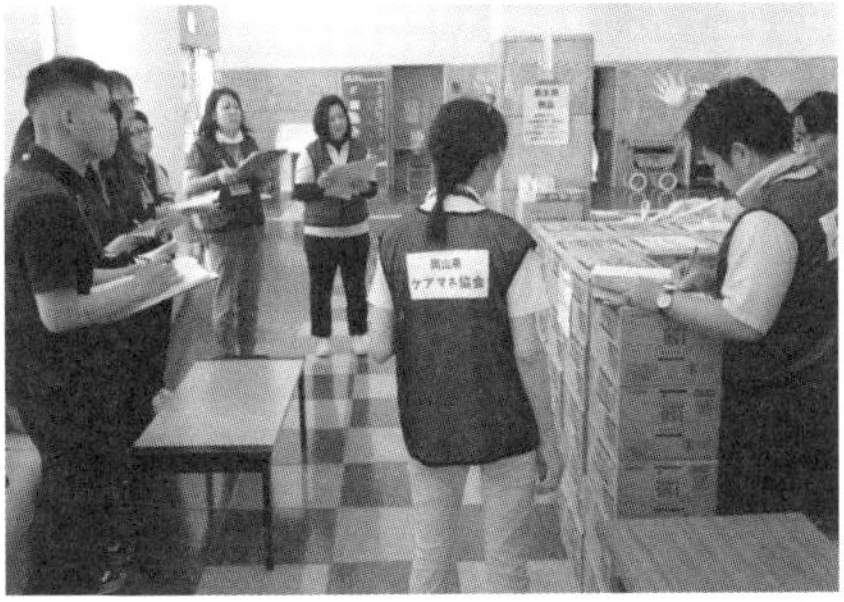

倉敷市の全戸訪問事業の出発前ミーティング（左手前の男性が旭川荘の職員）

旭川荘は、障害者や高齢者に対して、法制度に基づく医療福祉サービスを提供することを主な目的とする法人であり、ＡＭＤＡのように災害時の被災者支援を目的とする法人ではありません。

しかしながら、制度に基づくサービスにとどまらず、災害等で困っている方がおられれば、私たちの持つ人的・物的な資源を活用して、できる限り手を差し伸べたいと考えています。これは、社会福祉法人としての使命であると言えるのではないでしょうか。

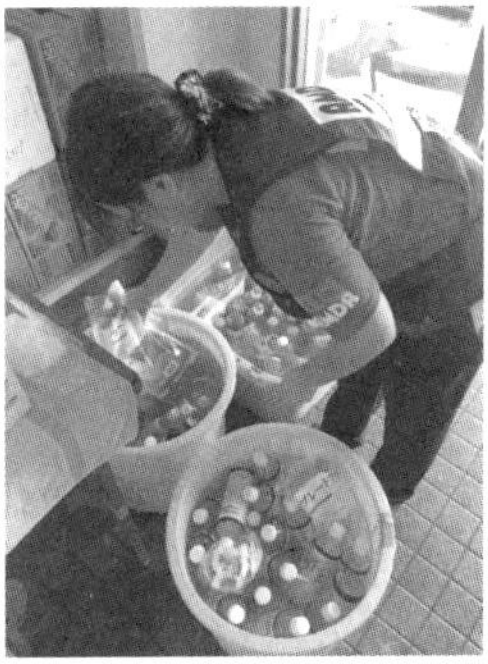

真備の岡田小学校でのＡＭＤＡ支援活動

大きなきっかけは、東日本大震災でした。全国社会福祉協議会からの要請を受けて、福島県の心のケアセンターに3年間、社会福祉士等を交代で派遣しました。また、南相馬市の市立病院にも1年間、看護師を派遣しました。熊本地震の際にも看護師を派遣しました。

今回の西日本豪雨災害においても、7月から8月にかけて、ＡＭＤＡや岡山県看護協会への看護師の派遣、ＤＷＡＴ（災害派遣福祉チーム）への社会福祉士等の派遣、倉敷市による全戸訪問（安否確認）事業への介

護支援専門員等の派遣を行いました。

今後、遠からず「南海トラフ巨大地震」の発生も想定されています。地震発生時には、ＡＭＤＡとも連携し、大きな被害が予想される四国に職員を派遣するなど、最大限の協力をしていきたいと考えています。

ＡＭＤＡ南海トラフ災害対応プラットフォーム協力医療機関である福山医療センターの役割

―西日本豪雨災害被災者緊急支援活動を通じて―

独立行政法人　国立病院機構　福山医療センター
院長　稲垣　優

当院は２０１６年5月にＡＭＤＡと連携協力に関する協定書に署名し、将来発生しうる大規模災害に備えて連携協力を推進する覚書を交わしました。内容は南海トラフ地震発生を想定したもので、ＡＭＤＡの南海トラフ災害対応プラットフォーム協力医療機関として登録させていただきました。その後、２０１７年4月に当院に国際支援部を設立し、その活動の一環として南海トラフ災害を含めたＡＭＤＡへの協力を推進しています。

今回、西日本豪雨災害に伴い、ＡＭＤＡより医療チームの派遣依頼があり、当院より看護師2名（大島瑞穂、片山智之）を派遣いたしました。以下は2人の報告書より実際の現場の状況と課題について述べさせていただきます。

実際の活動内容としては、倉敷市真備町7世帯18人を避難所のサンワーク総社から、倉敷市内の避難所へ移動する前に健康状態を確認・把握し、避難者の健康相談を行うことを中心とした活動でした。西日本豪雨後3日目ということもあり、ＪＲ山陽本線は運転中止や見合わせの状態で、区間内が本数制限されてまだ見通しの立たない中、現地避難所ではドクター、ＤＭＡＴや理学療法士、保健師、看護師、地元ボランティア、市役所職員など様々な被災地支援の方が揃い、活動していました。環境の面ではダンボールのベッドの確保や、発熱など感染している避難者の部屋の確保、またプライバシーの尊重等、様々な内容について対応が必要でした。

実際の活動を通して、スタッフの方々と避難者の健康状態の共有を行い、避難者のもとに手分けして伺い、その中で様々な避難者の心身ともに疲弊した切実な思いを知ることができました。治療中の疾患の相談を受ける中、被災した家の状況の話も聞け、被災者が多くの不安を抱えていることを実感しました。また夜間は、日中より支援スタッフが少なくなるにもかかわらず、自宅の片付けを終えた被災者が戻って来られるため、被災者の数が増えて管理上困難な場面も想定されるので、支援スタッフの負担を考慮した体制作りの必要性を感じました。当院からの派遣が１日の支援であったため、十分な支援とはいきませんでしたが、今後、避難者の精神的・身体的フォローをしていくためには、継続した手厚い支援が必要であることを実感しました。

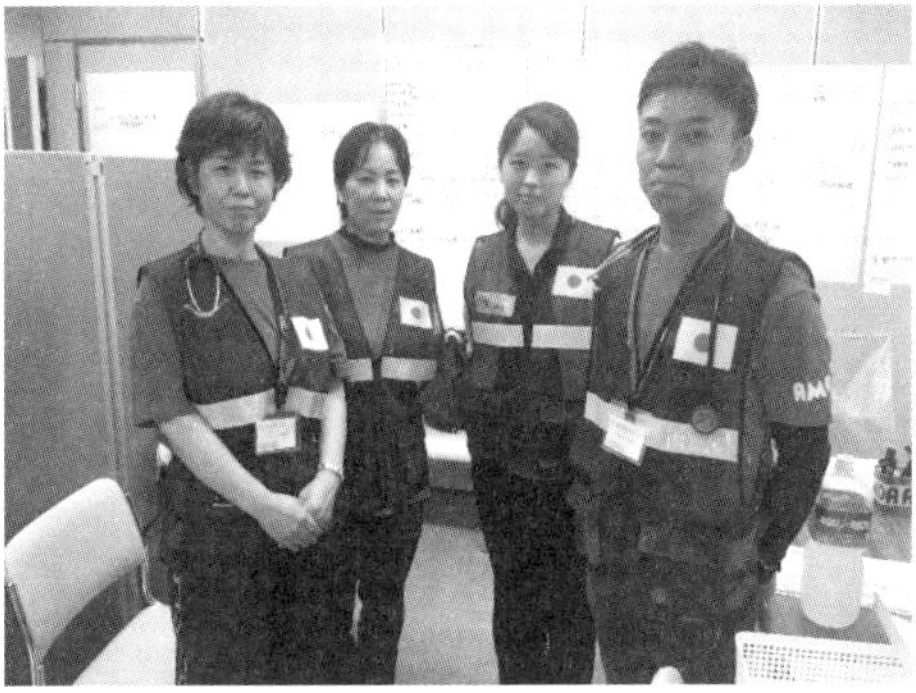

福山医療センターからの派遣者（左端の大島看護師と右端の片山看護師）

今回の経験で浮き彫りになった課題は、①よりよい避難生活（安全・安心・安楽）の確保②正確な災害情報の把握③今後の災害の見通しなどの情報を被災者へ提供④被災地で生じる事案に適切に対処するシステム作りが挙げられ、次へと繋げていく必要があります。

当院は南海トラフ災害対応プラットフォーム協力医療機関として徳島県美波町との協力体制を構築しており、災害発生時には医療チームを派遣することとなっております。２０１６年７月には自衛隊によるＡＭＤＡ医療チームを派遣する実施訓練に参加し、実際の現地への派遣のシュミレーションも経験させて頂きました。今後、災害発生時には当院として、協力させて頂くこととなりますが、今回の災害派遣は大変貴重な経験となり、今後の課題にも対応する良い機会となりました。南海トラフ災害の発生時は福山市も被害を被ることが想定されていますが、当院としてできる限り迅速に支援をさせて頂くよう、準備を整えて参りたい所存です。今後ともよろしくお願い申し上げます。

最後に昨年の西日本豪雨災害により、被災された皆様ならびにご家族の皆様に、心よりお見舞い申し上げます。また、今なお避難されている皆様、復旧作業に従事されている皆様の安全と被災地の一日も早い復旧を心よりお祈り申し上げます。

すべては被災者のために

ＡＭＤＡ兵庫理事長　江口　貴博

２０１８年７月西日本豪雨災害で被災された方々に心からお見舞い申し上げます。

私たちＡＭＤＡ兵庫は、阪神淡路大震災をきっかけに１９９８年２月に立ち上がり、ＡＭＤＡの掲げる相互扶助の精神に共感し、「震災の時に頂いた支援のお礼をしよう」という掛け声のもと、東日本大震災や熊本地震など、多くの災害の現場でＡＭＤＡ本部と行動を共にしてまいりました。そして、世界中の災害現場での経験を持つＡＭＤＡのスタッフから多くのことを学んできました。今回の豪雨災害における岡山県総社市と倉敷市真備町への物資支援や人的支援などでも、その経験が生かされたように思います。

支援物資の輸送に関しては、宅配業者による輸送は東日本大震災では遅配となり、九州北部豪雨災害では未達となりました。その経験から自ら運ぶのが確実だという思いがありました。また、必要な支援物資は日々変わること、また現場の人間に何が必要なのかを直接聞くのが一番であるという経験から、ＡＭＤＡ本部の調整員と連絡を取り合い、前日の夜および当日、高速インター付近で必要物資を調達しながら現地に入りました。まさにＡＭＤＡの行動原則、ローカルイニシアチブの実践と言えます。

また、今後起こるとされる南海トラフの津波災害時に、ＡＭＤＡ兵庫は徳島県阿南市を担当することになっていますが、調整員が不足すると思われます。したがって今回の災害支援において、看護師、助産師、薬剤師、検査技師の派遣者が調整員としての経験も積むことができたことは、貴重な機会となりました。南海トラフ地震の発災時には、できるだけ自分たちで現場に入り、ＡＭＤＡ本部調整員の負担軽減に努めたいと思っております。

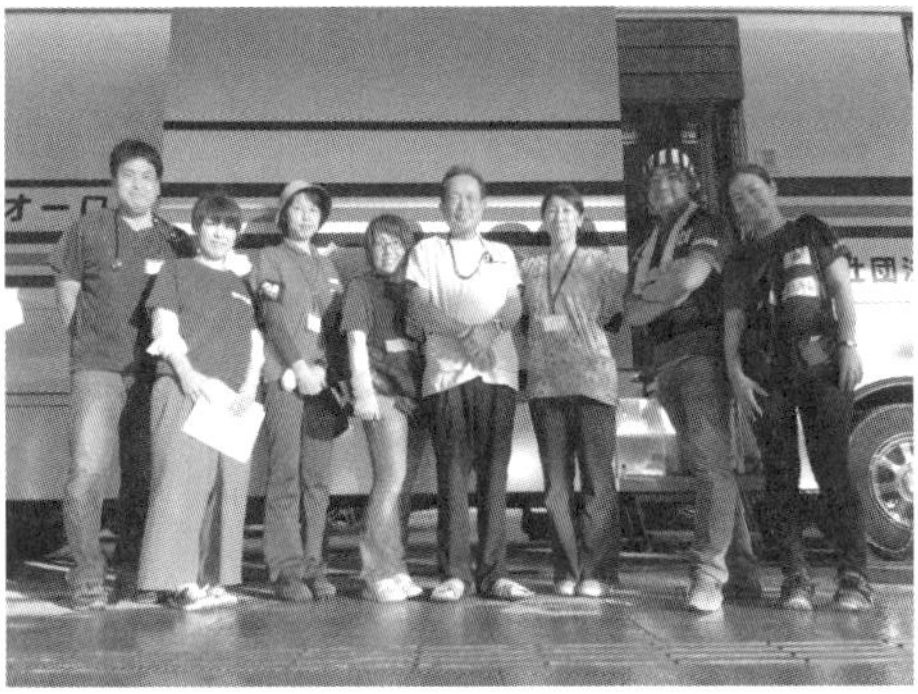
まび記念病院のスタッフと共に保険診療を再開（右から二人目が鈴記医師、左から二人目が相羽看護師）

また、今回の医療支援では、被災したクリニックや病院の支援という新たな試みにも関わることができました。菅波代表の「すべては被災者のために」の号令のもと、ＡＭＤＡ兵庫副理事長の鈴記医師が地域医師会と共に被災医療機関の保険診療再開に尽力いたしました。これも、南海トラフ津波災害の際、被災医療機関の再生を手助けするという、ＡＭＤＡの新たな支援の方向性が示されたとの認識を深めました。

地球温暖化の影響か日本全国で豪雨が頻発し、また東日本大震災の後大きな地震の回数も増え、災害のリスクは高まっています。そんななか、ＡＭＤＡ兵庫は設立から20年が経過し、次の10年の目標に次世代の育成を掲げて再スタートを切りました。これからの災害対応には若い力が欠かせません。神戸女子大学の看護学生を中心としたＡＭＤＡ神女クラブなどと連携しながら、若手の育成に力を入れていきたいと思います。

地震や水害、様々な災害は本当に恨むべきものですが、ＡＭＤＡの掲げる相互扶助の精神で一つ一つ乗り越えていく、そして次世代の若い力と共に今後起こりうる南海トラフの津波災害に備えていく。これからも様々な災害においてＡＭＤＡ本部と行動を共にしてまいります。今後ともご指導、ご支援を賜りますよう、どうぞよろしくお願いいたします。

最後に、手作りパンの支援をいただいた、知的障がい者就労支援施設「パン工場なないろ」の子供たち、そして飲料の支援をいただいた、ＡＭＤＡ兵庫の応援団「奇兵隊」のメンバー寺嶋社長にも感謝申し上げます。

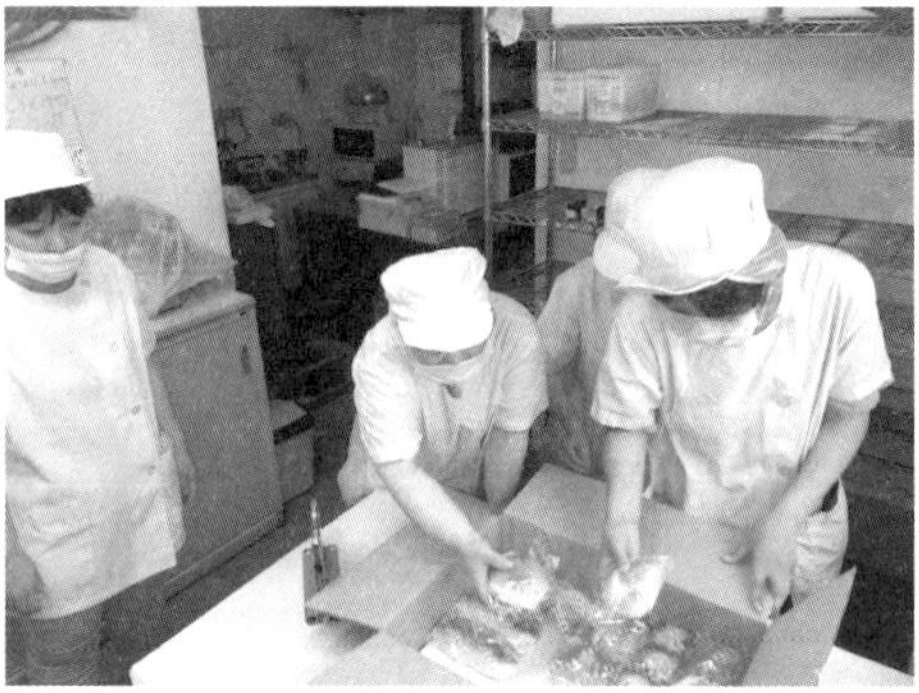

NPO法人福祉苑リーベの会「パン工場なないろ」の子供たち

西日本豪雨災害 ＡＭＤＡ活動に参加して

社会医療法人全仁会　倉敷平成病院　理事長
高尾　聡一郎

西日本豪雨災害から、一年が過ぎました。あらためてこの未曾有の災害において、亡くなられた方々のご冥福をお祈りするとともに、被災された全ての方々に心よりお見舞いを申し上げます。

当院では２０１６年にＡＭＤＡと連携協定を結び、以来「ＡＭＤＡ南海トラフ災害対応プラットフォーム」に参画し、想定訓練に職員

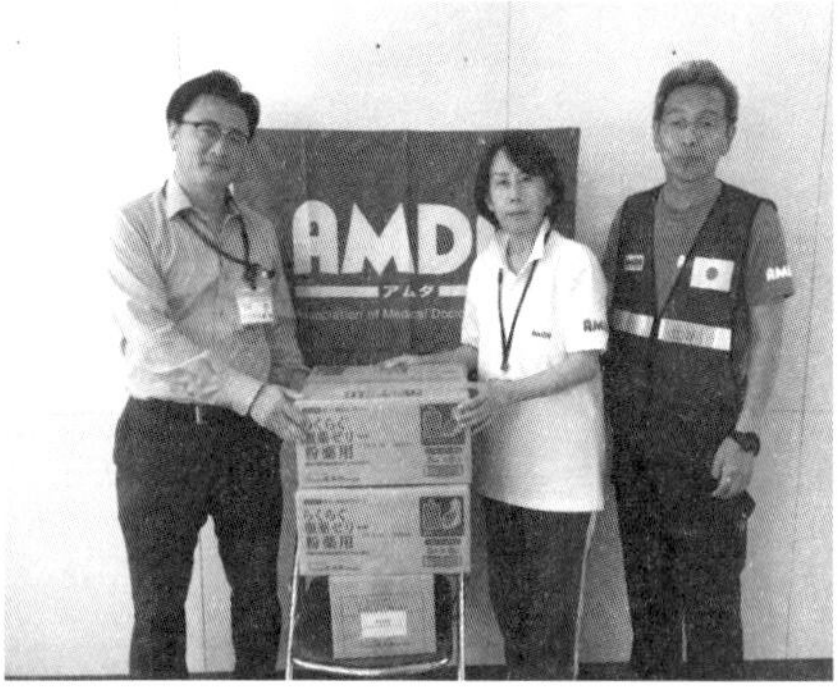

お届けした支援物資

が参加する等の連携を深めてまいりました。

昨年7月の西日本豪雨災害においても、発災直後からＡＭＤＡでは医療チームを派遣されていました。当院でもＡＭＤＡの依頼を受け、医師、看護師などの専門職が、サンワーク総社（総社市）や岡田小学校（倉敷市真備町）を中心に、医療、健康調査ボランティアとして参加させていただきました。

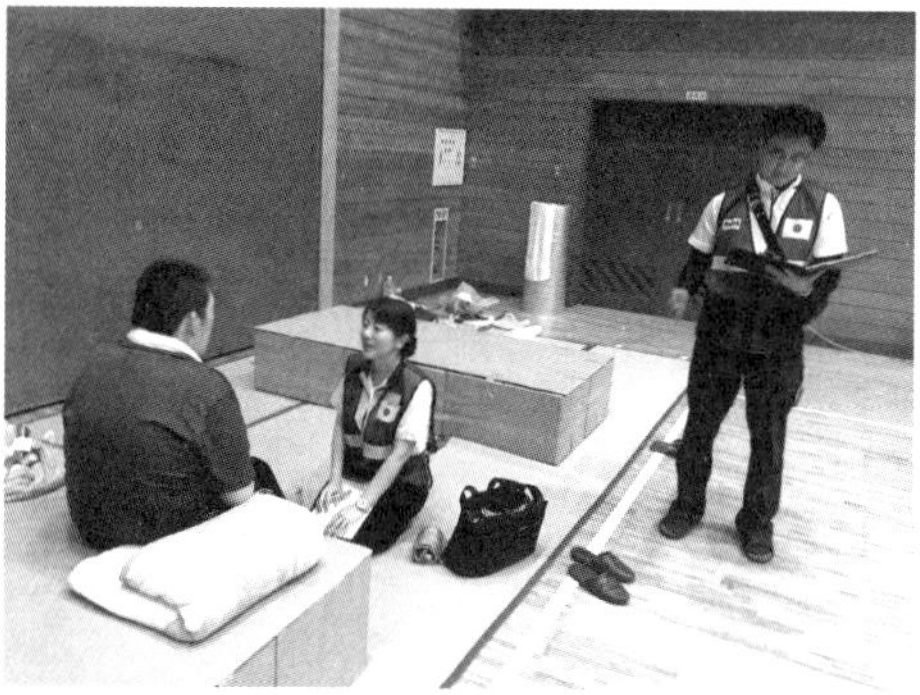

避難所での健康調査

突然の災害に加え、暑さと疲労で体調を崩される方、ご家族や友人、知人が行方不明であったり命を落とされた方、自宅が浸水被害に遭われた方等、避難所には過酷な境遇の方々がおられました。

実際に派遣された看護スタッフからの報告では、健康調査をしながらお話を伺っていると、今後の不安から涙を浮かべる方や歯がゆい現状に怒りを訴える方、持っていき場の無い思いを吐露される方もおられたそうです。

まさかこれほどの大きな災害が、自然災害が比較的少ないとされるこの倉敷で起きるとは、多くの方々が驚愕されたことでしょう。この災害を教訓に、今後一層防災対策に取り組む必要性を強く感じております。

災害から1年以上経ち、復興に向け力を合わせて取り組んでおりますが、まだまだ不安は尽きません。当院、当法人といたしましても、ＡＭＤＡと連携しながら息の長い支援活動の継続に努めてまいる所存であります。

経験や教訓を継承して

生活協同組合おかやまコープ　理事長　平田　昌三

西日本豪雨災害以来、度重なる各地の災害に心痛む日が続きます。

昨年、全国29の生協から人的応援をいただき、西日本豪雨災害に対して10億円を超える組合員募金も寄せられました。その内約4億円が岡山県に送られ、あらためて全国の生協組合員や市民の思いを受け止めさせていただきました。

安全神話のあった岡山もついに大規模被災地となったことで、全国の人々よりも県民の方々のほうが驚かれたことでしょう。全自治体と災害時の物資支援協定を結んでいる「おかやまコープ」は、要請のあった7市町村に計14回、5万点の物資をお届けすることができました。これは初めての発動で、机上では仕組みができていても、有事の際にその通り動くことは稀です。決断を早くする組織が最も役立ち、いずれ当てにされる存在となることが今回の災害支援で証明されました。

AMDAは国際支援活動に拘わらず、日本各地の災害時にも迅速な対応をその都度されています。今回も「おかやまコープ」の「AMDA基金」からの拠出や物資提供に加えて、医師や看護師の移動手段や運転手の派遣要請を受けた際もスムーズに派遣することができ、少しはお役に立てたかもしれません。長年のお付き合いの中でのお互いの信頼関係が、今後もネットワークの中で生き続けることを願っています。

「孤独になっても孤立はさせない」という精神の下に、共生社会への関与を進めている私た

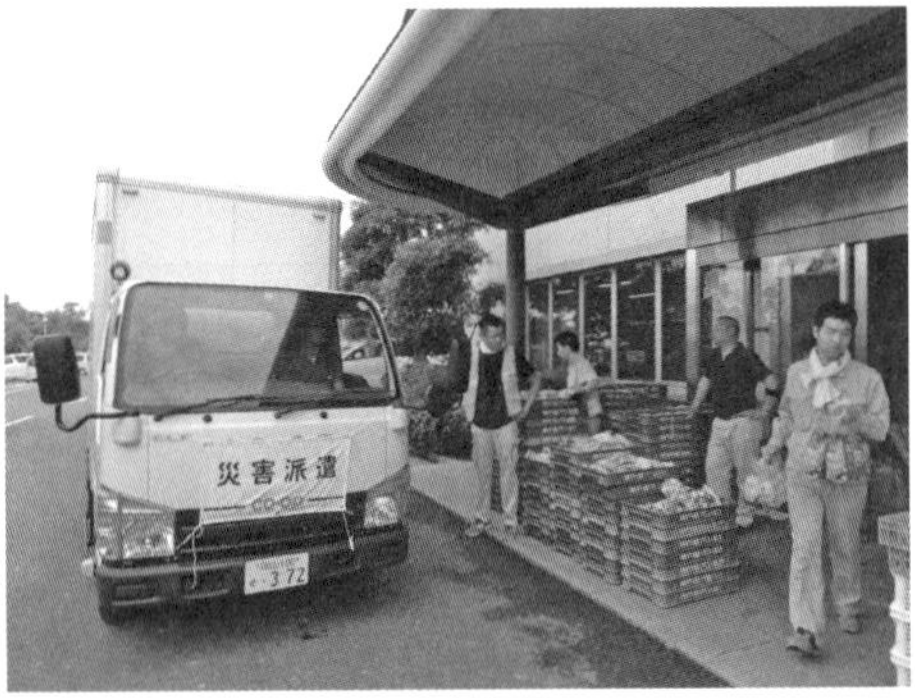

吉備クリーンセンター支援物資

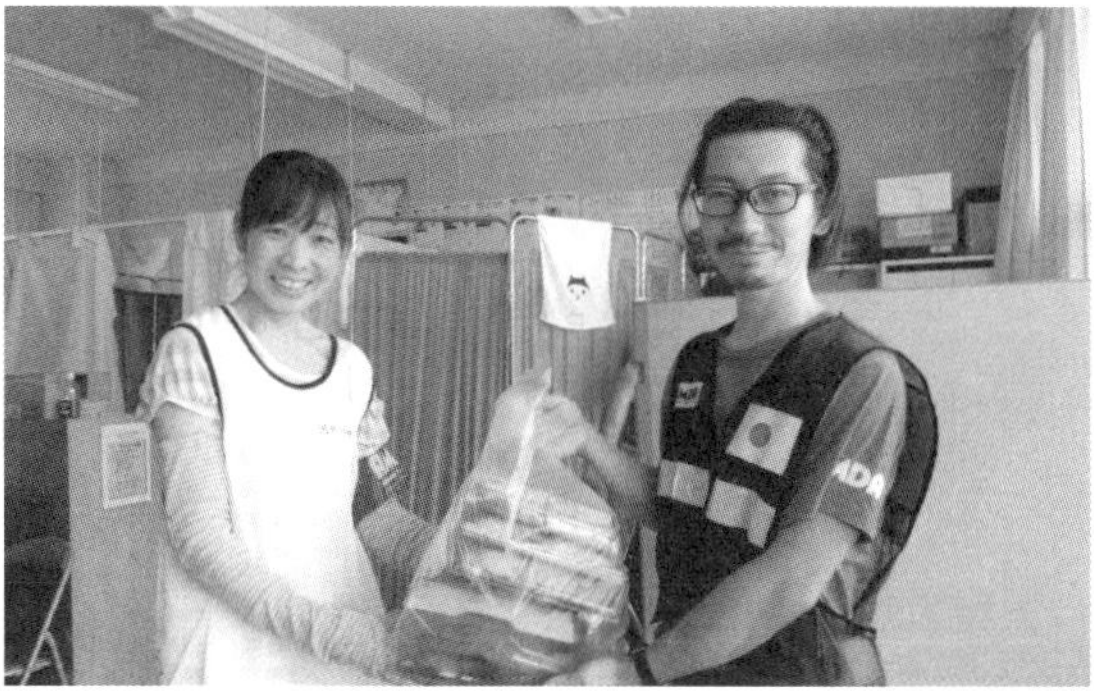
西日本豪雨災害での支援活動

ちの現在地も感じることができました。残念ながら、同様の災害は全国各地で続くと思われます。今回のそれぞれの経験や教訓を継承していくことは私たちの責務でしょう。初動段階の支援活動から、復旧し自立していくまでお役に立ちたいという気持ちを持って、今後とも〝意思あり、経験あり〟のＡＭＤＡと協力を重ねていきたいと考えています。

給水車による被災地支援

十字屋グループ代表　牧　一穂

私ども十字屋グループはこのたびの西日本豪雨災害において、環境省の要請を受け、倉敷真備地区、高梁市において所属団体の全国環境連のメンバーと共に災害ゴミの撤去を進めてまいりました。またＡＭＤＡとは災害時における連携協定を締結しており、菅波理事長の依頼で、弊社会長が当時「万一の時に地域の役に立ちたい」と備蓄米や災害用補助食品などを整備し、その際に給水車も購入しました。

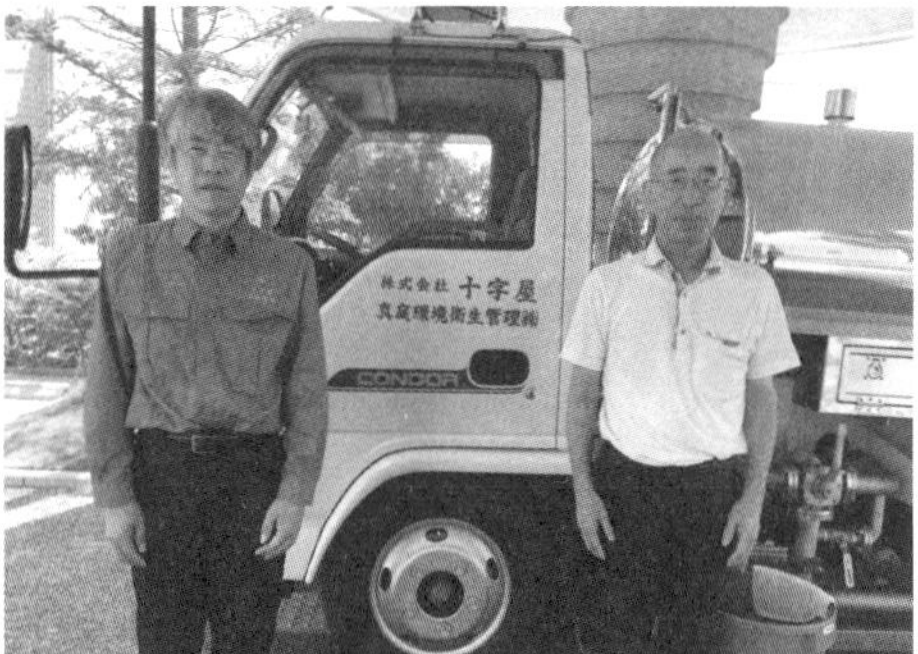
まび記念病院に駆けつけた給水車

この給水車にて、被災後の7月19日から3日間、現地に給水をさせていただきました。

「災害がない」と言われてきた岡山で、甚大な豪雨被害が起き、犠牲者の遺族や被災者らは悲しく、辛い思いをされているとお察し申し上げます。現在の日本は様々な観点から〝安全神話〟が崩れてきており、想定外とは言えない現状があります。天災が頻発する日本でなぜ対応が遅れるのか、みんなで未来を見つめ、万一の際、人々が助け合える社会を構築する必要があると考えます。

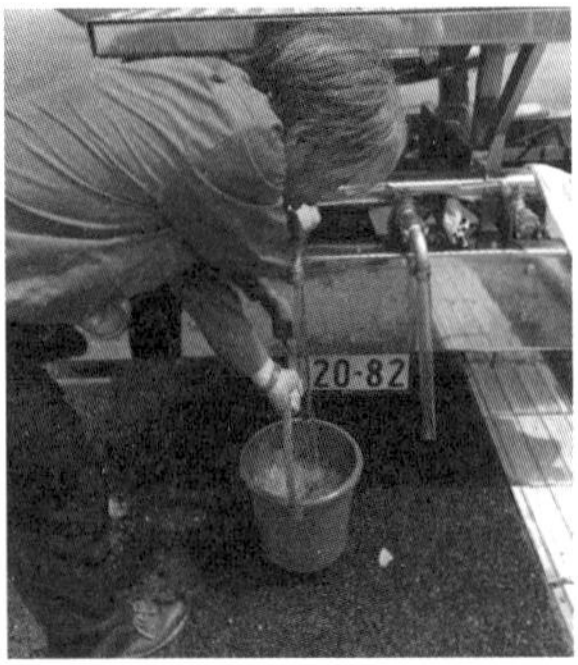

給水車での給水活動

弊社は１９１６（大正５）年に創業し１０２年になります。長いスパンでみれば、苦しい時期もありました。しかし創業時より企業の目的は「社会」「福祉」「文化・教育」「地域」に対する貢献であると考え、それを活動原点とし、「問題の解決者」として「利益のために仕事はしない」との方針を貫いてきました。結果として生き残れたのは、皆様のお陰であると考えています。現在は真庭市と一緒に持続可能な開発をテーマに「地域資源が循環するまちづくり」を目指しています。

岡山の歴史を見ますと、当時多くの方がその理念に立って、この岡山の基盤を作られてきたことがわかります。その中で大切な事はコミュニティーの回復であると考えています。お年寄りから子どもたちまでが集まり、志を抱く者たちが当時のように共に何かをすることができれば何かが変わると信じています。権利を主張せず、義務を果たしていく。まさしく「受けるより、与えさせていただく者へ」そんな思いで活動させていただいております。

ＡＭＤＡは「救える命があればどこまでも」と相互扶助の精神で取り組まれています。今の社会には欠かせない貴重な存在です。今後は〝精神的な被災者〟とも言える心の飢餓を抱える子どもたちの支援に向け、ＡＭＤＡと共に頑張っていければと考えております。

西日本豪雨災害での活動を終えて

有限会社アイ薬局　代表取締役社長　村木　理英

南海トラフ大地震に備え、弊社のある総社市は丸亀市と災害時相互応援協定を締結し、支援活動の拠点となることが決まっている。そこで、総社市にある調剤薬局として、薬剤師として、最大限の支援が行えるよう移動薬局車両（ＥＰＶ）を、平成30年２月に整備した。同時にＡＭＤＡと備蓄薬の協定も結び、今回の支援活動に参加させていただいた。テレビに映る真備町の光景は目を疑うもので、これが本当にあの隣町なのかと信じられなかった。多くの方が総社市へ避難され、総社市内からの避難者も合わせると、きびじアリーナには１２００人の避難者が集まった。避難者の方々の不安や疲労が少しでも解消できればと思い、平成30年７月７日（土）～10日（火）の４日間、支援活動を行った。

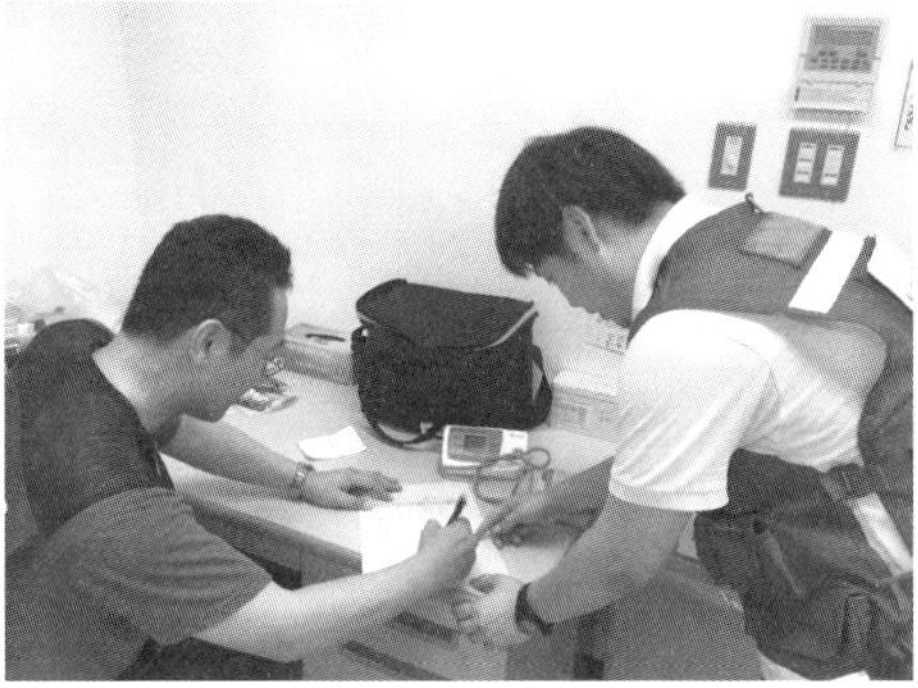

医師と情報共有

岡山県薬剤師会吉備支部から12名の薬剤師を派遣していただき、４日間で、きびじアリーナ、美袋小学校、サンワーク総社の３ヵ所の避難所で支援活動を行った。ＡＭＤＡの医師や看護師と共に避難者の方へ聞き取りを実施しその聞き取りを基に受診を勧奨し、医師に災害処方せ

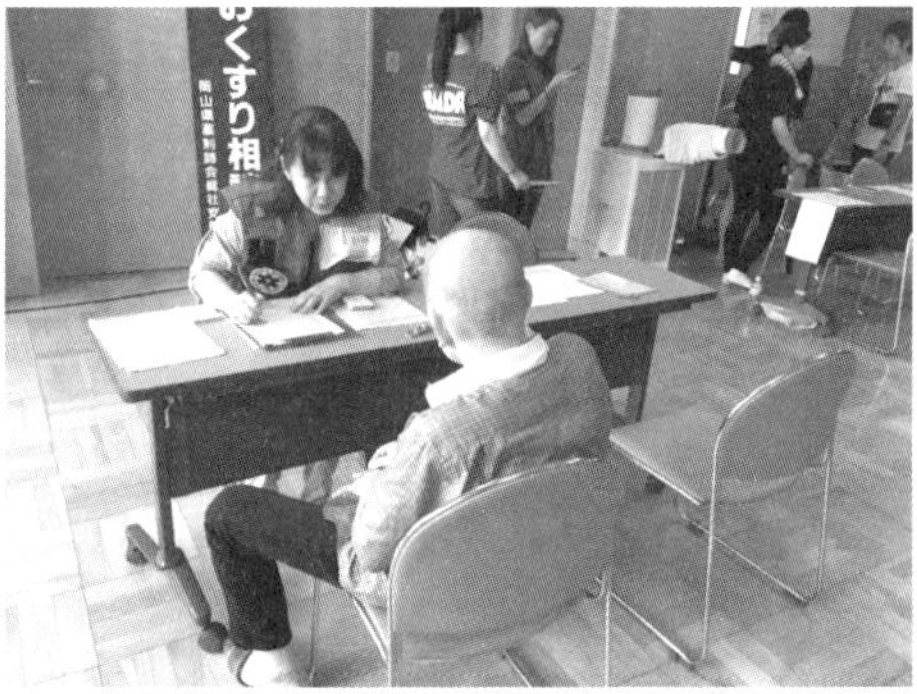

避難者への聞き取り

んを発行していただいた。その後、市内にある弊社の薬局（アイ薬局総社店・みわ薬局）で調剤を行い、避難者の方へ避難所で投薬を行った。弊社は今回が初めての災害支援であった。右も左も分からないまま、活動に参加したが、ＡＭＤＡスタッフのリーダーシップのおかげで大きな混乱もなく、活動を進めることができた。特に、活動計画の立て方や避難所の環境づくりなど、ＡＭＤＡの初期の支援体制は手際よくとても迅速な動きで避難者の方だけでなく、我々支援する側も強く安心感を覚えた。今回の活動を通して、いざと言う時の体制・連携づくりの大切さ、素早い初動の重要性を痛感した。住民の方への防災意識の向上と同時に、支援体制の構築、実践的な訓練の実施などを行っていく必要があると強く感じた。

第3節　災害鍼灸のコンセプトの世界普及を

ＡＭＤＡ災害鍼灸活動の取り組み

―西日本豪雨を中心とした災害鍼灸の効果と意義―

帝京平成大学ヒューマンケア学部鍼灸学科
ＡＭＤＡ災害鍼灸ネットワーク　今井　賢治

ＡＭＤＡは２０１１年の東日本大震災より、鍼灸治療を緊急医療支援活動に導入した。以来、２０１４年には京都府福知山市での広域浸水被害および広島土砂災害、２０１６年の熊本地震、そして２０１８年の西日本豪雨において鍼灸師の派遣を行い、緊急医療支援活動を展開してきた。また、本年２０１９年も佐賀県での浸水被害時にも2名の鍼灸師が調整員として活動し、小規模ながら鍼灸治療を行った。

なかでも昨年の西日本豪雨での鍼灸支援活動は7月14日（土）から開始され、その導入期から最終となる8月15日（日）までの両時期において小生も活動に参加させていただいた。ＡＭＤＡの支援活動は状況に応じて展開されるため、活動開始の心積もりはしていたが、いざ実際に活動が始まると、治療用具の準備や派遣者の調整など早急に行う必要が出てくる。鍼などの治療用具は最低限のものを準備して被災地に入り、不足した物品については連携協定を締結している朝日医療大学校や岡山県鍼灸師会よりお借りした。ＡＭＤＡ災害鍼灸活動に参加経験のある個人の方々も鍼の提供をしてくださった。また人的な支援の面でも、連携協定機関から派遣していただいた。これまでにＡＭＤＡが災害鍼灸をキーワードとして構築してきたネットワークが徐々に拡大し、「災害鍼灸チーム」としての活動が実践されたように思われる。そして西日本豪雨におけるＡＭＤＡ災害鍼灸活動は、真備町の岡田幼稚園でまず開始され、その後、岡田小学校、総社市のサンワーク総社にて行われた。

初日の活動では、できる限りプライバシーに配慮し、治療室となる岡田幼稚園の床にマットとバスタオルを

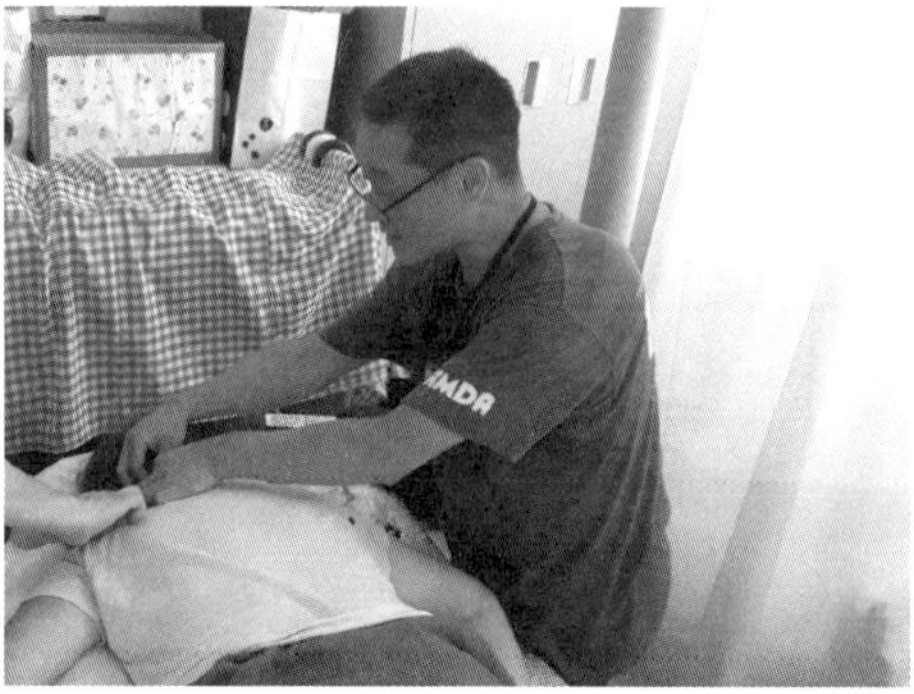

今井鍼灸師による鍼治療

敷いて鍼灸治療を行った。翌日には段ボールベッドが組まれ、治療室としての環境が整っていった。最初の3日間は上肢や下肢の痛みを主症とする受療者の方々が多く、これは水害後の片づけ作業が主な原因であった。これまでの他災害地での経験では腰痛が最も多かったため、上肢や下肢の痛みは水害時に起こる症状の特徴なのかもしれないと考えた。しかし、4日目以降はやはり腰痛を主症とする方が多くなっていった。それから、小学生や中学生の鍼治療の受療が多かった。小、中学生たちも自宅の片づけを手伝うことで、四肢の痛みや頚部痛を発症し、鍼治療に来ていたのが印象的であった。そして、AMDAはこの西日本豪雨での活動から、積極的にマッサージを導入し、多くの方々に喜ばれた。災害時における手当ての意義は大きく、今後は、鍼灸とともにマッサージや柔道整復など東洋医療技術も医療支援活動の中で貢献できることだろう。

また、熊本地震の災害鍼灸活動の際、石堂智之氏が鍼灸活動の開始に先立って、地元の調整員として入られた。支援活動を円滑に遂行するのは調整員がいてこそである。石堂氏の活動は、調整員兼鍼灸師の役割が大きいことを示していた。今後、AMDA医療支援活動において、鍼灸師から見た医療ニーズや問題点の把握など、調整員兼鍼灸師だからこそ貢献できることがたくさんあると思われる。

一方、西日本豪雨以前の活動とともに、被災された方々の症状を分類してみると、鍼灸治療の対象となる症状は慢性疼痛が多く、腰痛、頚部痛（肩こり）、膝痛が三大症状となっていた。その他、四肢痛、頭痛、不眠、下痢や便秘、頻尿、疲労・倦怠感など幅広い症状も見られた。本章のテーマである「災害鍼灸のコンセプトの世界普及」に向かうためには、まずどのような症状が災害時に特徴的なものとして現れるのか、またその背景は災害と関係があるのかどうかを示すことが求められるだろう。実際、症状の原因は、避難時における心身のダメージ、長期的な避難所でのストレスフルな生活、被災後の片づけに伴う心身の疲労などであり、殆どの受療者の症状は災害が誘因となっていた。その結果、ストレスや疲労に伴う筋骨格器系の慢性疼痛や心因性の疼痛、不眠や疲労感、便秘や下痢などの不定愁訴が治療対象となっていた。これらの慢性的な症状は、急性期にあまり見られるものではなく、亜急性期から慢性期にかけて多く訴えられた。急性期の医療支援でも、湿布の配布などがあればケアできるであろうが、補完的な治療手段として鍼灸治療やマッサージを併用すれば、より支援活動の幅が広がり、被災者のニーズに応えられることを経験した。そして亜急性期から慢性期にかけては、なおその効果を発揮でき、災害鍼灸の意義は極めて大きいと言えるであろう。

次に、被災地で行った鍼灸治療が本当に役に立ったのかどうかを示す必要もあるだろう。ＡＭＤＡでの鍼灸治療の前後に、簡易なフェース・スケールを用いた評価などを行い、治療効果の確認とその意義の有無について記録してきた。被災地で実践したことをカルテと合わせて記録するという視点のため、簡易な評価ではあるが、殆どの方が治療後に症状の改善をマークされ、喜んでいただけた。その意義が認められ、評価が得られる結果となった。

また、東日本大震災の避難所で鍼灸治療を担当した方が、患者さんから思いがけない話を伺ったという報告が、深く印象に残っている。報告によると、患者さんは「私たちは我慢できる程度の痛みだから、医療救護室には行かずにいました。でも鍼灸治療だったら受けられると思って来ました」とおっしゃったそうです。医療救護室に行って、救急患者の診療に支障が出てはいけないと遠慮されていた方が、鍼灸治療室ができたことで受療のハードルが下がり、受診し治療を受けることができた例だ。鍼灸治療がこのような方々の治療窓口となった事は大きな意義と言える、といった内容の報告であった。

熊本地震の際は、益城町広安小学校の保健室を救護所として、医科診療とともに鍼灸治療も同室で行った。この時は、医科と鍼灸が相互に連携し、症状によっては医科の診療に加えて鍼灸治療も行い、いわゆる西洋医学と東洋医学の補完医療の実践例となった。救護所に来られた方々に質の高い医療支援活動を行うことができ、「安心して治療を受けられる」という患者さんからの声をいただいた。また、亜急性期から慢性期にかけては、鍼灸治療の受療者数が医科の受療者数を上回るようになった。長引く避難所生活では急性症状が徐々に少なくなり、それに代わって鍼灸治療の適応症状であるストレス症状や筋骨格器系の慢性疼痛が多くなったことがその理由であろう。また、復興支援活動として被災1年後まで、地元の熊本鍼灸チームによるメンタルサポートが、多職種連携の中で行われ高い評価を得たことも貴重な経験である。

これまでの支援活動は、多くの連携があったからこそ、被災された方々に貢献できたのだと思われる。連携協定による協力体制、関係者のチームワーク、多職種連携、信頼関係に基づくネットワークの構築など、日頃からその備えをしているAMDAへの信頼が、災害時の貢献に繋がっているのだと思う。そして、その一つの強みとして「災害鍼灸・マッサージ」も位置づけられているならば、「災害鍼灸のコンセプトの世界普及」は重要なテーマである。現代医学と伝統医学を結びつける「統合医療」が災害時に導入され、成果を上げているということを、AMDAから世界に向けて発信することとなる。その結果、世界の各地で発生する災害時において、より質の高い医療支援活動が構築できれば、被災された方々への貢献度はさらに増すはずである。

日本においても、発生が予想されている南海トラフ地震などに備え、災害鍼灸活動も様々な連携の構築、問題点や課題の抽出から改善までを備えとするのが重要と考え、引き続き活動を展開する。

ＡＭＤＡ災害鍼灸支援に参加して

宝塚医療大学　鍼灸学科　北小路　博司

この度、西日本豪雨災害被災者支援活動に、ＡＭＤＡ災害鍼灸チームとして参加させていただきました。参加を通じて感じたことを述べさせていただきます。

振り返りますと、明治鍼灸大学（現明治国際医療大学）に勤務しておりましたときに阪神・淡路大震災（1995年1月）が発生し、その際に大学教員や大学院生と共に鍼灸ボランティアチーム立ち上げ、被災者の苦痛軽減を目的とした鍼治療の提供を行ったことがあります。当初は地元の西宮市の避難所に出向いて被災者に鍼治療を提供していましたが、対象地域が広範囲で、また避難所および鍼灸に対する被災者のニーズなどの情報が不足していました。それで、兵庫県鍼灸師会の佐伯正史先生（当時会長）へ連絡し、兵庫県鍼灸師会からの指示で、明治鍼灸大学スタッフは灘区・東灘区・宝塚市および西宮市の避難所を巡回し支援することになりました。そして同年3月末まで（土、日、祭日のみ）鍼灸治療を実施しました。当時は、一度訪問した避難所に再訪することはなく、ひたすら異なる避難所を巡回するだけでした（一方通行の支援）。中には気がかりな被災者の方もいましたが、その後の状況は知る術もありません。

この度、ＡＭＤＡ災害鍼灸支援に参加し、西日本豪雨災害被災者支援活動に当たって、勤労者総合福祉センター・サンワーク総社（総社市）と岡田小学校（倉敷市真備町）で災害鍼灸支援活動を行いました。そこで感じましたのは、「拠点を置いた災害支援」と「地域の支援者やボランティアとの

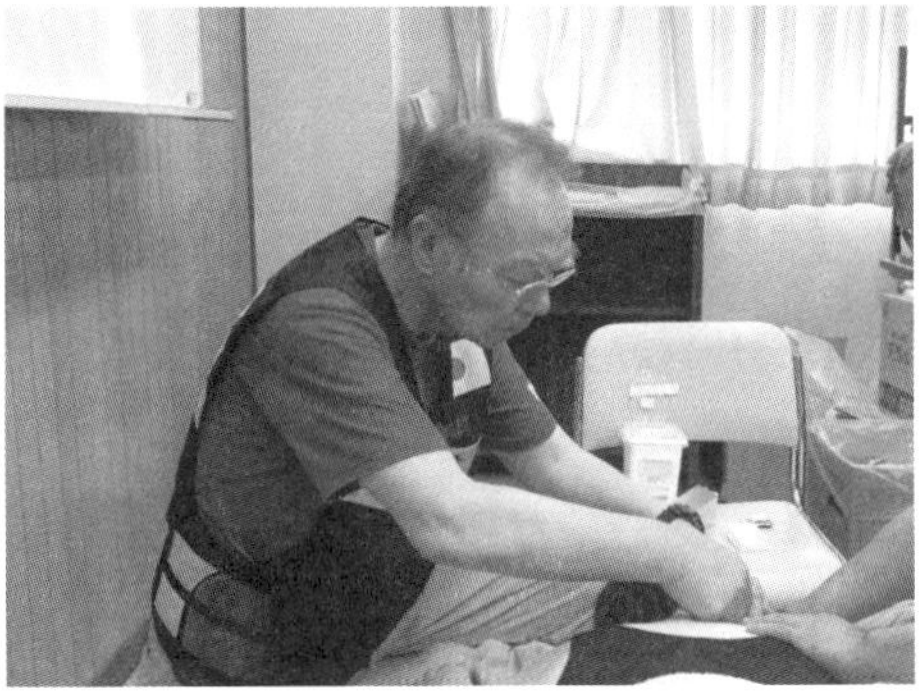

北小路鍼灸師の活動

情報共有」の重要性でした。拠点を置いた災害支援を行えば、治療を通じて被災者と支援者の意思疎通を図ることが容易で、被災者が長期間の避難所生活により、身体的苦痛に加え精神的にも疲弊し、様々な身体的変化を発現する状況を把握でき、被災者のニーズにあった医療支援を提案することも可能だと感じました。

治療を通じ、被災者の医療情報を自治体の災害支援組織や地域の支援者、ボランティア団体と共有することによって、被災者を包括的に支えることが可能であると思いました。その時に必要な支援を行うことが可能であることを強く感じました。

災害時における各種の支援を支える大きな要因として、調整員の役割が重要であることも確認できました。災害支援を俯瞰的に捉え、必要な情報や人材、物資などが必要なところへ届くようマネージメントする、大変重要な役割を担われていると認識しました。

近い将来に起こりうる南海トラフ災害に対し、AMDAはすでに準備を進めておられます。災害鍼灸支援者の一人として、必要な時期に出動できるよう準備をし、少しでも被災者の役に立てるようにしたいと思います。

西日本豪雨災害での災害鍼灸活動について

朝日医療大学校　副学校長　山口　大輔

岡山県倉敷市真備町が西日本豪雨災害によって甚大な被害を受けていることをニュースで知り、驚いたのとともに自分に何かできることがないかと考えたことを覚えている。

数日後、AMDA災害鍼灸ネットワークの代表世話人をされている今井賢治先生より、真備町で災害鍼灸ケアルームを運営する予定だとの電話があった。近いうちに調整員より支援要請があるとのことで、それまでに準備を促すものであった。これは必ず協力しなければと心に思った。その数日後の早朝、AMDAより

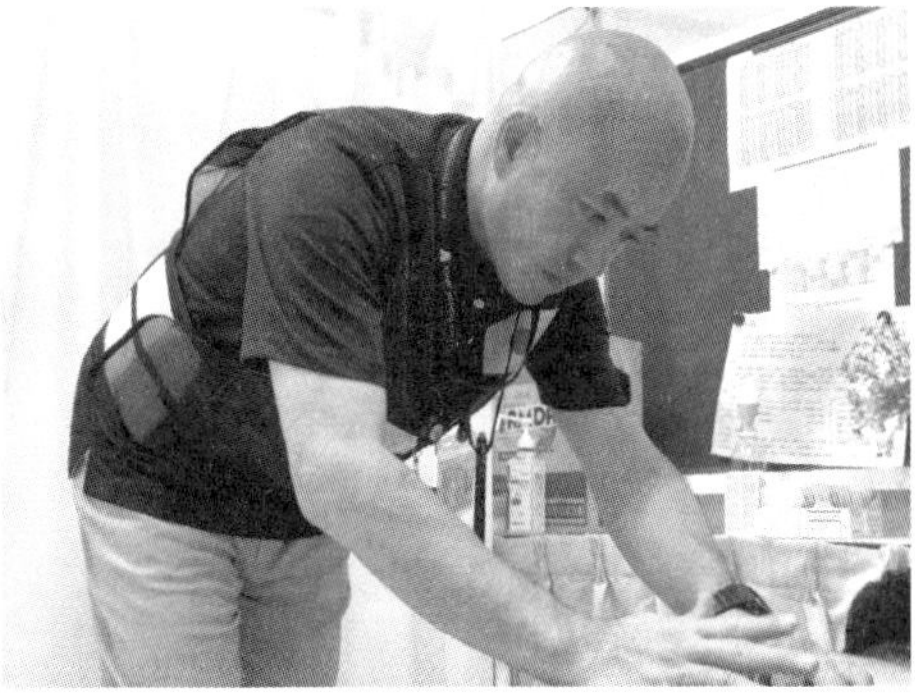
山口鍼灸師の活動

正式に支援要請があった。私の勤務する朝日医療大学校は、ＡＭＤＡと連携協力協定を締結しており、学校長の許可を得て平成30年7月18日から23日間、1日も途切れることなく鍼灸学科教員の派遣を行った。私も8日間にわたり現場で活動した。

活動場所は、真備町で最も大きい避難所となった岡田小学校であった。岡田小学校には冷房設備がなかったため、スポットクーラーが緊急に持ち込まれたが、ケアルームの室温は連日35℃前後まで上がり、非常に蒸し暑い中、汗だくになりながらの活動となった。

活動内容は、避難所の避難者および避難所を運営しているスタッフの中で、希望者を対象に鍼治療を行うものであった。鍼灸治療は、会話を通して患者の病状を把握し、身体に直接触れ状態を確認しながら治療することで、心と身体を一緒に癒やすことのできる治療法である。毎日のように強いストレスを受けながらの生活を強いられる避難者にとって、非常に良い治療法だと思った。実際、治療を受けた避難者の方々は、すっきりとした顔でケアルームを後にされたことを記憶している。自分の鍼治療が少しでも避難者に喜んでいただけたことは、鍼灸師として人生を歩んでいく中で、非常に印象深く良い経験となった。

鍼灸治療は薬を使わずに、ストレスに起因する様々な体調不良に対応できるだけでなく、患者の訴えにしっかり耳を傾け、直接肌に触れて状態を確認しつつ治療を行うことで、相手に安心感を与えることができる治療法だと思う。また、必要な装備も鍼と消毒材料と非常にコンパクトである。従って、鍼灸師さえ確保できれば、すぐに被災地に入って活動ができるいとう利点もある。鍼灸治療は、災害時の医療支援の一端を担うことができると考える。

災害時の伝統医療に関する取り組みと将来の展開

公益財団法人 国際医療技術財団
理事長　小西　恵一郎

本財団は東日本巨大震災の教訓を踏まえ、２０１１年11月から災害医療人材育成のための研修事業を実施しています。

目的は、発災直後の現場へ先遣隊を派遣し、避難者の健康状態や公衆衛生、感染症など被災地の状況を、本財団が組織する21の全国団体の代表者によるＪＩＭＴＥＦ医療関連職種団体協議会へ素早く伝達し、本財団の災害医療研修コースを修了した所属団体の専門家が被災者のニーズに合った支援を行えるようにすることです。

本財団の災害医療研修の修了生は２０２０年３月31日現在、延べ１９７６名で、23の医療職種に及んでいます。

災害医療はチーム医療の縮図であり、23の医療職種が連携して威力を発揮いたします。中でも、伝統医療と西洋医療の併用・共存が被災者にとって大変有益であります。

その伝統医療の内訳は、はり師、きゅう師、あん摩・マッサージ・指圧師が３９４名、柔道整復師が２４７名です。合計いたしますと修了生の32・４％、即ち全体の約３分の１が伝統医療の専門家です。

私は近年の自然災害で実証された伝統医療の有用性に鑑み、ＤＭＡＴ（災害派遣医療チーム）の伝統医療版、即ち「ＴＭ（Traditional Medicine 伝統医療）―ＤＭＡＴ」を提唱したいと考えています。

急性期から慢性期に活動可能な機動性を有する、災害医療の専門的な訓練を受けた伝統医療チームです。分野は、柔道整復、はり、きゅう、あん摩マッサージ指圧、漢方です。伝統医療での他（多）職種連携によって、強力な伝統医療チームが結成されることが待望されています。

　本財団は２０１３年８月１日にＡＭＤＡ、２０１８年10月14日にＡＭＤＡ＆全日本鍼灸マッサージ師会、２０１９年６月３日にＡＭＤＡ＆日本鍼灸師会とそれぞれ災害医療に関する連携協力協定書を締結いたしました。さらに２０１９年８月19日にはＡＭＤＡと公益社団法人・兵庫県柔道整復師会との災害医療に関する連携協力協定書の締結の仲介をいたしました。

　これらにより有事における被災地への専門家派遣、並びに平時における防災訓練の実施に大きな成果が期待されます。

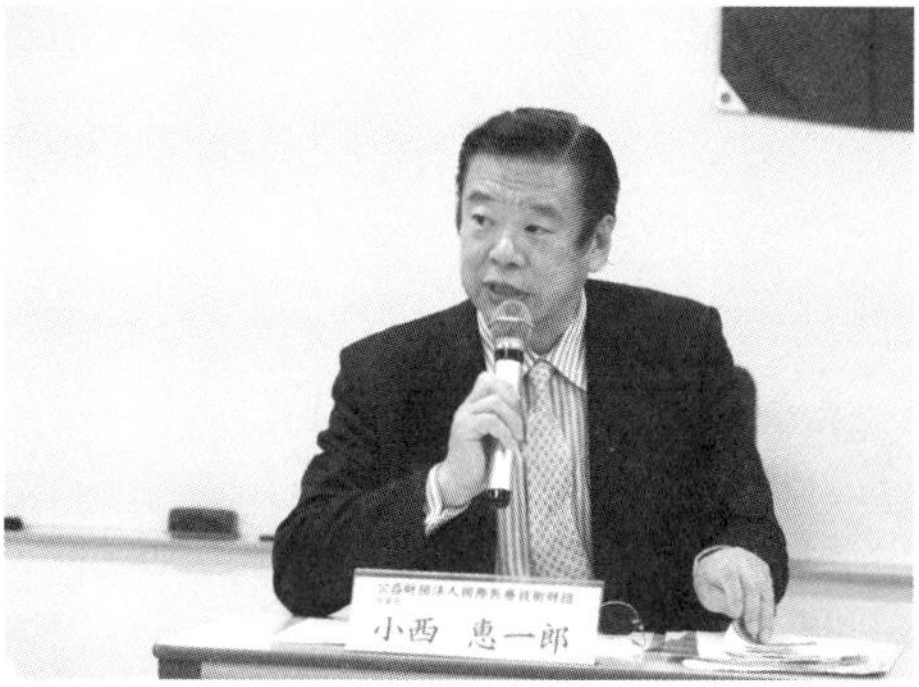

「AMDA災害鍼灸チーム育成プログラム」に出演した際の小西理事長

　さて２０１９年５月30日、第72回世界保健総会（ＷＨＯ：世界保健機関）において国際疾病分類の新しい第11改訂版（ＩＣＤ―11）に伝統医学分類が初めて１１９年ぶりに採択されました。これにより、鍼や灸、漢方の科学的根拠が実証されることが予想されます。

　また、柔道整復術は２００２年５月にＷＨＯが発行する「伝統医学と相補・代替医療に関する報告」の中に「Judo-therapy（柔道セラピー）」として記載され、日本伝統医学の有効な治療として正式にＷＨＯから認知されました。これにより、柔道整復術は国際的に周知され、世界へ発信できることとなりました。

　このように日本の伝統医療は被災者や自治体のみならず、国際連合からも高く評価されています。

　国連経済社会理事会に総合諮問資格を有する国連ＮＧＯ（非政府組織）であるＡＭＤＡを先頭に、一丸となって相互扶助の精神で「災害伝統医療」（災害柔整、災害鍼灸あん摩マッサージ指圧、災害漢方）をＷＨＯへ提言していきたいと決意を新たにしております。

第4節　災害時における保険診療

まび記念病院の水害からの1年
―災害後いかに早期の診療再開を果たすか―

医療法人和陽会　まび記念病院院長　村松　友義

まび記念病院は岡山県倉敷市北西部に位置する真備町（災害前人口約2万3000人）にあり、80床（急性期60床、包括ケア20床）を有する一般病院である。平成30年の西日本豪雨により7月7日の早朝当院は1階部分（事務所、外来診察室、検査室、レントゲン室、内視鏡室、救急室、リハビリ室）が完全に浸水し、さらに停電、断水、固定電話が不通となったため病院機能が停止し孤立状態となった。さらにその後予期せぬことして212名の逃げ遅れた近隣住民を収容することとなり、患者76名、施設利用者16名、職員31名と合わせ総計335名がその7月7日の暗い一夜を共にした。しかし全員が翌7月8日のうちに東京消防庁、ピース・ウィンズ・ジャパン（NGO）と自衛隊により一人のけがもなく無事に救出された。被災後もしばらくライフラインは停止しており、病院は廃墟と化していたが、そこから当院は吉備医師会やAMDAの支援を始めとする多くの支援、温かい励ましを受けながら復旧を進めていった。7月18日より病院駐車場での診療を再開し、9月18日には院内での外来診療に移り、9月25日より透析再開、12月3日より入院診療再開、そして今年2月1日ついにすべての機能がもとの状態となり、まび記念病院を復活させるに至った。現在地域住民の方々も真備の地区へ徐々に帰って来られており、患者数も8～9割方回復している。この稿では災害後の早期の診療再開がいかに重要であるかを詳述する。

災害後もしばらくライフラインが停止していた真備町へDMAT、JMATなどの組織が入り、主に避難所を中心に避難住民の健康管理を開始したが、それにより避難所に収容された方々の健康はおおむね守られていた。しかし避難所に入らなかった人たち（自宅の被災の程度が軽かった人たち）は電気のない自宅にいて、体調を崩したり内服薬が切れたりとしだいに健康を損ねる状況となったのである。実際に当時、当院がいつ再開するのか尋ねる電話が日に日に多くなり、また廃墟化し診療もできない病院を訪れる人も増え続けていた。一方で私たちは１日でも早く診療を再開したいと思うけれども、何から着手すればよいのか分からないという状況であった。

７月17日、まだ洪水が引いたばかりで空気の悪い中、ＡＭＤＡ代表菅波先生、吉備医師会長平川先生が来院された。さらに当院の駐車場に１台の健診車（瀬戸健康管理研究所　麻田先生）を停め「さあこれで真備の診療を再開しましょう」と言われた。恥ずかしながら病院長の私は当初「人もいないし（病院職員の４分の１、約50名が被災）物もないので診療再開は困難である」と返答した。しかし菅波先生の「住民の方々が困っている、とにかく診療を始めましょう」という熱い言葉に押され、７月18日より診療を再開したのである。

運営の方針については目を見張る内容であった。まず第１に健診車を当院玄関脇に設置し診療を再開する。

災害医療と災害時の保険医療の相違点

	災害医療	保険医療
1．期間	災害急性期・亜急性期から復興に着手するまで （短期間＝２週間程度）	急性期から復興まで （期間の制限はない）
2．場所	診療は場所を問わない （主に避難所、救護所）	診療機関の届け出がある場所
3．医師	災害医療のスタッフ （多くはボランティア）	主に地元の医師 （保険医の登録が必要）
4．主治医性	主治医でなくても良い	主治医（かかりつけ医）の復活につながる
5．収益	発生しない （手当はでる）	発生する
6．個人データ	必ずしも必要はない	必要な場合が多い
7．薬	薬の種類・量に限りがある （急性期に対応）	通常通り処方できる （慢性期にも対応できる）
8．検査	検査・レントゲンは多くの場合できない	検査・レントゲンは復旧とともにできるようになる

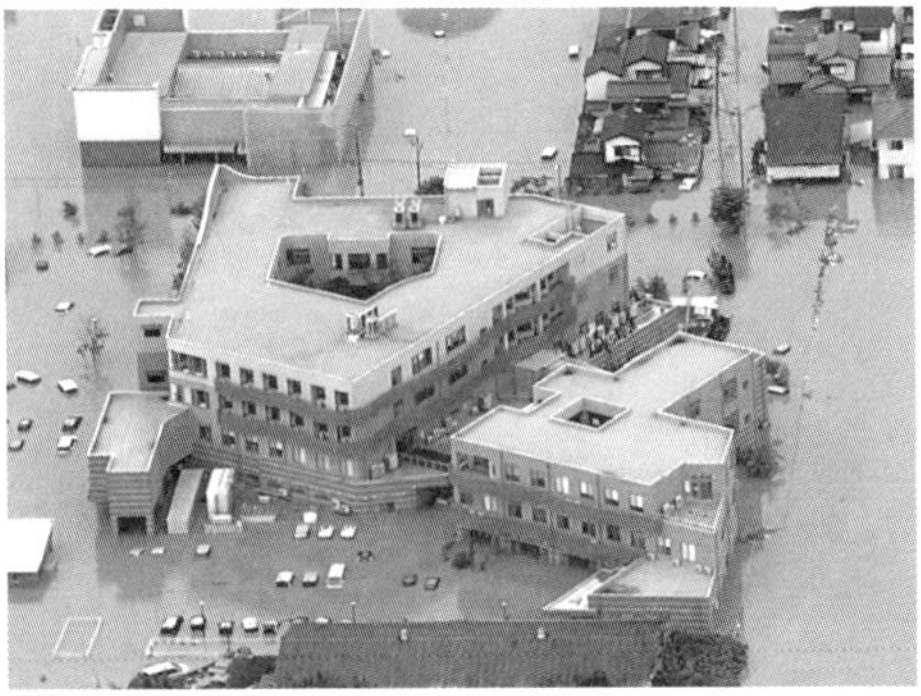
孤立したまび記念病院

第2に運営は当院ではなく吉備医師会が主導する。すなわち他の被災した診療機関の先生方も診療できるようにする。第3に災害医療ではなく保険医療で行う、というものであった。またこれを始めるに当たって、岡山県医療推進課、保健所、中四国厚生局の確認を取った。その後、健診車での診療は7月30日よりプレハブ診療に変わるが、8月31日まではこの方針にて運営された。

　この運営の方針をもう少し詳しく考察すると、第一はとにかく1日でも早い診療開始が望まれたということである。なぜそれが大事であるかは、もちろん災害発生後、時間の経過とともに外傷や体調不良の患者さんや内服薬の無くなる患者さんが増えるためであるが、一方で医療者側からすれば医業収益を早く上げることで、施設の立て直しや職員の給与の支給にもつながり、早期の経営の復活につながるからである。今回は健診車での診療再開であったが、車両を利用しての診療再開は簡便かつ確実であり災害時には一考すべきである。

　第2の複数の診療機関が同時に診療できるようにしたのは、当時真備では11診療機関の内10診療機関が機能停止状態となっており、自らの診療所が被災して診療できなくなっていた先生が多くいたためであった。そこで被災した他の診療所の先生方と一緒に診療を行うことで、その先生方がかかりつけとして診ていた患者さんと早期に会える、すなわちかかりつけ医の早期の復活につながり、その後の診療所復活とともにその患者さんとの関係も引き続き維持できる。さらには医師同士が顔を合わせることで、復興途中での脱落（疲弊してやる気がなくなり、復旧が遅れるないしは廃業に追い込まれる）をできるだけ防止するする効果も期待できる。

第３の災害医療と保険医療の選択であるが、私たちは保険医療での診療を選択した。表に災害医療と災害時の保険医療の相違点を列挙したが、そのなかで保険医療の大きなメリットとしては、収益が発生するため、直接的に自施設の復旧につながる、また主治医性（かかりつけ医）の復活につながるということである。実際に診療再開時には何かと困惑があったものの、その後の診療の回復は非常にスムースであった。

この災害を経験し、病院長の私は多くのことを反省し同時に多くのことを学んだ。その中で最も反省すべきこととして、災害に対しての備え、すなわち災害対策マニュアルの作成・見直しや『ＢＣＰ（事業継続計画）の策定』を完全に怠っていたということである。そのため災害当時、２基あった非常用電源は１階部分に設置していたため、いずれも浸水により短時間しか作動せず電気の供給はいとも簡単に途絶えた。外部とのやり取りは携帯電話のみとなり、しかも当院の職員がそれぞれ行っていたためその情報を一元化できず、どういう情報が当院へ入ってきているのか、一方で当院の情報がどこまで伝わっているのか全く解からなかった。さらに前述のごとく被災後も真備町ライフラインがしばらく停止し、廃墟同然となった病院を目の当たりにし、１日でも早く再開したいと思うけれども、何から着手すればよいのか分からなかった。また病院復旧にとって最も大事な高圧受電設備を１階部分に設置しており、これが水没により壊れたため病院復旧に時間がかかった。

被災によるダメージをできるだけ少なくし被災後の復興を１日でも早めるためには、普段より災害を想定しＢＣＰを策定しておくことが重要である。自治体や災害拠点病院などはこれを策定しているが、当院を含め多くの地方の中小病院や診療所、薬局、介護・福祉施設などでは十分な検討がなされておらず、災害にあって初めてその重要性に気づく。現在、今回の災害の経験をもとに当院自身のＢＣＰ策定を進めているところであるが、そのＢＣＰの中にＡＭＤＡが災害早期の診療再開のために支援してくださったことなどを網羅していく予定である。

　さらに地域の医療を守るためには自身のＢＣＰを策定することだけにとどまらず、その地域の医療・介護・福祉に携わる施設が連携し、災害に備えることが最も重要だと考える。実際に連絡網の構築、ライフラインの確保、診療録情報のバックアップ、災害時の人員確保など必要な共通項目を挙げ地域で検討するなど開始をしたところである。さらにありがたいことにこの輪は大きくなっており、現在吉備医師会、倉敷連合医師会や災害拠点病院である倉敷中央病院・川崎医科大学などの協力のもと、『地域のＢＣＰ』を策定していくという動きになっている。それにより今後おこりうる南海トラフ地震や今回のような水害、その他の想定しうる災害に対し地域で備えていく体制を構築していく予定である。

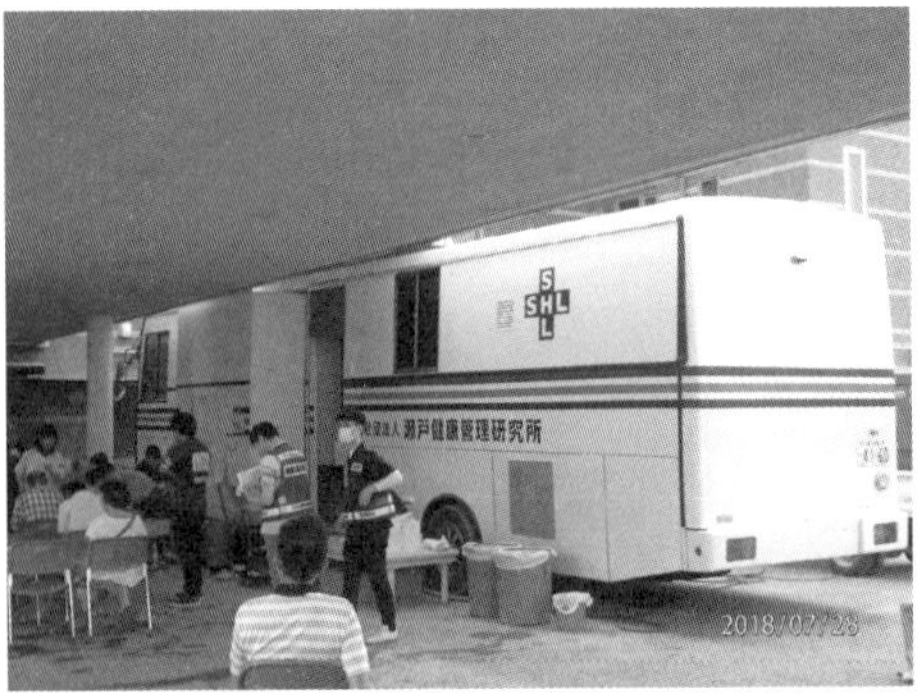
健診車を用いての診療活動

　もう一つ重要な事項として『スムースな受援』である。被災後たくさんの方々が当院を訪れ、「何か困ることはありませんか？」「支援しましょうか？」と救いの手を差し伸べてくださった。初めて災害に遭って支援の内容もよく判らない側（その当時の当院）としては、災害をよく知っている立場で支援をする側（ＡＭＤＡなど）に対し、大変失礼な対応をしており汗顔の至りである。とくに災害を経験していない施設は、まずは支援の内容や支援をどのように受けるかが解っていないことが多いため、災害時に現場が混乱し、ひいては復旧の遅れにつながる恐れがある。受援も災害時のＢＣＰのなかに網羅されるべきであり、災害時自施設に起こった機能の低下に応じた必要な支援についてあらかじめ考察し、スムースな受援ができるよう備えておく必要があると考える。

　災害から約1年が経過した今でも真備地区の多くの住民の方々が仮設住宅やみなし仮設におられるが、最近やっと地元へ帰って来られる人が増えており、暗かった夜に少しずつ明かりが増えてきている。さらに、当院に来院される患者さんの顔には笑顔がもどり始め、病院職員はその笑顔に力をいただきながら診療を行っている毎日である。

私どもの病院とＡＭＤＡとの接点は被災後早期のわずかな期間であったが、『診療の再開』という最も重要な支援をしていただいたことで、平成31年2月の病院機能完全復活につながったと言っても過言ではない。多くの支援をいただいたなかでも、当院の存続を左右しかねない『診療の再開』に多大なる力を注いでくださったＡＭＤＡの皆さんにこの場をお借りし心より深謝します。ありがとうございました。

第5節　ＡＭＤＡ災害医療機動チーム構想

ＡＭＤＡ災害医療機動チーム

ＡＭＤＡ南海トラフ災害対応プラットフォーム
合同対策本部　本部長　大西　彰

２０１８年7月に起こった西日本豪雨災害支援の経験をもとに、ＡＭＤＡ理事長菅波茂が構想を立案、２０１９年7月28日の第6回ＡＭＤＡ南海トラフ災害対応プラットフォーム調整会議の場で正式にＡＭＤＡ災害医療機動チームを発表しました。

２０１８年7月西日本豪雨災害支援の中で以下3点を新たに経験しました。

①生きている相互扶助‥

「ＡＭＤＡ南海トラフ災害対応プラットフォーム」の協力自治体が、西日本豪雨災害の支援に積極的に参加。

②被災病院の早期保険診療再開‥

移動健診車を使用し、被災病院の保険医療による診療再開を支援。

③各企業・団体による社会貢献‥

自ら支援を実施する企業や団体が多く見られた。

これまでのＡＭＤＡの活動の中でも多くの方々、団体や企業よりご支援、ご協力を頂いています。ＡＭＤＡはご協力いただいている皆様と「早い段階でＡＭＤＡ医療チームと一緒に被災地に入って活動が行える事。初期は医療チームへの支援を行い、医療チームの撤収後には避難所において早期復興につなげるための活動」を目指しています。

尚、支援活動への参加を考えている企業の方々より、「被災地の支援に行きたいがどこに行けば良いか分からない」「重機での支援を語るとボランティアセンターを紹介されて、そこからバスでの移動との対応に断念」などお伺いすることがあります。突然の災害で被災自治体は混乱する中、マニュアルに沿って行動されるため臨機応変な対応を取る事が難しい状況です。更に、面識のない素性不明な所からの支援には警戒する必要があります。ＡＭＤＡも国内災害で活動する時に被災自治体では面識がないため、団体の説明を話してから本部への登録等を行っております。

相互扶助に基づく活動

ＡＭＤＡの国際人道支援活動は相互扶助の精神、つまり「困ったときはお互い

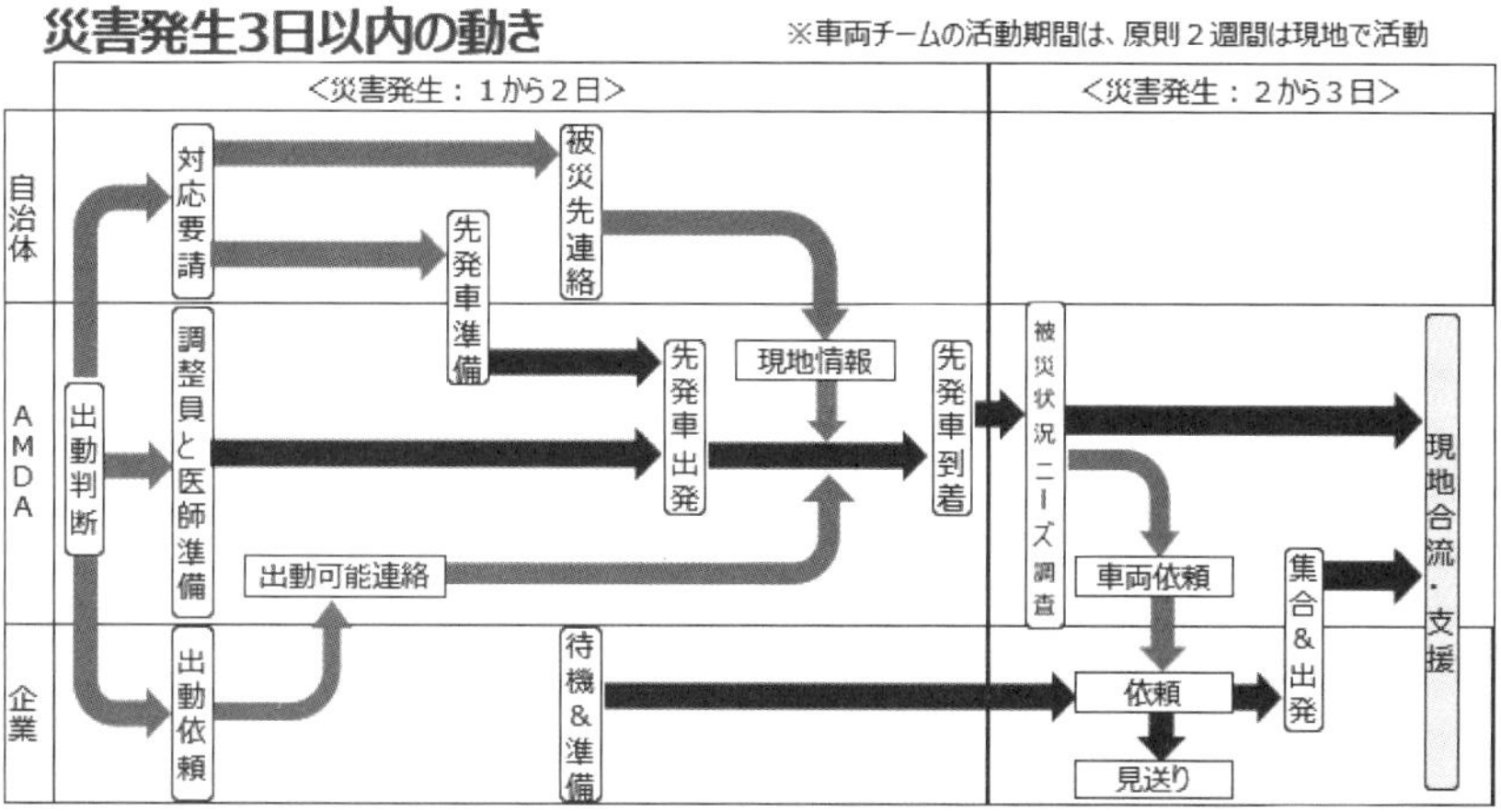

様」の心に基づいており、「人道援助の三原則」を活動成功の鍵としています。

1．誰でも他人の役に立ちたい気持ちがある
2．この気持ちの前には、国境、民族、宗教、文化等の壁はない
3．援助を受ける側にもプライドがある

ＡＭＤＡ災害医療機動チームとは

・2019年度より実施する新たなＡＭＤＡ緊急医療支援活動の活動形態。
・ＡＭＤＡ緊急医療支援で医療活動に直接関わる支援車両（医療支援車両）と、その医療支援活動を支える支援車両（ロジスティックス車両）の2系統に分類。
・被災地にて医療チームだけではなく、自治体や様々な企業・団体と共に、車両を活用して被災者の方々に対して迅速な支援活動を実施。

ＡＭＤＡ災害医療機動チームへの要請とは

①災害が発生後、先発隊が被災地に入り現地の方と調整し必要なニーズ等の考査。
②現地での必要なニーズに沿って出動可能な企業等

に連絡をし現地で集合。

　災害の発生と状況について、岡山のＡＭＤＡ本部からでは把握する事は難しく、規模や状況について現地からの情報が無い事には判断できません。したがって、最初にＡＭＤＡとの協力自治体や支援者からの現地情報を元に、先発隊が出動します。

　状況把握なしに、機動チームが移動する事は現地に対して迷惑行為になると考えています。現地で必要と思われる事と現地からの要請でのチーム編成が重要になります。


２０１９年10月に発生した東日本台風（台風19号）では

　ＡＭＤＡ緊急救援で長野県、福島県、宮城県での活動に入りましたがＡＭＤＡ災害医療機動チームを編成するまでには至りませんでした。ただし長野県のボランティアセンターの開設にあたり株式会社ソーデン社様に被災者支援として長野県でのボランティア活動へ参加していただきました。

　当初、車中泊するとの事でしたが、長野県で活動しているメンバーより被災地での気温が低くなってきだしたと情報が入り、参加するメンバーの健康管理も必要なため、宿泊施設の確保を行いました。


ＡＭＤＡ災害医療機動チームの今後について

　災害は同じものが一つもありません。様々な災害で活動を行っていく中で毎回更新されて行く事で進化し続けると思います。

　また、現場で混乱なく活動を

【自治体と医療機関と企業の3者連携による社会貢献】

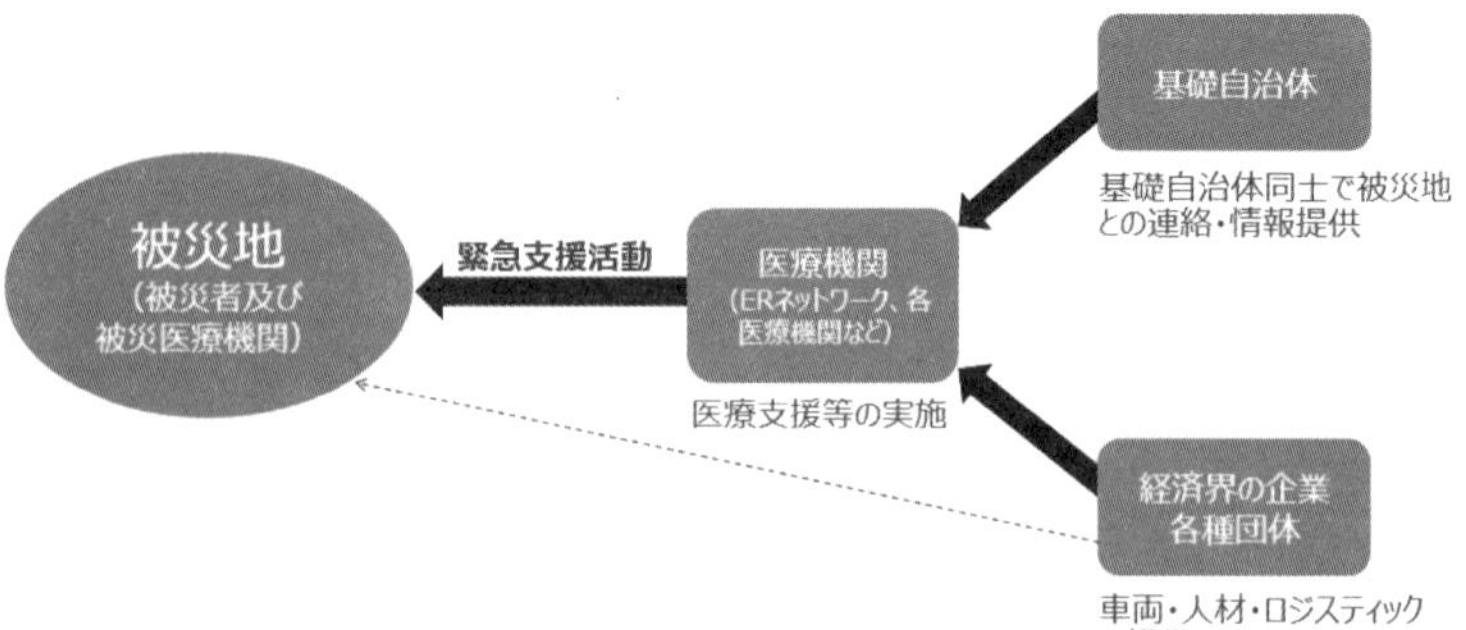

スムーズに行うため、本部では様々な調整を行っています。この初動の活動の中にも入って頂き現場のチームに対しての連絡等を行う事で連携がスムーズに行えると思われます。

現在は岡山を中心として企業様への声掛けを行っていますが、全国に取り組みの輪がつながって行く事により迅速な支援のネットワークが構築できると考えています。

２０１９年７月時点で賛同いただいている企業について（以下順不同）

・一般社団法人瀬戸健康管理研究所（瀬戸健診クリニック）

２０１８年７月西日本豪雨災害支援でまび記念病院の病院支援を行いました。

・十字屋グループ

２０１８年７月西日本豪雨災害支援で散水車と給水車を手配して下さいました。

・株式会社ＭＩＺＵＨＡ

途上国の発展に貢献出来ることを願い事業活動を推進しています。デモンストレーションでＡＭＤＡ本部の１階に空水機を設置しています。

・株式会社長崎鉄工所

機動チームでは、井戸掘り機を使い現地の水不足解消に協力して下さいます。

・ぎんりんグループ

ＮＰＯあゆみを立ち上げ、東北はもちろん、熊本など震災時には支援活動を行っています。今回の西日本豪雨災害でも倉敷市真備町に５台の車で炊き出し支援を行いました。

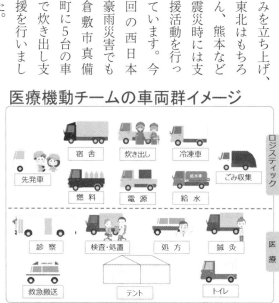

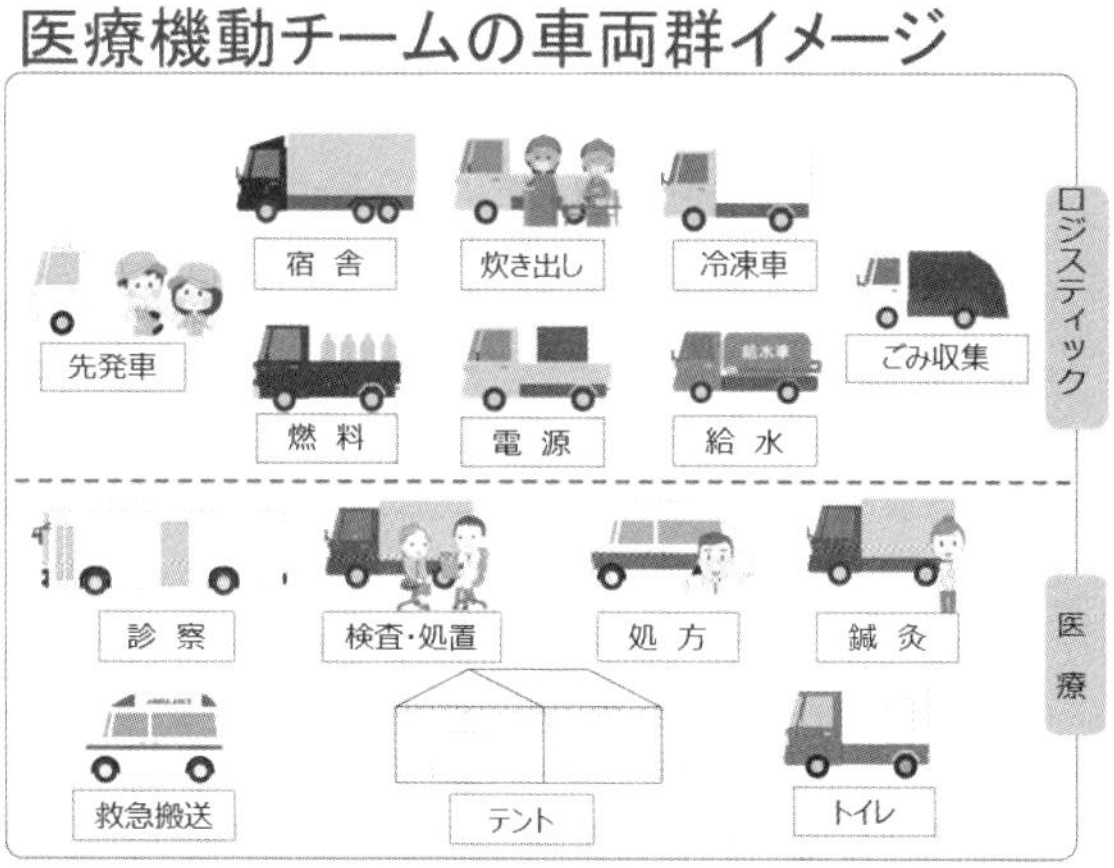

・生活協同組合　おかやまコープ
おかやまコープは２００７年にＡＭＤＡと協定を締結し、緊急医療支援に対してＡＭＤＡ基金から支援金を拠出する等、活動を継続しています。ＡＭＤＡへは、様々なご支援を頂いております。
・株式会社ソーデン社
ソーデン社機動部隊（ＳＫＢ）を社内にて編成し、被災地支援活動を行っております。
・株式会社永燃
ガスを取りまく法律によって直接移動が出来ない事もあるが企業のネットワークでの協力が頂ければ今後の対応に大きな一歩となります。
・株式会社道満石油店
ＡＭＤＡとは南海トラフを想定して災害時の県外の遠方から支援に駆けつける車両の優先給油としてお願いをしています。
・株式会社智商ロジシステム
過去には東日本大震災や熊本地震などへ支援を行いました。災害医療機動チームとしてトラックで参加、備蓄倉庫も提供する予定です。
・株式会社研美社
災害医療機動チームとしてトラックとバスが参加予定です。
・民間救急サービスはやぶさ
徳島県小松島市を拠点に徳島県全域で営業展開している、民間救急サービスです。大規模災害連携協定を２０１９年7月27日にＡＭＤＡと締結いたしました。
・キャンピングエキップメントストア
災害医療機動チームへはテントなどの物品の貸与で参加予定です。
・株式会社イシダ工務店
土木、建築工事の設計・施工・監理等を行われているため、被災地での行政や住民へのアドバイスや地域の支えにもなると思います。
・ＡＭＤＡ支援農場
２０１８年北海道胆振東部地震被災者緊急支援活動で岡山から北海道まで車両で移動して、避難所で炊き出しを行いました。

第６節　世界災害医療プラットフォーム構想

世界災害医療プラットフォーム構想

ＡＭＤＡグループ代表　特定非営利活動法人ＡＭＤＡ
理事長　菅波　茂

1．気候変動による災害の多発時代に突入～地震と津波に加えて酷暑、寒冷と水災害

①国連機関（ジュネーブ）を訪問

２０１８年7月。日本で最も安全と言われていた岡山を襲ったのが西日本豪雨でした。死者数２２４人のうち岡山県の死者数は64人でした。日本中どこでも起きうるのが水災害です。ちなみに、宇宙に打ち上げている衛星から日本全国の地中のマグマをチェックすると、熱が感じられない場所が2ケ所あります。岡山と丹波笹山です。地震の発生源がないことを意味します。興味深いことに、歴史的に太平洋戦争の末期に、天皇陛下と共に、大本営を移す計画の対象になったのが岡山県長船町と長野県松代町でした。しかし、洪水と山崩れに代表される水災害になると、日本には災害に対する安全地域はありません。

２０１７年1月。ジュネーブに本部がある世界保健機構（ＷＨＯ）、国連国際防災戦略事務局（ＵＮＩＳＤＲ）、国連難民高等弁務官事務所（ＵＮＨＣＲ）、赤十字国際委員会（ＩＣＲＣ）などを松田久岡山経済同友会代表幹事（現岡山商工会議所会頭）と訪問しました。どの団体も日本政府が南海トラフ地震・津波災害に備えて準備を進めていることを知りませんでした。これには驚きましたが、日本に南海トラフ地震・津波や東京直下型地震などの大規模災害が発生した時には、地震が発生しない、岡山を災害支援拠点として活用することを提言しました。

②世界災害医療プラットフォームアジア大洋州版構想の具現化

世界医師会が災害医療ネットワークを構築して、「命を助ける、救う、見放さない」という医師のミッションにもとづいて、世界の被災者の医療支援することは気候変動による災害多発する時代にまさに時宜を得ています。ただし、災害の規模が被災国の実力と能力を超える時には海外からの支援が必要となります。この時には被災国政府の許可に加えて、災害医療を支える種々のロジスティック能力が問われることになります。

国連機関、政府、世界医師会、NGO／NPO、大学、公益団体、企業の7者の組み合わせが世界医師会の災害医療対応能力を飛躍的に向上させると確信しています。

7者連携の構築のためには、各国における大小規模の災害医療対応能力の向上の積み重ねが必要です。即ち、信頼関係の構築と拡充こそ日常的に行われなければいけません。その信頼関係が各国を襲う大規模災害の時に7者連携が具現化されると信じています。

なお、事務局は、地震のない岡山にあるAMDAが望ましいと考えています。

③AMDA南海トラフ災害対応プラットフォームとの連携

日本政府は南海トラフによる地震と津波による被害は30万人以上の死者、300万人以上の被災者、流通機能が30％までに低下して2ケ月以上続く、そして被害総額は2兆円以上と予測しています。簡潔明瞭に言えば、東日本大震災の20倍です。明確なことは、日本1ケ国では対応できない規模の災害であることです。

AMDA南海トラフ災害対応プラットフォームを2015年から発足させて、被害が大きくて孤立する可能性のある四国の徳島県や高知県を対象として、現在、2県9市町村、16の連携自治体、16の協力医療機関、そして7つの協力企業、その他岡山経済同友会、岡山県商工会議所連合会（2020年3月5日締結）などが参加しています。年に一度の調整会議と各自治体の災害訓練に参加しています。多くの医療機関に参加していただき感謝しています。

世界災害医療プラットフォームとＡＭＤＡ南海トラフ災害対応プラットフォームが相互支援の協定を結ぶことにより、更なる災害医療対応が可能になることを期待しています。

2．国連機関、政府、世界医師会、ＮＧＯ／ＮＰＯ、大学、公益団体、企業の7者の連携

①国連機関

国連諸機関に期待することは1）情報提供、2）政策提言、3）調整です。

国連諸機関が被災国で活動するためには被災国の政府からの支援要請が必要であることを忘れてはいけません。ただし、準備段階では必要なしとのことでした。

ＡＭＤＡは国連経済社会理事会総合協議資格認定ＮＧＯです。２００６年に認定されました。１３７番目でした。日本のＮＧＯ／ＮＰＯでは初めての団体です。２０１９年時点でも１４０団体です。この総合協議資格を使って関連する国連諸機関に積極的に災害医療に関する政策提言をすることも考えています。

１）国連人道問題調整事務所（ＯＣＨＡ）のホームページに世界の災害状況が掲載されています。災害情報の提供者は世界各国で働いている国連機関など。原則として、災害被災者のための直接的活動は行わない。勿論、ＮＧＯによる被災地災害情報の提供も反映されます。

２）世界保健機構（ＷＨＯ）は災害被災地の公衆衛生情報を発信しています。最近ではブルーノートにもとづいて被災国に派遣される海外の医療チームの許認可制の整備を進めています。認可には医療チームの装備に２０００～３０００万円を必要とするのが難点です。

３）国連国際防災戦略事務局（ＵＮＩＳＤＲ）が作成した「仙台防災枠組み」では災害後の復興を重要視しています。経済産業界の参加を大前提に、包括的な災害対応活動計画の推進を奨励しています。災害医療は包括的災害対応の一部分としての位置づけです。被

災地の人たちの生活の再建には、被災地の経済及び産業の復興が優先的に必要との考えです。

4）国連難民高等弁務官事務所（UNHCR）は大量の難民発生の生活全般に対応したロジスティックを提供する能力を有します。これは災害による大量の被災者が発生した時にも有効です。例えば、南海トラフによる災害では30万人以上の死者に加えて300万人以上の被災者と流通機能が30％に低下して2ケ月以上を続くと日本政府は予測していますが、現実的には、生活のために多くの被災者が四国から本州側に移動することになります。従来の避難所の数では対応できません。国連高等難民弁務官事務所の対応能力が求められることになります。

5）国際連合教育科学文化機関（UNESCO）が目的としている国際平和と人類の福祉の促進には諸国民の教育、科学そして文化の協力交流がありますが、防災教育も大きなテーマになっています。

②政府

政府に期待することは1）許可（ビザ発給を含む）、2）安全保障、3）ロジスティック及び人材派遣です。

1999年9月。台湾中部で地震が発生。死者が2415人、負傷者11306人、行方不明者29人。AMDAが派遣した医療チームは関西空港から台北空港に到着するとヘリコプターで山間部の被災地に搬送され、直ちに診療活動を行いました。災害医療では医療チームの被災地への搬送が最も大切です。準戦時下体制である台湾だからこそできたことかもしれません。

2013年11月。台風第30号（アジア名：ハイエン、フィリピン名：ヨランダ）がフィリピン共和国レイテ島を襲いました。死者は2300人を超え、被災者は約950万人。これは全人口の約1割で、経済損失は少なくても総額10億円以上と推定されました。

海外からレイテ州都タクロバン市に集結した緊急医療チームもタクロバン市郊外の医療援助を求める被災者を診療できませんでした。郊外の山間部には反政府の武装勢力がいたからです。AMDAには、フィリピン開発アカデミーとの協定により、海軍から護衛として1ケ小隊が派遣されました。治安も悪化する中、この護衛のお陰で郊外の複数のバランガイ（最小単位の自治共同体）の診療所で被災者の診療を危険のない夕方まで続けることができました。

ただし最近では、政府が海外からの救援医療活動を辞退することもあります。２０１８年8月のインド連邦共和国南部ケララ州を襲ったモンスーンによる洪水は、１００年に1度といわれる壊滅的な規模で、計４１０人以上が死亡、１００万人以上が避難しましたが、インド政府は海外からの援助を辞退しました。また、同年9月、インドネシア共和国スラウェシ島中部パル市で発生した地震と津波により２１０１人が死亡し、４４３８人が重傷を負いました。ジョコ大統領は海外からの救援活動を辞退する声明を発表しました。しかしながら、ＡＭＤＡは各現地支部が中心となり、必要な医療支援などの活動を行うことができました。

上記のようにアジアでは海外からの支援を辞退する災害被災国が増えてきています。いずれも経済的に豊かになっていることと、災害医療に対する医療スタッフが充実してきているためでしょうか。あるいは国としてのプライドのためでしょうか。

被災国に支部や提携団体のない海外のＮＧＯ／ＮＰＯの単独による被災者支援活動も困難になってきているのも事実です。

③世界医師会

世界医師会に期待することは１）医師免許の確認、２）ローカルイニシアチブ（現地主導）とネットワーク、３）人材派遣です。

世界の災害医療対応の基本として被災国の医師の下での医療活動が必須となります。被災国における海外からの医療支援に関しては、20世紀のように、人道支援の大義のもとの活動が無条件には認められなくなっています。被災国が海外の医師免許での医療活動を、１）無条件で認めることもあるし、２）絶対に認めないこともあるし、３）被災国の医師免許のもとでのみ認めることがあります。最近の動向としては３）のケースを取る国々が増えてきています。その背景には、1）医師数や医療機関数の増加、2）災害対応能力の向上、3）経済的発展によるプライド上昇などが考えられます。

2006年2月。フィリピン共和国レイテ島南部で豪雨による山の大規模地すべりが発生。ふもとにある村の1000人以上が生き埋めになりました。フィリピン政府は原則として外国の医師免許での診療を禁止しています。南部レイテ医師会長のマドゥ医師と直接連絡を取り、同医師会の医師のもとで医療活動を行いました。災害多発するこの国ではフィリピン医師会末端の支部の会員までボランティアとして災害医療活動に参加しているのには本当に感動しました。

なお、日本医師会から下記の3つの災害支援に多大なご寄付をいただいたことを付記します。2006年5月に発生したインドネシア共和国ジャワ島中部地震、2013年11月に発生したフィリピン共和国レイテ島台風30号、2015年4月に発生したネパール連邦民主共和国地震の被災者に対する医療支援活動。

④NGO／NPO

NGO／NPOに期待することは1）ローカルイニシアチブ（現地主導）、2）人材派遣、3）経済的支援です。

2008年5月。中華人民共和国の四川省で大地震が発生。四川省政府はAMDAの医療チーム派遣受け入れに関して3つの条件を提示しました。1）北京語が話せる、2）中華人民共和国の医師免許の保有、3）外科医か整形外科医です。日本での募集は不可能でした。直ちに、AMDA台湾支部に事情説明、同支部はNGOである台湾病院・診療所協会に相談。直ちに、三十数名からなる医療チームが、AMDAの名のもとに、四川大学付属病院に派遣されました。被災地から骨折などの重症患者がどんどん搬送されており、病院の医療スタッフは昼夜を問わず治療を行っていました。AMDA医療チームは大歓迎されました。当然のこととして、中華人民共和国政府は台湾政府からの医療チーム派遣を断っていました。

2018年8月。インド連邦共和国ケララ州で大規模な大洪水が発生しました。ＡＭＤＡ医療チームは災害救援活動に関してセワ・バラティや地元のチェンガヌールロータリークラブから甚大な支援を受けました。セワ・バラティは１９８９年に設立し、スローガンは「人々に尽くす」です。インド連邦共和国の全国津々浦々にまでネットワークが広がって活動をしています。基本は各種類の職業から構成されるボランティア活動です。その迅速な動きには目を見張るスピードがありました。いやはや、すごい団体があるものだと感動した次第です。私たちは欧米のＮＧＯのみに注目しているがアジア各国にも大規模なボランティア団体があることも注目しても良いのではないでしょうか。

ＮＧＯと政府が連携して可能になった事例を紹介しておきます。

１９９８年。ＡＭＤＡはタリバン政府からアッバス公共福祉大臣を、北部同盟からは外務副大臣のアブドゥラ氏を別々の時期に日本に招待しました。目的はワクチン停戦のためです。「アフガニスタンのすべての子ども達のワクチン接種をするまでは停戦をする」内容でした。両者ともにＡＭＤＡと調印をしました。この時に外務省が両者と接触したことが、２００４年1月に東京で開催されたアフガニスタン復興支援国際会議へとつながりました。

⑤大学

大学に期待することは１）人材派遣、２）調査と研究、３）人材教育です。

２００４年12月。インドネシア共和国スマトラ沖大地震と大津波が発生。インドネシアのみならず、遠隔地津波としてタイ、マレーシアやインド、スリランカ、モルディブや、遠くアフリカ大陸まで到達し、インド洋沿岸諸国に未曾有の被害をもたらしました。これによる被災者は１２０万人、死者及び行方不明者数30万人以上。ＡＭＤＡインドネシア支部を中心に海外のＡＭＤＡ支部10ケ国から１００人以上のメンバーが支援活動に参加しました。一方、ＡＭＤＡ支部と連携しているスラウェシ島にあるハッサヌディン大学は３００人以上の医療スタッフを派遣しました。大学の医療スタッフ動員の底力を感じました。

2015年4月。ネパール連邦民主共和国に大地震が発生。AMDAは緊急人道支援活動に続いて、復興支援の一環として、AMDAの資金提供により、トリブバン大学教育病院（医学部付属病院）と被災地の巡回診療を実施しました。教育病院は豊富な医療スタッフがいましたが、医療活動のための資金不足でした。

⑥公益団体

公益団体に期待することは1）人材派遣、2）ロジスティックス、3）経済的支援です。

2005年8月。超大型ハリケーン「カトリーナ」がアメリカ合衆国南部に襲来。ルイジアナ州、ミシシッピ州などで1800人以上が死亡、約120万人が避難しました。テキサス州ヒューストン市内のリライアントパークなど市内数カ所の避難所全体で最大3万5000人いたという避難者は、その後の約3日間でおよそ7000人まで激減しました。理由は、被災者の到着直後から登録を行い、大規模避難所のみに集中しないよう、ハウジングオーソリティー（Housing Authority：行政機関や民間団体など20程度の団体で構成）が、搬送されてくる被災者を一般家庭や比較的小規模な避難所へ円滑に移動させたことです。この時に救世軍がFEMAと共に大きな役割を果たし、キリスト教会付属の宿舎が被災者受け入れに大活躍をしたことを知りました。

逸話を紹介します。2003年2月から、明石康日本特別代表からの要請により、AMDAはスリランカ民主社会主義共和国の内戦の当事者である政府軍とタミールのトラ（LTTE）に加えてムスリムの3地区で日の丸の国旗を掲げて巡回医療診療を行っていました。アメリカ合衆国でハリケーン「カトリーナ」が発生した時にAMDAはルイジアナ州やミシシッピ州に応援を頼める医療人脈がありませんでした。私はLTTEにこの両州における医師人脈の紹介をお願いしました。驚いたことに、LTTEは十数名のスリランカ人医師の登録されたリストを提示してくれました。結果としては、協力をお願いすることはなかったが、通常では目にすることのない海外人脈の存在を知りました。代表的なのがユダヤ人、中国人、インド人などですが、どのグループも海外ネットワークを構築して助け合っている現実を知ったことに大きな意義がありました。

２００８年５月。ミャンマー連邦共和国ヤンゴンやイラワジデルタでサイクロン・ナルギスによる洪水が発生。ＡＭＤＡ医療チームは保健省と協力して避難者医療活動を実施しました。多くの被災者が仏教寺院に避難していました。仏教寺院がソーシャル・セイフティ・ネットです。同国では災害時に果たす仏教寺院の大きい役割が理解できました。逆に言えば、災害時には迷うことなく被災地の仏教寺院に医療チームを派遣すれば効果的です。

２０１８年８月。インド連邦共和国ケララ州における大規模な洪水被災者救援活動では地元のチェンガヌールロータリークラブと連携。世界各国のロータリークラブには医師や歯科医師をはじめとして様々な職種の人たちが会員です。ロータリークラブの地域におけるヒューマンネットワークに大いに助けられました。

将来的には、同じ国連経済社会理事会総合協議資格認定団体として、ロータリーインターナショナルやライオンズインターナショナルと災害支援協定を結びたいと考えています。

⑦企業

企業に期待することは１）現地・被災地情報、２）ロジスティック、３）経済支援です。

企業の社会貢献は20世紀にはじまり21世紀にはますます企業の良心として問われることになります。企業は雇用している現地の人たちのためのみならず、被災者のための社会貢献としての大きな意義をアピールできます。災害救援活動が単独で無理ならグループとして行うことができます。その活動を必ずメディアを通して被災国の人たちに知ってもらうことが良心のある企業としての広報になる時代です。

２００３年にスリランカで大洪水被害が発生しました。この時に長靴をはいた在スウェーデン大使が被災地を訪れている写真が現地の新聞の一面を飾りました。被災者のみならず、被災国の人たちに活動を直接的に広報する大切さを知りました。ちなみに、日本大使館も寄付をしましたが、スリランカの人たちに知られることはありませんでした。

２００４年のインドネシア共和国スマトラ沖地震津波による被災者救援活動の時にスマトラ島のメダン市にある日本人会から直接にご寄付をいただきました。しかし、日本国内向けの広報をしただけでした。この寄付を含めてＡＭＤＡの被災者救援活動をインドネシアの人たちに現地メディアにより直接的に広報すべきだったと反省しています。

企業との連携において、企業に対して次の３点を共有することができます。１）直接に被災した企業に対して医療支援と物資支援の提供。２）災害支援協力企業としてメディアに謝礼広告として掲載。３）７者連携ネットワークへの紹介と参加。

日本は「自然災害のデパート」と比喩されていますが、災害対応のモデル形成に成功しています。以上の７者連携により、相互扶助、パートナーシップ、ローカルイニシアチブのＡＭＤＡの活動における３つのコンセプトを共有し、災害被災者に対する医療支援活動を確実にそして有効に実施できると確信しています。

第4章

ボランティアからの連携

第1節　団体ボランティア

PDP（ピクルスデリバリープロジェクト）

人道援助宗教NGOネットワーク（RNN）事務局長
黒住　宗道（黒住教教主）

AMDAの一員として現地入りしていたRNNメンバーからの高齢者への野菜提供の相談を受け、自家製ピクルスの配給を決定。小切りにした野菜を数分間湯通しした後に調味酢に漬けて冷やして完成するピクルスは、安全性とともに適度な塩分もあり、また栄養も豊富で、美味しく食せる夏場には最適の炊き出しメニューであった。黒住教が担当して人的協力と野菜提供を広く呼び掛け、宗忠神社（岡山市）を野菜の集積と調理の場とし、運搬のための保冷車も入手して、岡田小学校・薗《その》小学校・二万小学校から配給を開始。8月は月・水・土の週3回、9月は水・土の週2回実施したが、8月後半からは総社市下原地区と「まきび荘」（真備町）へも配給した。

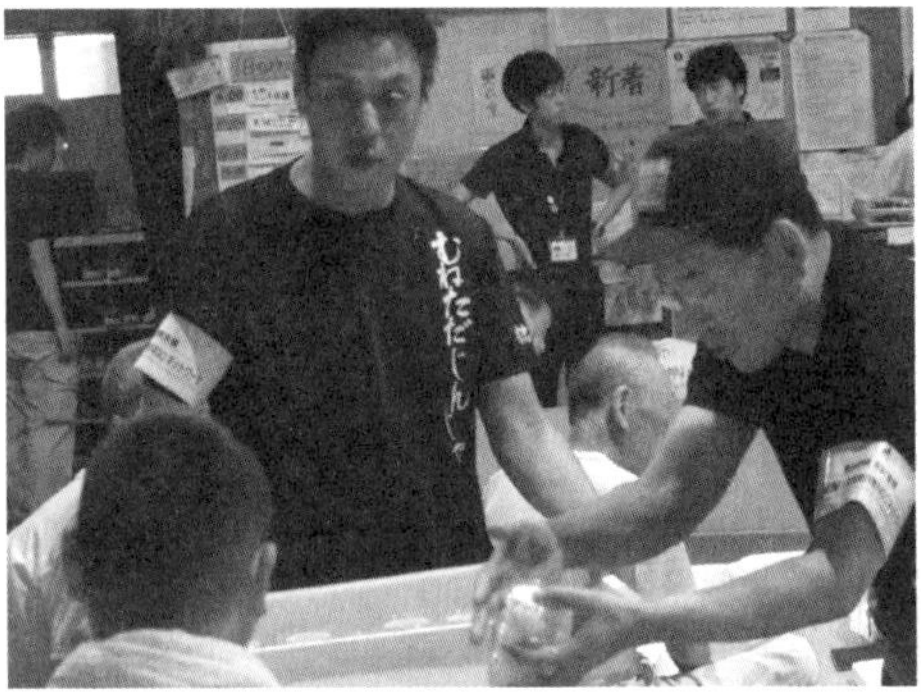
自家製ピクルスを被災者に手渡す

現地入りのできない人々（女性や初老の方々）の協力（調理及び野菜提供）を多数得られたこと、配給弁当や炊き出しメニューとバッティングしない食材提供が展開できたこと、自力で新鮮野菜を摂れない高齢の被災者に非常に喜んでもらえたことが成果。個人的には、ピクルスを直接手渡しながら会話を重ね、被災者への傾聴ができた。

鍼灸の力を災害支援に

公益社団法人　岡山県鍼灸師会　会長　内田　輝和

（公社）岡山県鍼灸師会は会員数３００名を有する団体で、上部団体の（公社）日本鍼灸師会は危機管理委員会を立ち上げており、その指導のもと各県鍼灸師会には災害危機の対策本部を設置しています。災害支援鍼灸師を育成するための講習会に積極的な参加を促しています。

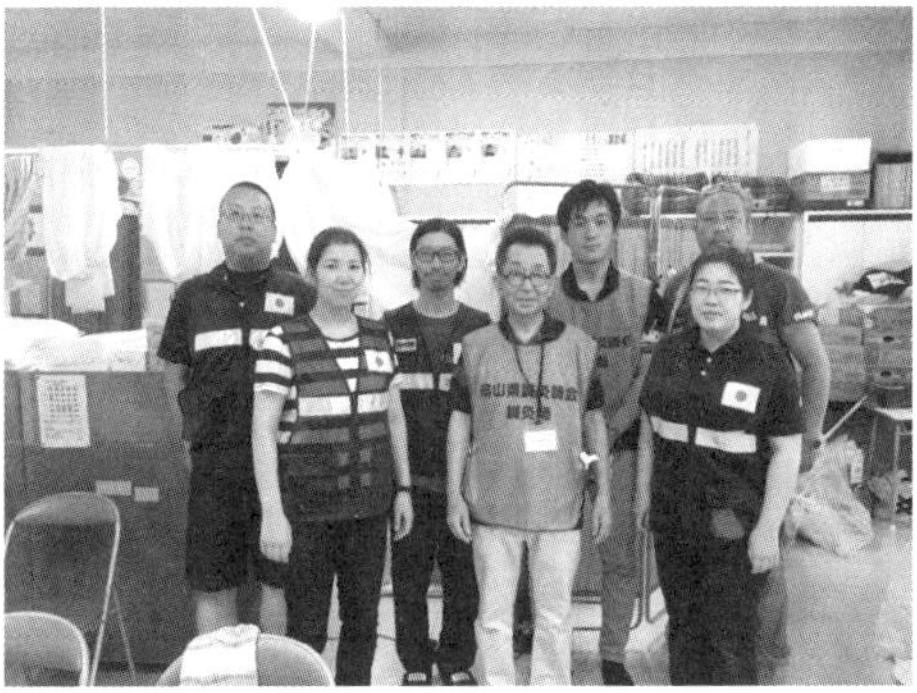

岡山県鍼灸師会をはじめ、全国から集まったＡＭＤＡ災害鍼灸チーム

ＡＭＤＡとは２０１７年７月22日に、南海トラフ地震についての災害協定を締結致しました。２０１８年７月５日には岡山県との災害協定を締結、その翌日に西日本豪雨災害が発生しました。他県への派遣は想定していましたが、まさか岡山が被災県になるとは予想もしませんでした。

ＡＭＤＡは被災当初から倉敷市真備町にて、１か月以上にわたる支援活動を続けられました。被災者の方々を支援する拠点の中で最大規模だったのは、避難所となっていた岡田小学校でした。支援現場での活動は厳しい環境下で行われました。夏期に起こった災害だったので、室温37℃という悪環境下での被災者の方々の集団生活は、過酷と言わざるを得ませんでした。一夜にして災害地となるという環境の急激な変化がもたらしたストレスは、人々の心と身体をひどく傷つけていました。

当然持病のある方々も多かったですが、いつも常用している薬もなく、近くの病院も機能まひに陥っているといった状況でした。そんな中で、鍼灸及びマッサージを行い、接し方や言葉遣い等も包括した〝被災者の方々に寄り添う治療〟ができたことで、被災者の方々に大変喜ばれました。

西日本豪雨災害の活動から南海トラフ対応に向けて

朝日医療大学校　学校長　柚木　脩

２０１１年東北大震災後の貴重な経験。

１．当時、筆者はＴ大学に在籍していた。直後、「居ても立ってもいられないから、ボランティア活動に行かせて欲しい」という学生と教職員からの強い要望。

２．鍼灸・柔整は「初期活動の場がなく苦労したこと」、そして初期ボランティアが引き揚げた後で「心身に異常をきたした被災者の役に立ち評価されたこと」を耳にした。特に、避難所と仮設住宅に在住の人々への、相手を思いやる気配りと適時・適切な技術など医学的対応が必須。

３．２０１２年岡山県国体チームが岐阜国体に参加し、必勝祈願で有名な熱田神社に参拝した。我々の隣で現地東海の女子高校生２人が「東海地震が来ませんように」と安全祈願、その意識の高さに驚嘆。

学校長として左記に基づき、ＡＭＤＡと朝日医療大学校との提携を決定した。

１．自然災害に対する対応への一歩として、「自然災害」ということを意識づけされた。

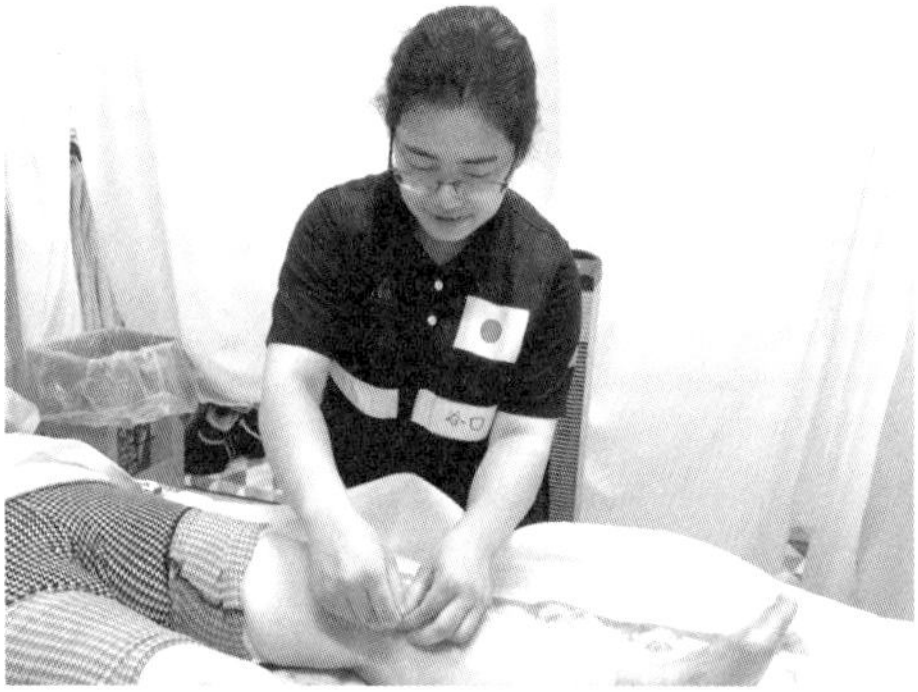

鍼灸学科教員の活動

２．医療系にはボランティア活動に積極的な人々がたくさんいる。

３．活動内容の実態・価値についても報告を受けている。

そこで朝日医療大学校は、２０１８年西日本豪雨災害での支援活動を「南海トラフ地震対応」へと発展させるため、社会の一員となることをお約束します。

岡山倉敷フィリピーノサークルからＡＭＤＡ西日本豪雨災害被災者緊急支援活動に参加

岡山倉敷フィリピーノサークル代表　西　アニー

７月７日、豪雨による洪水で西日本を中心に多くの人たちが被災しました。岡山倉敷フィリピーノサークル（ＯＫＰＣ）が拠点を置くここ岡山も例外ではなく、倉敷市真備町に住む私の友人や同僚も洪水により家を失った人もいて、心を痛めました。

有事の際、岡山倉敷フィリピーノサークルは、困難に遭遇した人たちに寄り添い、必要であれば支援の手を差し伸べています。７月14日と８月８日、ＯＫＰＣメンバーと一緒に総社市下原地区で、被災家屋を片づけるボランティア活動をしました。加えてＯＫＰＣメンバー３名はＡＭＤＡの医療支援活動にも参加し、団体としても素晴らしい経験をすることができました。

フィリピンで災害が起こった時、ＡＭＤＡはいつも被災者に寄り添い、被災地で支援活動を展開しています。そのお礼として、日本で災害が起こった際には、被災者支援をしたいと思っていました。今回のボランティア活動で、今までの支援に対する日本へのお返しができました。信頼性の高いＡＭＤＡと協力して活動できることはＯＫＰＣにとって光栄であり、ＡＭＤＡがミッションとして掲げる世界平和へ寄与できたかと思います。

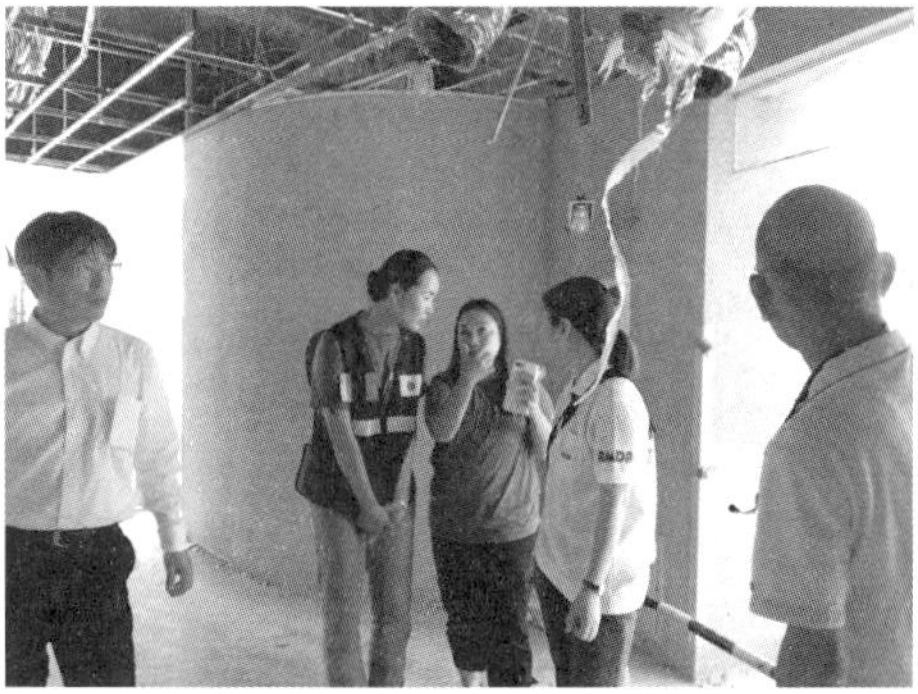

モンゴル医師の通訳を務めるOKPCメンバー

ＯＫＰＣメンバーにＡＭＤＡの活動に参加する機会をいただけたこと、感謝しています。ありがとうございました。

今回西日本豪雨災害支援に参加した経緯

藤井クリニック　理事長　藤井　基弘
副院長　菊本　健一

今回西日本豪雨災害支援に参加した経緯

7月7日土曜日の朝10時頃、寝たきりの患者宅から「先生！水が家に入ってきた！どうしよう！　2階にも水が…警察も消防も何回電話してもつながらない！」と。直ちに自衛隊に救出要請をしました。

7月7日土曜日の昼、AMDA高杉医師から応援要請があり、きびじアリーナ体育館避難所の医務室で救護支援を開始しました。すでに1000人を超える方々が避難されていました。

今後起こり得る南海トラフ災害に向けた提言や検証

■災害カルテ

救護室稼働時から災害カルテによる内服薬やインスリン注射液を処方することができた。これはAMDAと総社市行政と薬局等からの支援があったからこそ実現できたことだ。それにより、多くの被災者が必要な医療を受けることができたと感じている。

■医療情報の管理

被災者は自分の医療情報がわからず医療対応に苦慮した。

患者の医療情報を常に管理できることが必要だ。

■災害は起きる

今回のような災害は前もって発災予想がある程度可能であるが、地震は難しいかと思います。連絡方法の確立、医療情報の集約と管理、災害状況や支援物資の管理、支援者の管理支援、様々な情報を統合して管理するシステムが常備されれば大

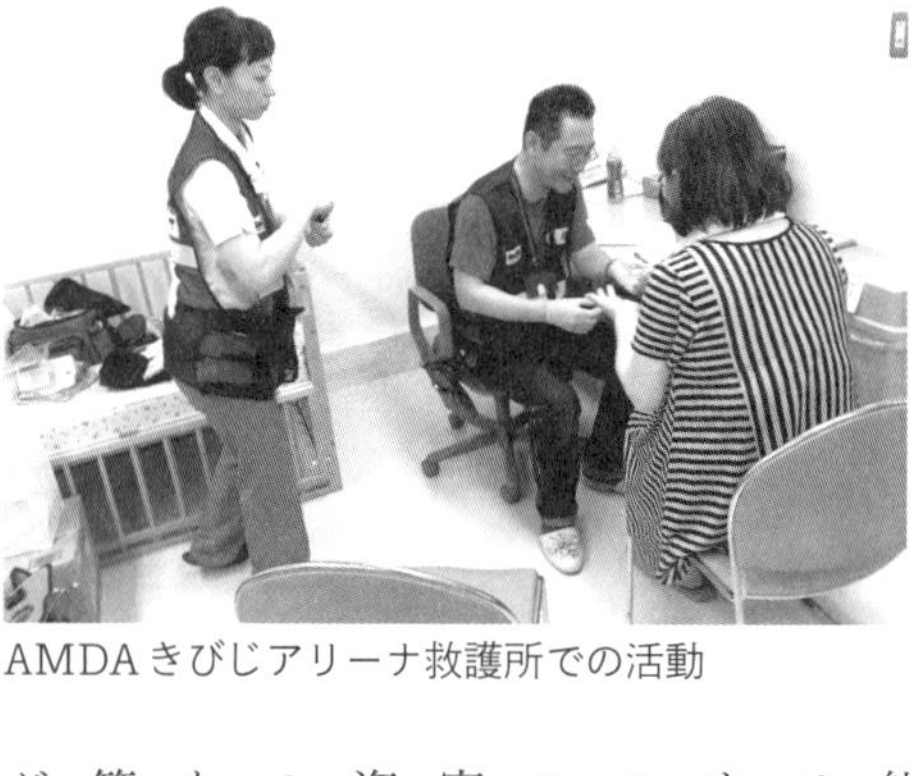

AMDAきびじアリーナ救護所での活動

規模災害であっても、より早く効率的な対応ができると思われます。

■災害直後の互助の重要性

南海トラフでは、災害の範囲も広く、地震被害や津波被害が様々な場所で発生することになります。日頃からの準備はもちろん、地域住民がお互いに良好な関係性を構築できていることはとても大切です。

必ず助けは来ます。でも災害直後はご近所さんしかいません。今回の頚髄損傷の患者さんもお隣さんがそれを知っていたからすぐに助けに来てくれました。お互いさま精神を忘れずに普段から地域で仲良く暮らしていくことの大切さを改めて実感しています。

◆豪雨災害では本当に大勢の方々に支えて頂きました。ＡＭＤＡならびに皆々様のお力添えがあってこそ今があります。この場をお借りして心から感謝を申し上げます。誠に誠に有難うございました。

西日本豪雨災害を経験して

―ＡＭＤＡと吉備医師会を通じて―

高杉こどもクリニック（吉備医師会理事）
高杉　尚志

避難指示が出された翌日の７月７日午後、ＡＭＤＡからの要請を受けてきびじアリーナ避難所へ向かいました。そこでは総社市の避難者に加えて、真備町からも救出・避難される方々が増えている状況でしたので、吉備医師会の医師に応援要請を行い、看護師、薬剤師、総社市職員と協力して、救

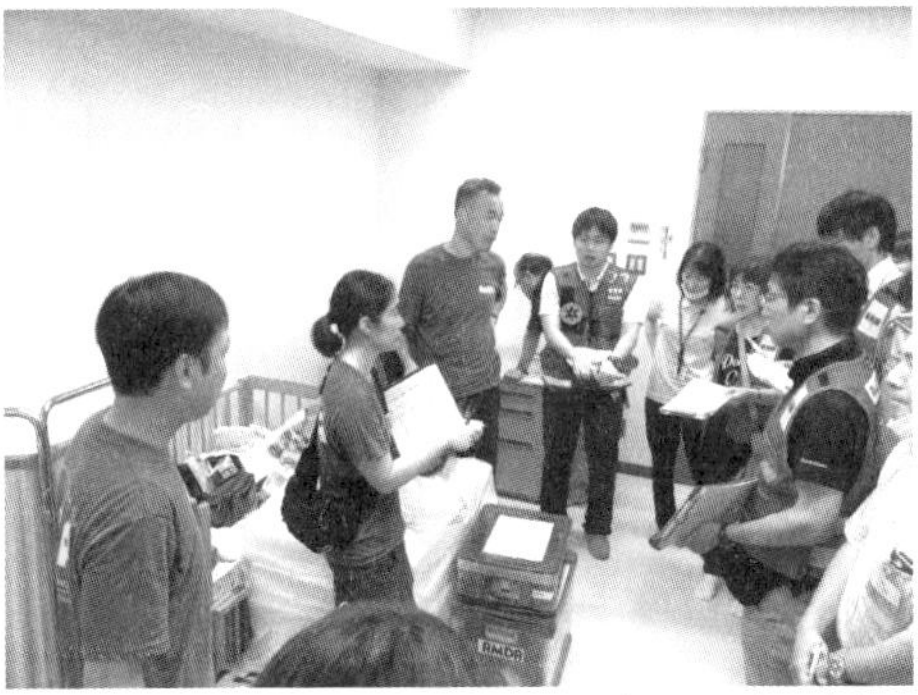

高杉こどもクリニックからの派遣者も活動に参加

護所を立ち上げました。

一方、吉備医師会では、被災していない医療機関での日常診療維持はもちろんのこと、真備町では「かかりつけ医による保険診療再開」を目指しました。これを強力に後押ししてくれたのがAMDAでした。被災から10日後の7月18日から、まび記念病院玄関前で、移動健診車を用いた吉備医師会医師主体の保険診療を再開しました。さらに岡山県医師会、岡山大学、川崎医科大学、倉敷中央病院等のサポートを受け、真備地域医療復興プロジェクトを立ち上げ、7月30日からは移動健診車からプレハブでの診療へ移行できました。その後、NGOの復興支援事業や、経産省の中小企業復興支援補助金事業などを利用して、被災した10医療機関のうち6つが復興の歩みを進めています。

今回の災害を経験して、現実的な災害対策の重要性を痛感し、「連携と協力」が何より大切だと学びました。早急に具体的かつ実行可能なことを整えていきたいと考えています。

災害時における地域薬剤師の役割

（一般社団法人）岡山県薬剤師会　吉備支部　支部長
吉田　和司

未曾有の水害から1年数ヶ月が経ち、本年においてもなお自然災害が頻発している状況の中、薬剤師として活動した昨年を振り返ってみた。

薬剤師会では、発災直後の7月8日、AMDAや地元医師会、行政等との連携の下、避難所となったきびじアリーナに出向き、被災者対応に取り組んだ。具体的には、避難所入り口に相談ブースを設け、下記のように医療の重要度の振分け対応を行った。
1．緊急性あり（→救護所の医療チームに引き渡し、応急処置や災害処方せんで対応）
2．緊急性はないが医療機関受診の必要性あり（→週明けを待ち近隣の医療機関への受診を促す）
3．軽度な不調であれば、携行したOTC（注）薬で対応（授与記録を作成し、必要最小数を提供）

また、発災直後から開始した避難所巡回では、薬剤師として、「何ができるのだろうか……」を自問自答しながら、薬に関する相談や避難所での健康相談、各避難所におけるニーズに応じたOTCの提供や適正使用・適正管理への助言などを行った。薬剤師が介入した具体例としては、一部の避難所において、医療用医薬品の外用貼付剤が籠《かご》に盛られて誰でも自由に取ることができる状態であったため、鍵のかかる保管場所等で管理することの重要性を説き、払い出し管理者を指名するなど使用に関する助言を行った。

本年より岡山県薬剤師会は、県の委託を受け、災害薬事コーディネーター育成事業に着手している。薬剤師として、また一市民として、災害に備えたいと強く思う。

注　OTC：Over The Counterの略。処方箋なしで薬局やドラッグストアなどで、自分で選んで買える「常備薬」「家庭薬」

繋がりの中で生きる希望を

熊本鍼灸チーム　吉井　治

突然の熊本地震で職場が全壊し、明日からの生活を考えて途方に暮れていた時、AMDA支援活動に参加することを思い立ち、無心で活動の現場に飛び込みました。益城町避難所で、有志の先生方と地元鍼灸支援チームを結成し活動を行いました。

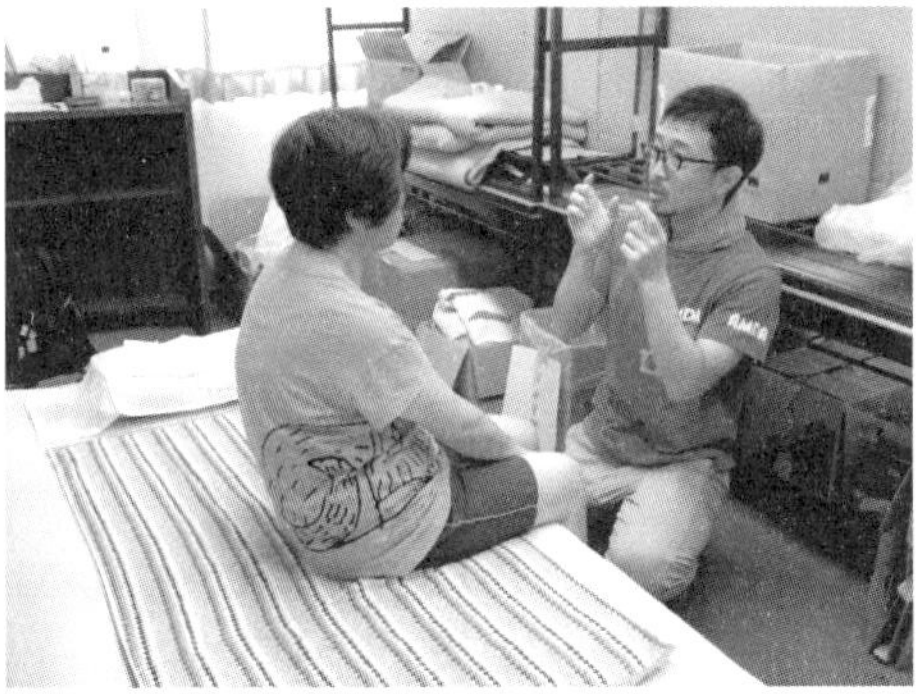
AMDA熊本鍼灸チーム

震災直後の混乱の中、人々で溢れかえる益城町避難所の情景は、今も瞼《まぶた》に焼き付いています。皆が初めての経験で「私たちにできることは何なのか」と自問自答を繰り返しながらの支援活動でした。参加された先生方は、支援者であると同時に被災者でもありましたので、活動が重く苦しい時もありましたが、互いに助け合い、私自身も助けられながら、互いが互いを支え合うチームでした。

　この熊本での活動経験は、参加された先生方を通じて西日本豪雨災害へと、より一層広い支援活動へと繋がっていったのではないかと思います。私自身も、支援活動を通じて「私たちは互いに支えられて生きている」ことを深く学び得ることになりました。災害時の人々の心の痛手は計り知れず、孤独との戦いの連続だと思われますが、私たちは互いに繋がっていることを感じることで、生きる希望へと繋がっていければと願っています。

活かされた経験

特定非営利活動法人ＡＭＤＡ社会開発機構
（ＡＭＤＡ－ＭＩＮＤＳ）国内連携チーム長
山上　正道

　ＡＭＤＡ－ＭＩＮＤＳはＡＭＤＡが実施する緊急支援活動にグループ団体の一員として参加し、総社市ならびに倉敷市真備町での被災地支援及び、ＡＭＤＡ本部事務所での後方支援にあたった。

　ＡＭＤＡ－ＭＩＮＤＳのスタッフが派遣された避難所（サンワーク総社）には、最も多い時で29世帯（76人）が避難生活を送っており、そのほとんどが高梁川の対岸にある真備町の方々だった。日中は多くの方が被害を受けた自宅などの片付けに出ており、高齢者や動けない理由のある方が残っておられた。被災したショックも大きかったと思うが、日中の孤独感や不安、動くことのできない焦りや苛立ちなどが、会話からも感じ取れた。

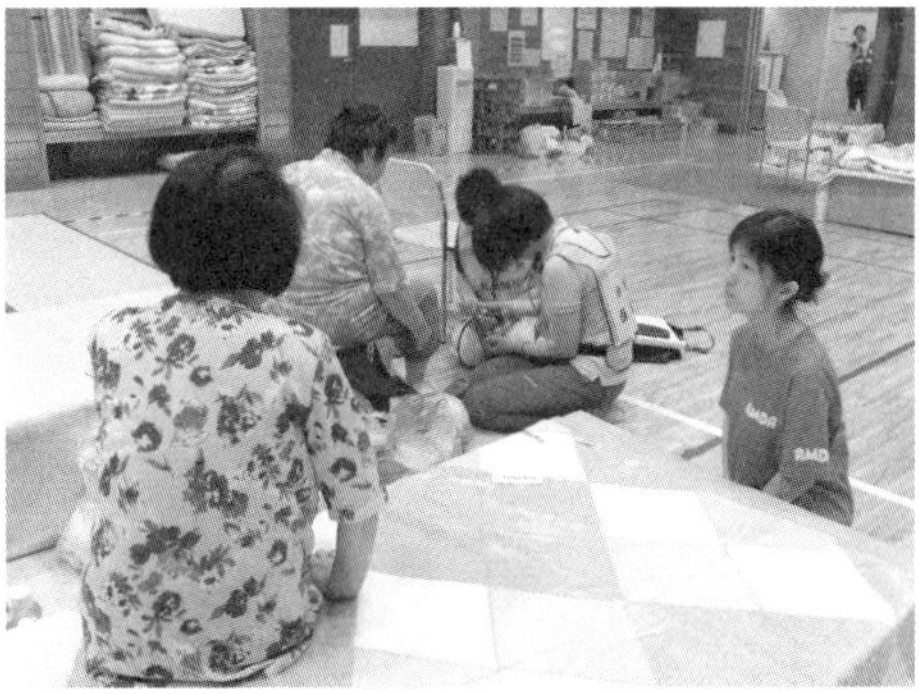

避難所（サンワーク総社）

避難所にはＡＭＤＡのボランティアスタッフのほか、看護協会や自治体から派遣された職員が常駐しており、距離感に気を遣いながら個別観察を行った。そうして得られた情報はすべて共有されていた。国内の災害では過去、中越沖地震、東日本大震災、熊本地震への緊急支援活動にＡＭＤＡチームの一員として携わってきたが、使用機材、提供物資、人材等（ＡＭＤＡの支援に参加したボランティアスタッフ）あらゆる面で今までの支援活動の経験が活かされ、適切な距離感を意識しつつ、きめ細かな対応ができていると感じた。これからも、被災者に寄り添い伴走するような活動ができればと思う。

総社市での岡山県立大学をあげての復旧活動

岡山県立大学　学長　沖　陽子

平成30年7月豪雨により、被災された皆様に心からお見舞い申し上げます。犠牲となられた方々に心から哀悼の意を表しますとともに、被災された皆様の一日も早い復興をお祈り申し上げます。

さて、岡山県立大学では、まず、学長名で被災された自治体の皆さんに対し、お見舞いを申し上げるとともに、大学としてできることがあれば申し出ていただきたいという内容の文書をお送りしました。

いくつかの自治体から申し出があり、大学がある総社市に関しては、被災地域において7月14日からの3日間、学生、教職員併せて２５０名が参加し、大学をあげての救援活動を行いました。１日目に学生の一人が熱中症になり、救急車で病院に搬送されるということがありましたが、泥水のかき出しやごみの搬出、支援物資の整理などで、猛暑の中、参加者全員が大きなけがもなく乗り切ることができました。また、救護所における熱中症や外傷等の処置対応、避難所への野菜料理の提供、被災地域の子どもの安全・安心な居場所の提供、ＡＭＤＡと連携した福祉活動など、本学の特徴を活かした取り組みも展開しました。

岡山県立大学では、地域志向人材を生み出すことを狙いとして、数年前から岡山創生学という取り組みを始めていますが、このたびの活動はまさにこうした取り組みを実践する場となったと思います。

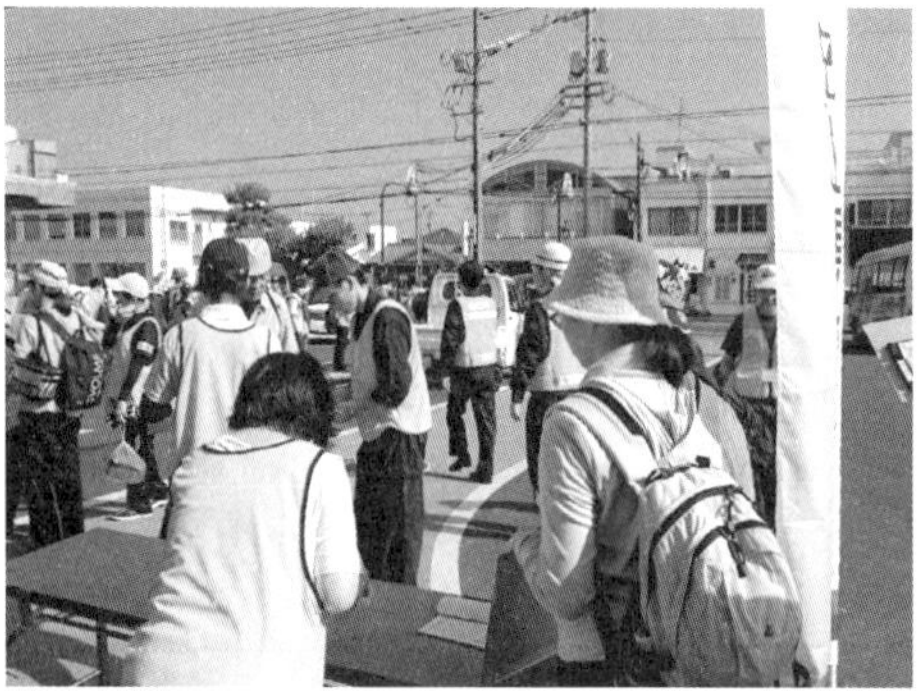
県立大学あげての復旧活動

今回の救援活動に参加した学生たちは最初は衝撃を受け、興奮した表情でしたが、よく頑張って活動してくれました。被災者から「ありがとう」とお礼を言われ、達成感が持てたのか、活動が終わった時に多くの学生が充実した顔をしていたのが印象的でした。

通常の学内における学問ではなく、被災現場で実際に体験したことは将来、学生にとって大きなインパクトとなるものと感じています。今後とも、岡山県立大学はこうした実践的活動を通じ、地域で学び、地域の未来を切り拓いていく人材の育成に努めてまいります。

沖　陽子＊平成30年7月豪雨の当時は副学長。豪雨災害に際し復旧ボランティア活動を総括。

私たちにできることがあれば

玉野総合医療専門学校保健看護学科　学科長
三浦　都子

住民に大きな被害を及ぼした平成30年７月西日本豪雨。学生やその家族、親族等に被災された方々もおられ、身近な所で起きた災害に、本校保健看護学科の学生たちから「私たちにできることがあれば協力したい」との声が届いた。校内でもこうして派遣ムードが盛り上がっていたところに、毎年、講演に来ていただいているＡＭＤＡボランティアセンター事務局長竹谷和子氏などから支援協力の依頼もあり、学校を挙げて取り組むことにしました。

学校としても準備を整え募集したところ、60名を超す応募がありました。事務室と協力して、ボランティアに臨むにあたっての心得、ボランティア後の心のケア、保険等の手続きも含めたオリエンテーションを実施。７月14日から９月29日までの間、延べ68人の学生が参加しました。医療職を目指す学生ということもあり、被災された方々の思いに心を寄せ、家屋の泥水のかき出しや家財道具の片づけをはじめ、被災者のストレス緩和のための足浴、風船ゲームなどのレクリエーション等の活動をしました。

学生たちからは、「崩れた家屋で高齢者が一人で黙々と作業をする姿を見て大きな衝撃を受けた」「避難所での生活は、他人の声や足音にも敏感になり、眠れない日々が続いている現実を知った」「ローンを払い終えたばかりの60歳代の男性が、これからの生活に絶望を感じているようにみえた」「被災された方々は、年齢を問わず避難生活に苦痛や不満が溜まっていた」「今後のことを少し考えることができるようになった人は、希望を感じているように思えた」「歌や体操、マッサージなどを通し話す機会を持つことで、笑顔になった人、スッキリした表情になった人、明るくなった人がおられた。このような場の提供は大事」「長いスパンで、学生でもできることを継続していきたい」と、健康支援の重要性を再確認する機会となりました。

西日本豪雨災害でのＡＭＤＡ緊急支援活動への職員派遣について

かとう内科並木通り診療所　理事長　加藤　恒夫

西日本豪雨災害では、災害が少ないと言われた岡山が甚大な被害を受けました。当院には家族や友人が被災している職員もいました。その中で緊急支援活動を開始したＡＭＤＡに対して、募金活動と職員派遣を行うことにしました。

ＡＭＤＡへ連絡させていただくと、すぐに「避難所へ看護師を派遣できないか」と依頼がありました。その翌日には職員を派遣し、避難されている被災者の健康管理などに従事させていただきました。

緊急支援活動を行う場合、当院では災害支援を専門とし活動実績が豊富で信頼のおけるＡＭＤＡの緊急支援活動に、職員を派遣することを第一に考えております。東日本大震災や熊本地震の際にも、ＡＭＤＡの緊急支援活動に職員を派遣しました。職員を派遣したことで、当院で緊急支援活動へ参加する迅速な体制が構築できました。また、職員全体が、お互いが困った際の相互支援の大切さに理解を深めました。そして、これらの経験はこのたびの西日本豪雨災害での支援にも生かされたと考えます。

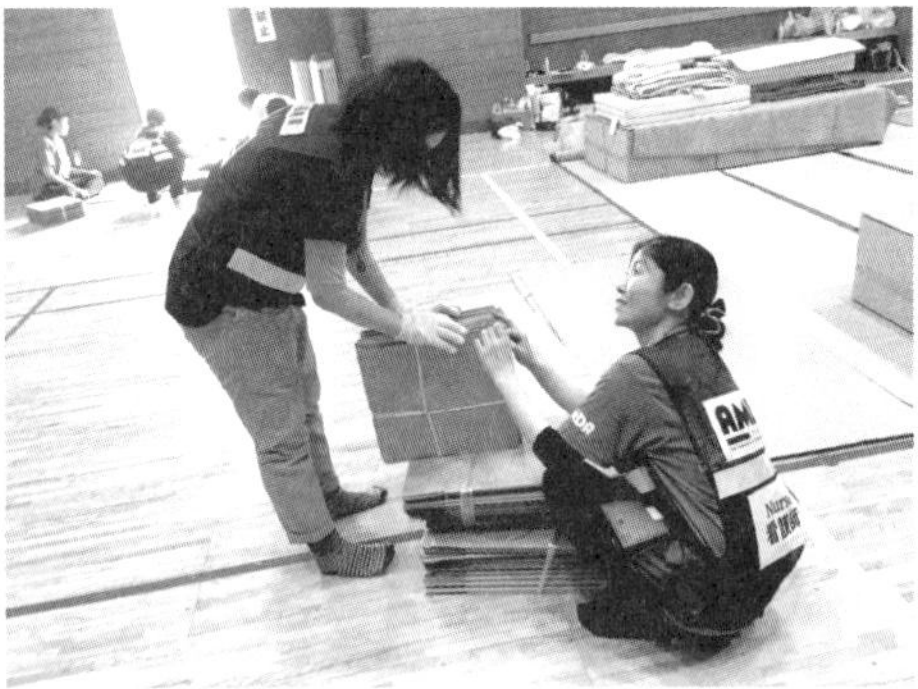

避難所で活動する看護師

緊急支援活動への参加を通して、地域医療を担う当院は、自分たちが医療を提供する地域社会が被災したときにどう対処するかということも、学んでいます。

ＡＭＤＡのみなさまには、当院職員をあたたかく受け入れてくださり、ともに活動させていただけることに、心より感謝申し上げます。

相互扶助のバトン―支援の輪の広がり―

一般社団法人Bridge for Fukushima 代表理事
伴場　賢一（元ＡＭＤＡ職員）

２０１８年8月に当団体（以下ＢＦＦ）の大学生が、ＡＭＤＡ様を通じ西日本水害復旧支援の活動に参加させていただきました。参加した大学生は中学生の時に、東日本大震災で被災し、県内外での避難生活も経験しました。その後ＢＦＦ高校生チームに参加し、現在もＢＦＦで様々な活動を行っています。

今回の活動は「支援してもらった経験があるからこそ役に立てる。今度は恩返しをする番だ！」という彼女らの思いがきっかけでした。大学生は支援される側から支援する側に視点を変え、被災時の行政とコミュニティーの役割、自立への道筋等を学ぶ機会をいただきました。

今回、ＡＭＤＡの理念である「相互扶助」の精神はバトンのように引き継がれ、支援の輪の広がりを改めて体感しました。「支援を受けたからこそ恩返しをしたい、役に立ちたい」という思いは誰にでもあり、それが実践された時大きな力になると改めて感じました。

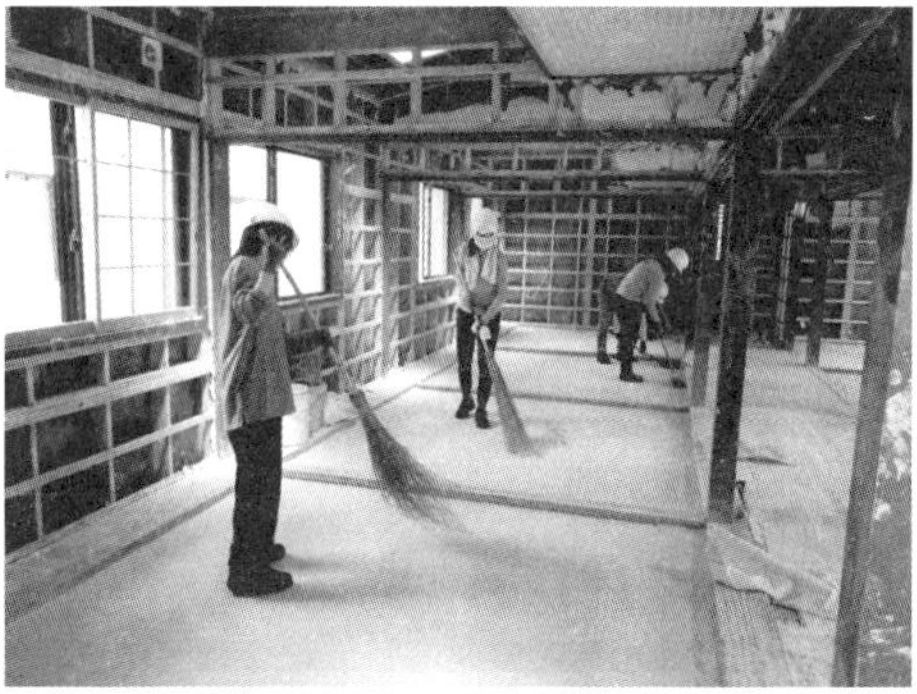

浸水した「小規模多機能ホームぶどうの家真備」の解体作業を手伝うBFF参加者

今回の活動を機に、ＢＦＦは福島の経験をお伝えする機会をさらに作りたいと思います。今回のように、被災した経験のある学生のボランティア派遣、また被災時の経験をケースメソッドとして可視化するなどして、相互扶助のバトンをより広げていきたいと思います。

第2節　ＡＭＤＡ緊急救援（ＥＲ）ネットワークからの参加

西日本豪雨災害支援に参加しての思い

ＡＭＤＡ緊急救援ネットワーク登録看護師
山河　城春

災害発生により避難所となっている施設で、職員が睡眠時間を取れていないという情報が入りました。昼夜を問わず活動している現場の負担軽減になることを目的として、支援活動に入りました。主に夜勤対応のお手伝いをさせていただきましたところ、職員の方から睡眠時間が取れ、昼間に片づけなども行えるという言葉をいただきました。職員も被災されている状況の中、勤務負担の軽減を図ることができたのかなと思いました。

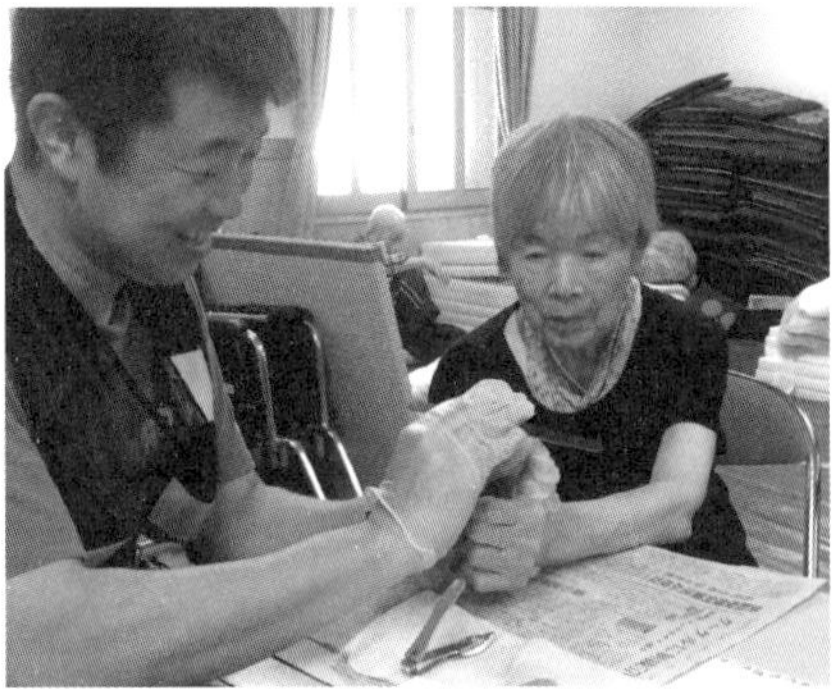
利用者の方への支援活動

そんな中、陥《かん》入《にゅう》爪《そう》により炎症を起こしてしまっている方が地域の病院で受診される際、すぐに保健師チームと連携して手続きを行いました。処置後、包帯交換や内服薬の状況観察を行いながら、ご本人およびご家族が避難所から出た後はどう対応するかを、保健師チームやＤＷＡＴ（災害派遣福祉チーム）と何度も話し合いながら、ひとつのチームのように協力・連携して、ケアに繋げていきました。やがて繋がりひとつのチームのようになれたのです。今後発生する災害においても、いろいろな支援団体と密な協力体制を作り、連携していくことが、被災された方々のために繋がっていくこととなると思いました。

西日本豪雨災害支援活動報告

徳島大学大学院医歯薬学研究部総合診療医学分野
ＡＭＤＡ緊急救援ネットワーク登録医師
ＡＭＤＡ兵庫　副理事長
鈴記　好博

西日本豪雨災害支援活動には２度参加いたしました。

２０１８年７月19〜22日、被災されたまび記念病院において、健診車を用いた仮設診療所での保険診療を再開する支援を行いました。これは前日から始まったばかりの支援で、診療所としてのシステムをまだ手探りで構築しているところでした。それがわずか４日間で、診療や処方体制などのシステムが改善されて、仕事の流れが日ごとにスムーズになっていきました。そして７月22日には、診療継続の道筋も見えるいい状況で、地元の先生方に託すことができました。

まび記念病院の村松院長先生からも、「はじめはとても不安でしたが、今となっては、やってよかった。本当にありがとうございました」と嬉しい言葉を頂きました。病院職員の皆様をはじめ、吉備医師会の先生方、ＡＭＤＡ、そして真備に集結した医療支援チーム、全ての協力があって成し遂げられたことでした。

２０１８年７月28〜30日、豪雨災害後に発生した台風12号の直撃に備えて、避難所で緊急対応支援をするために、徳島県立海部病院の稲葉圭佑先生と総社市に入りました。幸い、台風による大きな被害もなく、翌日は総社市内の11カ所の避難所を巡回しました。感染症に関することや保険証紛失、災害後のストレス等、多くの相談に対応させていただきました。

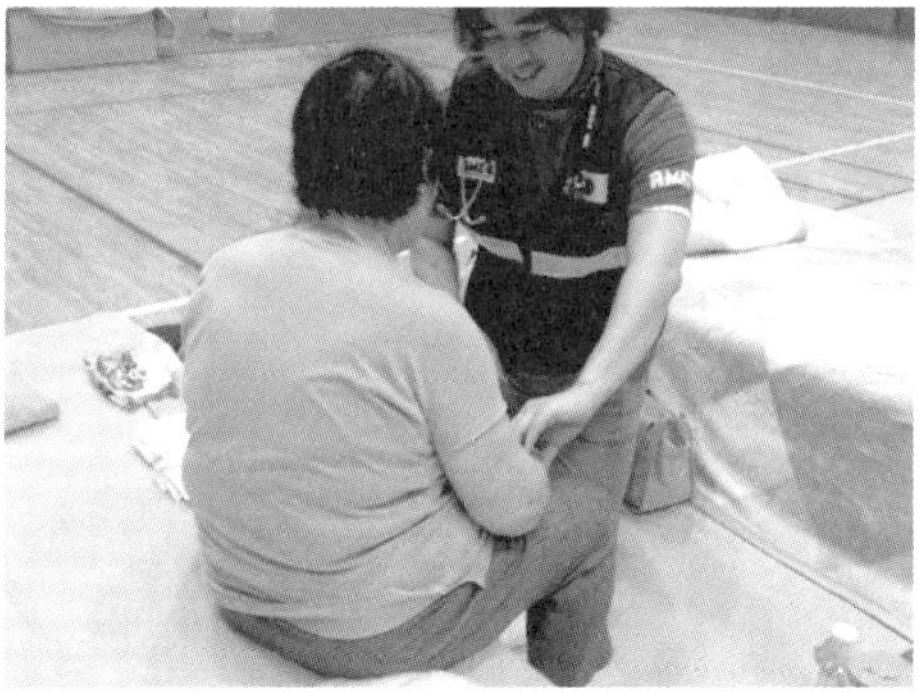
サンワーク総社の避難所で支援

今も多くの方が元の生活に戻れな

いまま、ご苦労されていると思います。一日も早い復興をお祈りいたしております。

AMDA緊急支援活動に参加して

ＡＭＤＡ緊急救援ネットワーク登録看護師
堀内　美由紀

災害時の緊急支援が目指すところは、「救える災害死をなくす」ことです。これは、近年、問題になっている関連死も含みます。そのためには訓練です。チームメンバーが同じ認識や目的、知識、技術を持つことで、緊急時の効率的な活動を可能にします。ＡＭＤＡが連携機関と定期的に行っている南海トラフ地震に向けたシミュレーションは大きな意味があります。

チームメンバーのコラボは、避難所でも同じです。避難所における住民の健康支援は関連死の視点からも私たち看護職の重要な役割です。一方、避難所におられるほとんどの方は、普段は地域で普通に生活する方々であり、病院に入院し治療を受けている方々ではありません。確かに異常の早期発見は重要ですが、看護師も含め被災地に赴く医療従事者の多くは、何かしなければという思いが強く、問題を探すことにエネルギーを注ぎがちです。被災された方々に混乱や苦痛があることは疑う余地のない事実ですが、私たちは人が本来持つ回復力、セルフケアの力についても理解を深め、その力を見守る、これも被災者の尊厳を守る看護のひとつです。こうした西日本豪雨災害での活動で得た気づきも仲間と共有していきたいと思います。

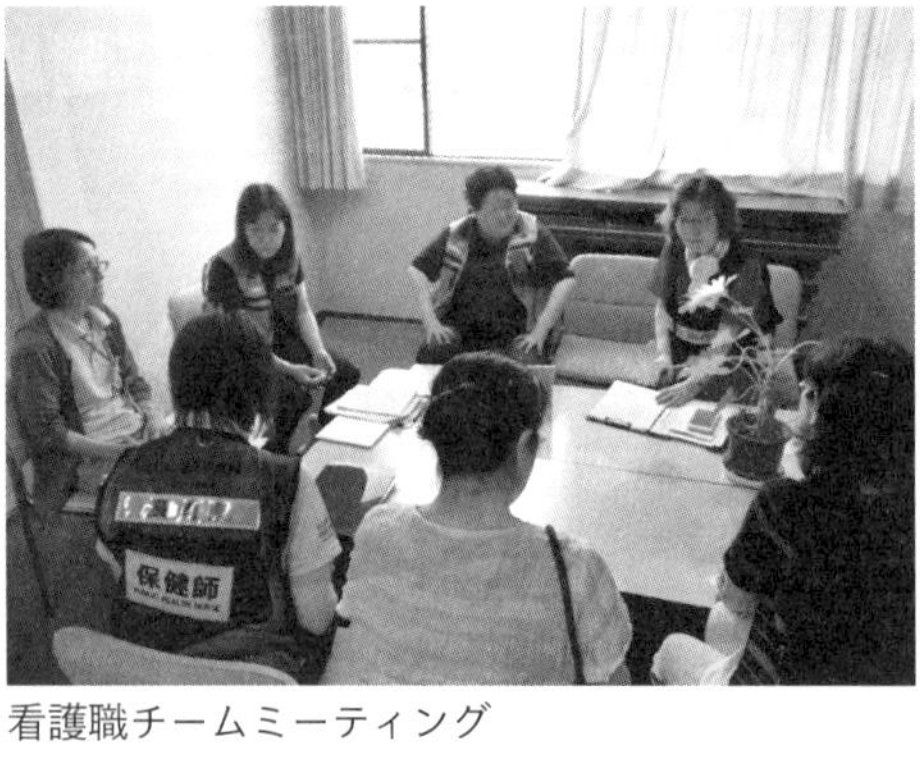

看護職チームミーティング

支援活動に参加して

東京医科歯科大学大学院　保健衛生学研究科
共同災害看護学専攻
ＡＭＤＡ緊急救援ネットワーク登録看護師
小曽根　京子

　7月9日から11日の避難所内救護室の活動に参加しました。被災直後でも県内一部の薬局や病院は運営している状況であり、現地の医療経済を圧迫しないという前提から、支援チームは医薬品の提供を控える方針でした。一方で、避難所では慢性疾患に対する内服薬が無くなる方が散見されましたが、移動手段が確保できず、受診が難しい方が複数いらっしゃいました。そこでＡＭＤＡは支援者による繰り返しの聞き取りに注意しながら、避難者の健康状態と受診希望について情報収集を行い、支援者間で情報共有しました。

　ＤＭＡＴや総社市の迅速な対応により、情報共有の翌日にはボランティアによる送迎車の手配が可能となり、希望者が受診することができるようになりました。受診先選択の際、建物は浸水しても電子カルテのサーバーが生き残っていた病院があり、その系列病院では共有された電子カルテが使用可能であることが、受診先選択の決め手になったという声を聞きました。被災時にかかりつけではない病院に受診することは、患者側にも医療者側にも不便があります。今後は、お薬手帳に健康状態が追加されたようなものが電子化され、機関を超えて利用できるような仕組みが、被災者の方々の不安を軽減するシステムになるのではないかと考える機会となりました。

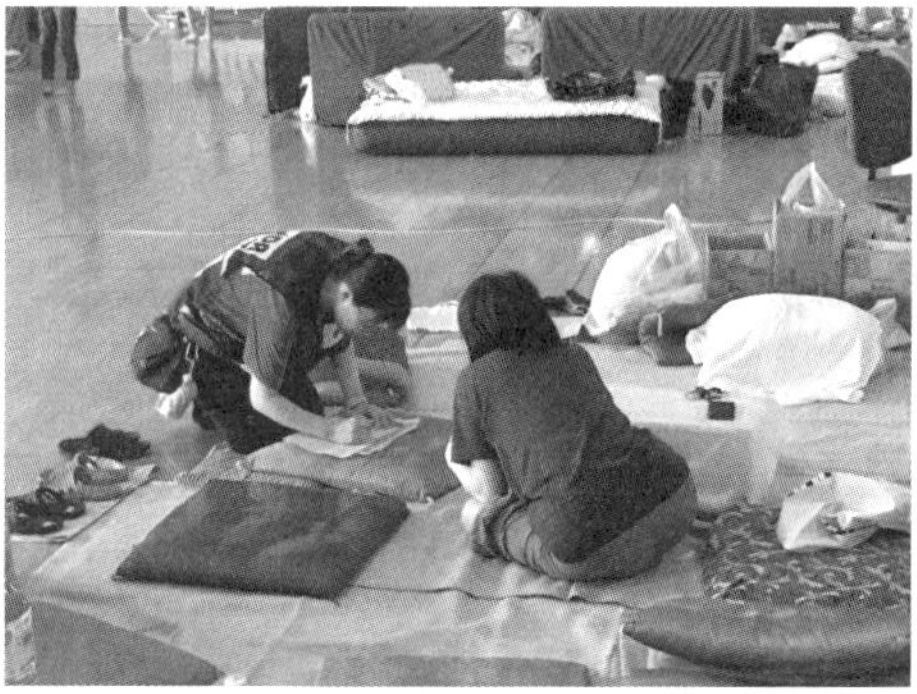

4グループに分かれて巡回

災害支援活動における食事（栄養）の視点

帝京平成大学　健康メディカル学部　健康栄養学科
准教授　ＡＭＤＡ緊急救援ネットワーク登録調整員
野口　律奈

日本栄養士会災害支援チームに属している私ですが、今回のＡＭＤＡからの派遣が初めての災害支援活動でした。調整員として現地に赴き、派遣先では保健師のラウンド補助や鍼灸師の治療準備等を行いました。しかし、どうしても避難所の食事が気になり、許可を得た上で配布されているお弁当を撮影し、大雑把な栄養価計算をしました。災害時の栄養については、厚労省がエネルギーと４つの栄養素について目標量を示しています。残念ながら、避難所のお弁当はビタミン類を中心にこれを満たしていませんでした。

何かせずにはいられない！そこで、市役所の方と相談し、果物の缶詰と牛乳を手配しました（野菜ジュースは余っていた為）。僅かですが、果物の缶詰でビタミンＣ、牛乳でビタミンＢ２を補えます。これらを美味しそうに食べる避難者の姿は、今でも目に焼き付いています。

近年、栄養関連の学会でも、災害時の食事（乳幼児・妊産婦・高齢者・傷病者・アレルギーへの配慮）、食糧備蓄、炊き出し時の衛生管理などがテーマに掲げられるようになりました。今後、ＡＭＤＡからの派遣スタッフに栄養士があたり前のように加わり、食を通して被災者の支援ができることを心から願っています。

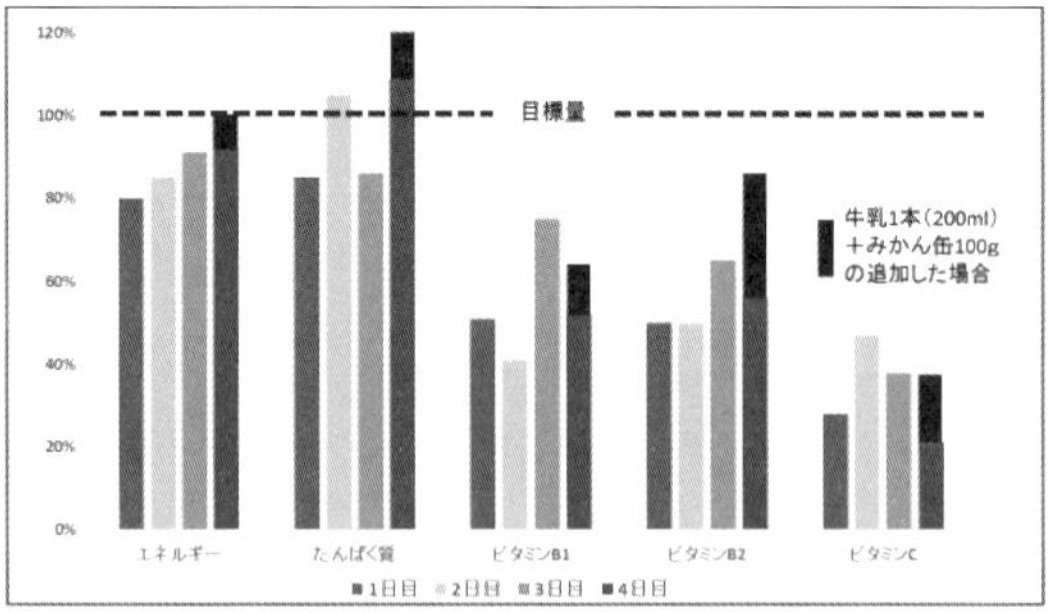

4日間のお弁当（3食）の大まかな栄養価

地元の鍼灸師として

西明堂林鍼灸院
ＡＭＤＡ緊急救援ネットワーク登録鍼灸師
林　篤志

私が西日本豪雨災害でボランティア活動に参加したきっかけは、地元倉敷が被災地になるとは想像したことすらなく、被災地の映像はテレビの向こうにあるものだと思っていた背徳感があったからだった。

倉敷の人間として何かできることは無いのかという思いが募り、ＡＭＤＡの活動に参加されていた方々の連携を目の当たりにし、何かをしたいという小さな思いが大きな思いになるのを感じた。

物資が足りず衛生的にも十分ではない。そんな状況でも皆で考え、知恵を出し合い、共有する。そんなチーム医療が被災地にはあった。

真備町の中で一番多くの方々が避難していた岡田小学校には、子供から高齢者まで様々な人々が身を寄せ合っていたが、子供ですら表情が暗かった。そんな子供や大人が鍼を通して心身を休める場所になれたのかどうかは分からないが、治療スペースで見た患者さんの安らいだ顔は今でも忘れることができない。ボランティアでは報われることよりも報われないことの方が遥かに多い。そんな中で私は避難所の方々を救うどころか、反対に救われた気持ちになった。

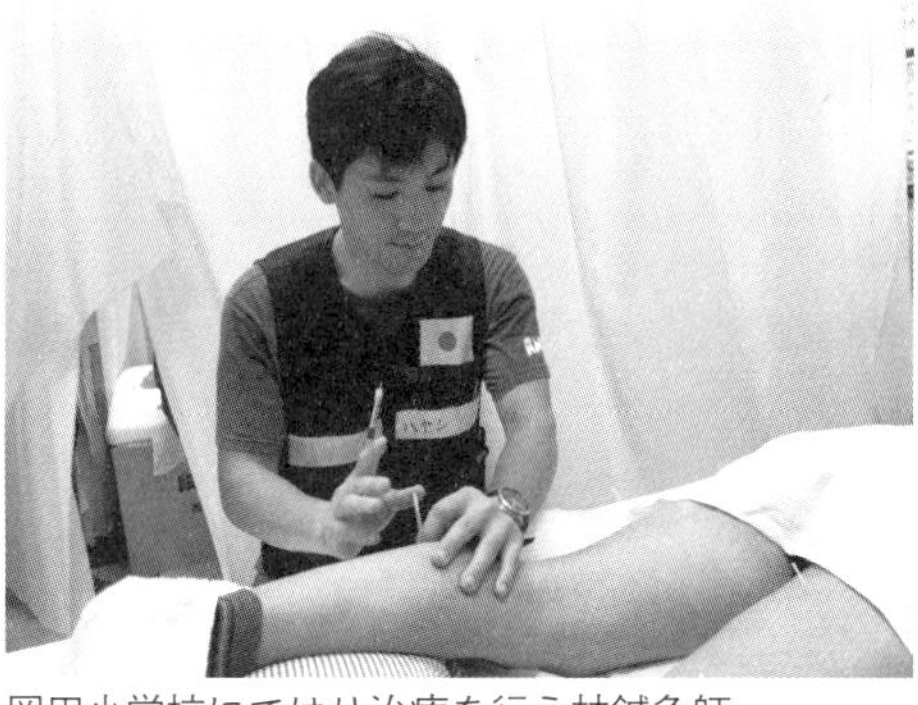

岡田小学校にてはり治療を行う林鍼灸師

今回の西日本豪雨災害で全国の方々に差し伸べていただいた善意のバトンを次へと繋ぎ、一人一人の小さな思いを大きな思いへと変えていく側に立っていきたいと思う。

知られざる裏方の仕事—調整員の活動—

ＡＭＤＡ緊急救援ネットワーク登録鍼灸師・調整員
石堂　智行

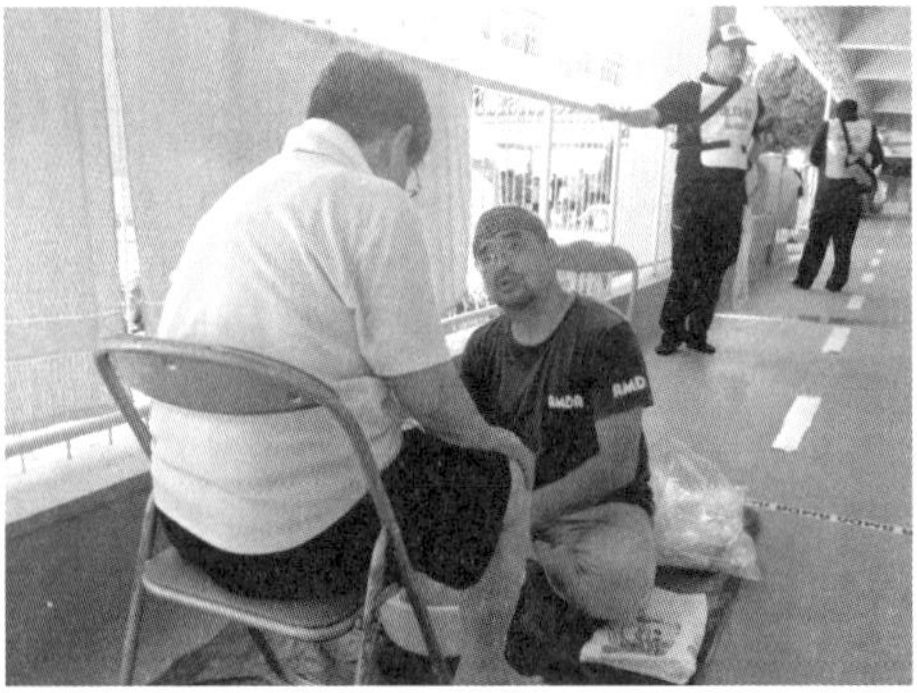

調整員として、避難者への足浴を考案・実施する石堂鍼灸師

７月６日、非常に強い雨が続いている中、土砂災害などの恐怖心から、私は避難所に避難をしました。幸い私の自宅は無事でしたが、その翌日、先にＡＭＤＡの活動に参加していた友人の声掛けもあり、ＡＭＤＡの調整員として活動に参加しました。参加を決めたのは、自分が助かったから他の人を助けなければという気持ちと、真備町に住む私の鍼灸院の患者さんたちと連絡が取れず、避難所で活動していれば患者さんたちに会えるのではないかという願いもありました。

避難所で鍼灸を必要とする方がいれば、いつでも治療を行えるよう準備もしていました。しかし、熊本地震での活動から避難所での衛生面の大切さを感じていたのと、今回暑い避難所生活で脱水症状や熱中症疑いの方が頻発するなど危険な状態にあったことから、まず避難所の状況を改善しなければと感じました。そこから、避難者の方々の安全、そして遠くから活動に参加している方々の安全を守るため、調整員として最後まで活動を行いました。調整員としての活動は、他の派遣者の方々が円滑に活動を行えるよう移動・食料調達などの手配から、避難者の方々が安心して過ごせるように避難所の掃除まで多岐にわたります。避難所環境を整えたり、他の派遣者の方々の活動を円滑に行うお手伝いをすることで、避難者の方々の不安な気持ちを少しでも和らげる手助けが出来ていれば非常に嬉しく思います。

　また、私が今回調整員として活動して感じたことは、ＡＭＤＡの活動のフットワークの軽さです。支援を必要とする場所のアセスメントや、ニーズを発見した後の派遣・調整などの流れがとてもスムーズでした。日頃から、災害支援の経験の蓄積があり、災害対応に関して準備をしているＡＭＤＡだからこそ迅速な活動が可能になったと思います。今後、南海トラフはじめ大きな災害が起こった時、私も今回の経験を活かし被災地で被災者の方々の役にもっと立てるようにしていきたいです。

第3節　個人ボランティア

災害時には幸いを！

あん摩マッサージ指圧師　山崎　克枝

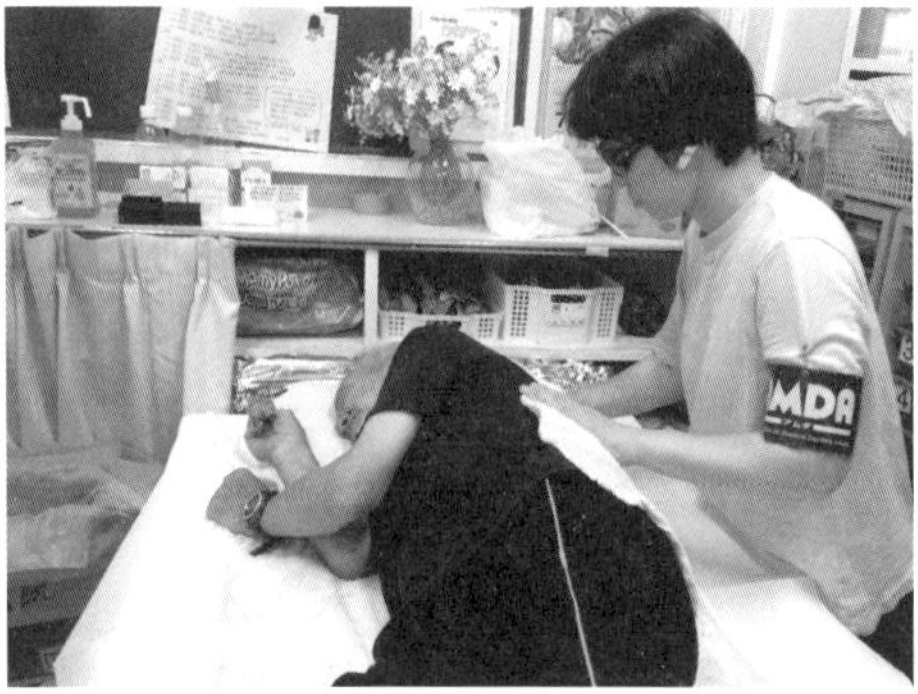

マッサージ施術を提供する山崎克枝さん

私はAMDAの災害支援活動の一環としてマッサージ施術を提供した。真備町の自宅が浸水したために、岡田小学校で家族とともに避難所暮らしを余儀なくされていた7月中旬、鍼をしてもらおうと、私はショックで疲弊しきった心身を引きずってAMDAの仮設治療室を訪れた。その際、自分がプロのマッサージ師で、被災前は治療院をしていたことを話したところ、後日、AMDAのスタッフから、資格のあるマッサージ師が不足しているから協力してもらえないかと依頼があった。

その後2週間余り、私はこの仮設治療室で、山崎先生と呼ばれることとなった。何人も立て続けての施術は被災して間もない時期で、体力的には厳しかったが、人と話ができて気がまぎれた。自分と同じ境遇の被災者たちと思いを共有したことで、私自身とても励まされた。

人は災害などの大きな変化に遭遇すると、不安や不眠のような心身不調をきたし、冷静な判断力はおろか、生きる気力さえ失ってしまう。私は被災者と支援者の立場を同時に経験したことで、被災者の回復力や希望を引き出す心地よさと安心感、それに信頼できる支援者の存在が災害支援の現場にはまだまだ不足していることを、身をもって学んだ。

モンゴル・アルタンザガス医師による西日本豪雨災害支援活動レポート

モンゴル・ウランバートルエマージェンシーサービス１０３　医師
アルタンザガス　アディヤスレン
（Dr. Altanzagas Adiyasuren）

まず初めに、今回の支援活動の参加報告ができることを大変嬉しく思っております。私は２０１２年から緊急医療サービスセンターに勤務しており、私の部署はこの5年間、ＡＭＤＡと合同で医療支援活動をしています。その活動の一つにＡＭＤＡ多国籍医師団による災害時の緊急救援活動があります。

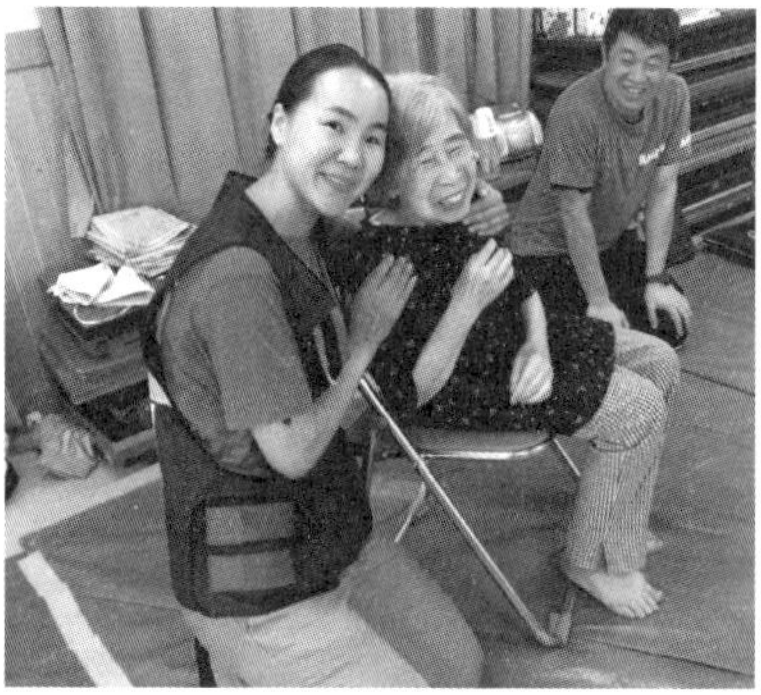
アルタンザガス医師（写真左）

私が初めて参加したのは、２０１３年の台風30号によって被害を受けたフィリピンでの支援活動でした。そして今回のＡＭＤＡの西日本豪雨災害支援活動への参加が私の2度目の支援活動です。まず、これらの機会を与えてくれたＡＭＤＡへ感謝をお伝えしたいと思います。

今回訪れた避難所の被災者の方々にまず必要だったのは精神的サポートだったと感じています。真備公民館薗分館ではご年配の避難者の方にモンゴルの歌を歌って差し上げました。それは避難者の方にも私にとっても、忘れることのできないひと時です。その後訪問した岡田小学校では、ＡＭＤＡの皆様が被災者の方々にできる限りの支援をするべく活動されていました。

今回の支援活動で共に活動してくださった皆様に、心から感謝申し上げます。そしてまた岡山県を訪れる日を、楽しみにしております。

バトラフ　ムフバヤル医師の西日本豪雨災害支援レポート

モンゴル国立医科大学病院　内視鏡医
バトラフ　ムフバヤル
（Dr.Badrakh Munkhbayar）

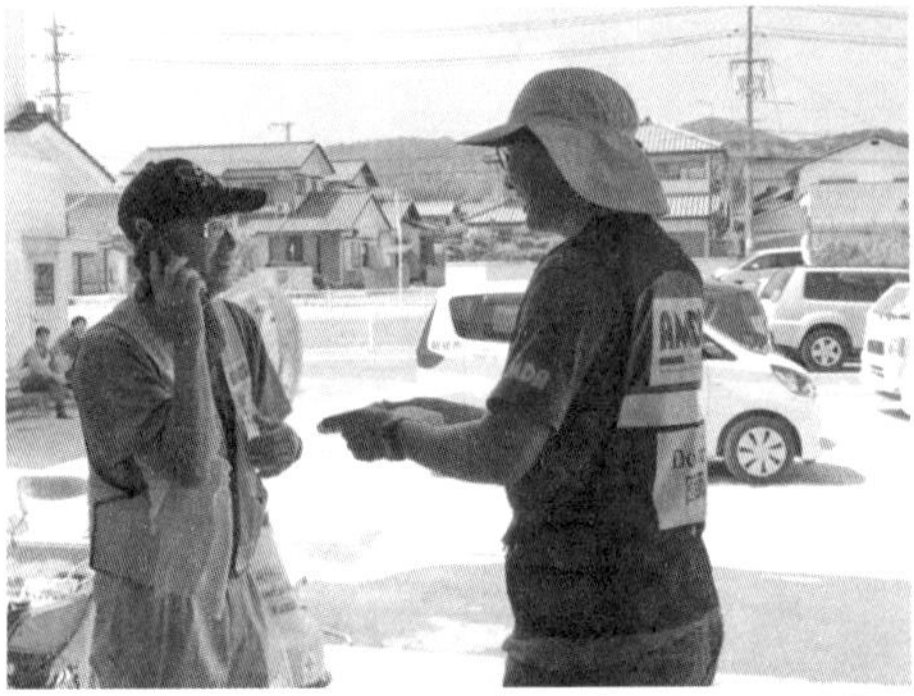
猛暑の中活動する方におしぼりを渡すバトラフ医師

私は、岡山県国際貢献助成プログラムにＡＭＤＡから推薦を受け、岡山済生会総合病院での2か月間の内視鏡研修の機会に恵まれました。自国での災害発生時には、私は医師として、必ず現地へ救援に向かいます。今回、私が岡山へ来た直後に西日本豪雨災害が起こったので、被害を受けた真備町や総社市の避難所でＡＭＤＡの支援活動に参加しました。そこではこの災害によって自宅を失った方、愛する家族を亡くされた方が多くおられました。

自然災害に対する備えが万全でも、実際の被災状況を予測することは大変難しいです。今回の災害も同様ですが、ボランティアの方々の様々な支援は大変尊い活動であると感じています。災害後、被災者の方々は精神的に落ち込み、また身体的にも傷を負われているのを目の当たりにし、今回私が被災者の方々の助けになれたことは、大変光栄なことでした。

皆様が私を歓迎してくださり、モンゴルと日本は、例えれば血の繋がりはなくとも兄弟であるかのような絆を感じています。医師として、モンゴル人として、今後も災害被災者の方々の支援を継続するとともにＡＭＤＡの尊い活動に心からの敬意を込めて感謝いたします。

足湯・見守り・レクリエーションを切れ目なく

岡山県立大学保健福祉学部　看護学科
大学院保健福祉学研究科看護学専攻
保健福祉科学研究科　看護学大講座
特任教授（当時）　二宮　一枝

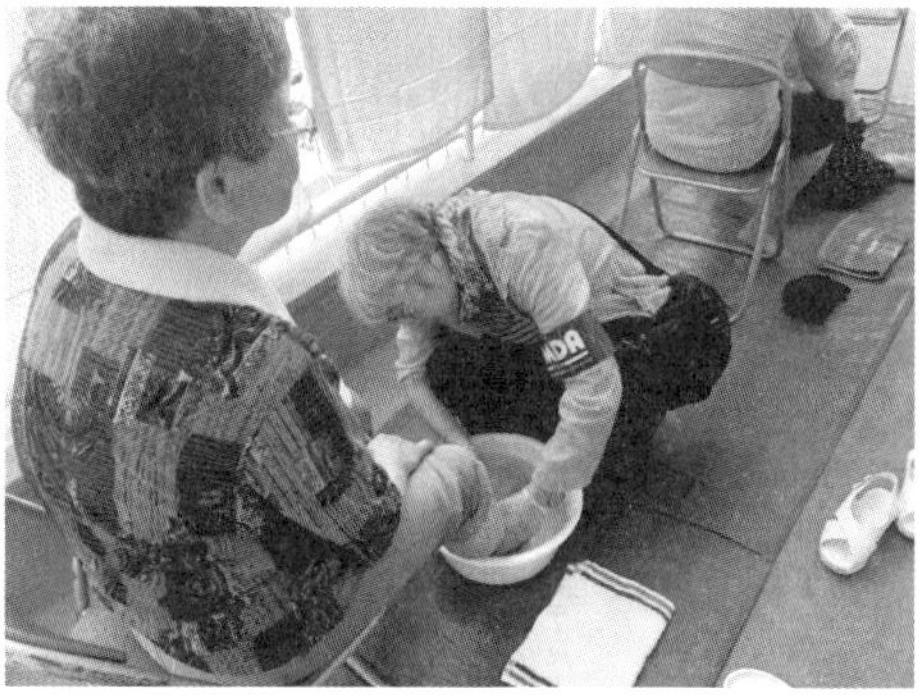
被災者へ足浴を実施

2018年7月27日（金）17時前に、COC＋推進室を通して、AMDA（岩尾GPSP推進戦略局担当部長）の応援要請を受けた。7月30（月）～8月15日（水）の期間中に、1日2名ずつ岡田小学校（鍼灸ケアルーム）の足湯を手伝ってほしいとのことであった。すでに、大学をあげた総社市への支援や看護系大学など多方面からの要請もあるなかで、AMDAからの応援要請に応えるためには新しい体制をつくる必要があった。また、開講中の災害援助特論演習を履修している院生にも留意する必要があった。

まず、7月30日は参加可能な人数の把握と情報収集を行い、7月31日に先発隊として岡田小・薗分館でAMDA関係者と支援内容等を確認して、メンバーに配信した。以後、担当者は概況を報告しメンバー間でそれを共有した。

幸い、看護師経験を有する教員や院生は一人配置も可であり、継続した活動ができた。8月15日まで、延べ31人（教員21、院生6、学部生4）で足湯と薗分館のレクリエーション・見守り活動を行った。足湯やレクリエーションを通して被災者に寄り添いつつ、チームで支援活動することなど、多くの学びを得た。

初めてのボランティアで感じたこと

地元ボランティア看護師　森野　佐奈美

活動に参加したきっかけは、知人からの紹介でした。親戚が熊本県に多く在住しており、「熊本地震後に余震が続いて家の中では生活できず、車中生活をした」という経験を聞いていました。それで今回、身近に起きた災害に対して何かできることはないかと思っていた時に声がかかり、思い切って参加させていただきました。

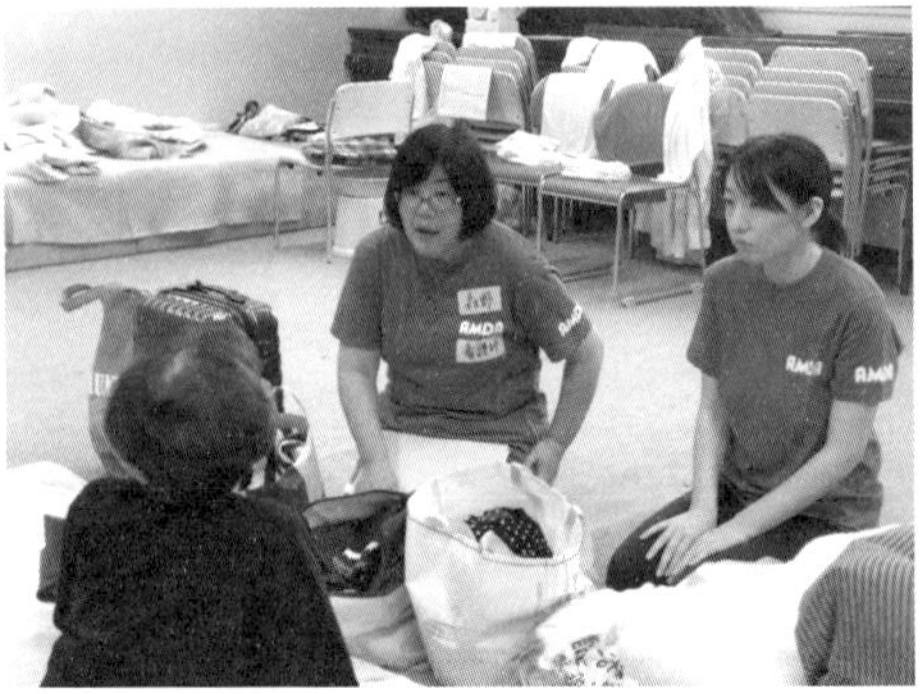

避難所になったサンワーク総社での健康相談

災害から2週間が経過し、避難所生活や暑い中での作業が続くなかで、鍼灸や足浴ケア時の問診、慢性疾患をもつ方の健康管理などを避難所で行いました。その頃、被災者はケアによる体と心の癒しが必要な時期であったことから、ケアを通して関係をつくり、リラックスできる場を提供していると感じました。また、必要なケアを必要な時に提供できるのは、ＡＭＤＡの今までの経験や知識が生かされているからだとも感じました。鍼灸や足浴などのケアの前後で、表情が明るく変わることがうれしく、逆に、自分はきちんと活動できているのかと考える瞬間でもありました。数回しか顔を合わせていない私に、快く会話してくださる方も多く、受け入れていただくことで成り立つ関係であったと感じ、感謝しかありません。貴重な体験と考える機会をいただき、ありがとうございました。

たった1日でも力になれれば

住み慣れたはずの岡山の救援活動に参加して

岩国医療センター　呼吸器内科　川尻　智香

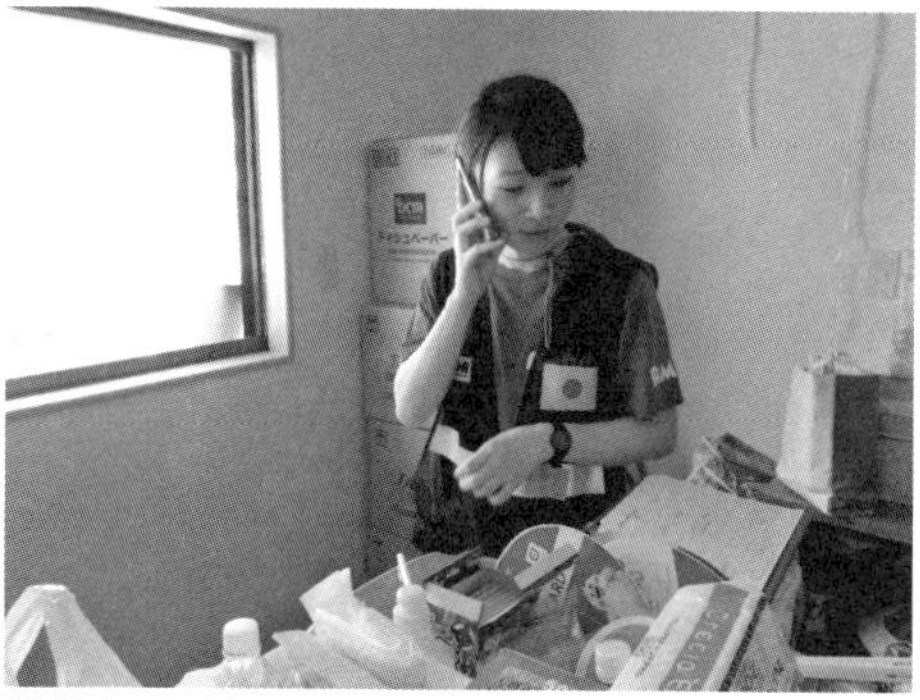
総社市下原地区で活動する川尻智香医師

私は2018年7月15日に、豪雨とアルミ工場爆発による二重の被害を受けた総社市下原地区の救護所で活動しました。発災から約1週間が経過し、猛暑が続く3連休の中日であったため、連日の作業で疲労の蓄積が見える被災者の方や、責任感で限界まで作業をし熱中症にかかってしまったボランティアの方々が目立ちました。

その他、内服薬が流された方や、避難所生活の日々から今後の不安を訴える方もおられました。救護所に来られた方に手当てをし、救護が必要とされれば現場に出向き、話を聞くことで現場のニーズをくみ取り、必要な支援が受けられる場所へ繋ぐことが主な活動でした。たった1日の活動でしたが、自分が知り得たニーズや情報を今後の活動に活かしていただけるように細かく記録に残すことを心がけました。

学生時代に過ごした岡山は晴れが多く、さすが晴れの国だと思っていましたが、下原地区の被害の大きさ、爪痕の生々しさは今でも忘れられません。「災害への準備を怠たらず、必要とされた時にすぐに動ける人でありたい」と再確認した活動となりました。被災された方が一日でも早く日常生活に戻れること、平和な日々が戻ることを祈っております。ありがとうございました。

第5章

総社市・魂の連携の系譜

障がい者千五百人雇用への挑戦

岡山県総社市長　片岡　聡一

はじめに

私が市長になった理由は「障がい者のために働きたい」そう思ったからだ。しかし、市長に就任し、私の周りにいらっしゃる障がい者関係の方々は、市政に対して攻撃的な姿勢そのものだった。

親の会と対話集会をすれば「うちの子をなぜ修学旅行に連れて行ってくれないのか」「学校にはなぜスロープがないのか」「特別支援学級の先生がうちの子に冷たく当たる、すぐに代えてくれ」そんな罵声にも似たやりとりが延々と繰りひろげられていた。

全国815市あるそれぞれの市政で、当時、障がい者に対する施策が得意分野だと自覚していた市が何市あっただろう。おそらく限りなく少なかったに違いないと思う。私は、障がい者を取り巻く政策を自身のライフワークにし、それを得意分野に変えていきたいと願い、障がいのある方々の人生を3つのステージに分け一生に責任を持つという思いを固めた。ファーストステージは0歳から18歳、いわゆる教育する年代だ。セカンドステージは18歳から60歳、これは本来であれば、社会の中で活躍してもらわなければならない年代。そして、60歳から亡くなるまでの人生の終焉期。

この3つのステージには様々な問題がある。ファーストステージにおいては、きちんとした『居場所』の確保。このことについては、ほぼすべての方が何らかの居場所があると思っている。セカンドステージでは『働く』ということ。そして、サードステージでは『終の棲家』の確保がそれぞれの問題である。サードステージの『終の棲家』には、お金がかかりすぎて、もはや国策によるところしかない。

私は、この3つのステージの中で、とにかくセカンドステージの障がい者の社会進出を徹底的に推し進めようと奮起した。

障がい者雇用の実態

当時、総社市には、身体、知的、精神、いずれかの障がいがある方々が３１５２人おられた。そのうち、18歳から60歳までの方が約１２００人。私は職員に、「総社市内に働いている障がい者の方は何人いる」と問うた。すると信じられない言葉が返ってきた。「わかりません」「障がい者の雇用は国の専権事項でハローワークの職員しか把握していません」という答えだった。それなら、「一社ずつ確認して何人働いているか数えてくれ」と指示した。いったい何ヶ月待っただろう、その答えが帰ってきたのは数か月後だ。「いくらだ？」「１８０人です」「じゃあ残りの１０２０人はいったいどこにいる」「障がいを隠して家庭の中でひっそりと暮らしていると思われます」

千人雇用に向けた取り組み

それがスタートだった。

では、残りの１０００人を社会に迎え入れるために「障がい者千人雇用委員会を立ち上げよう」市長室に集まった保健福祉部の職員に対してこう指示した。するとどうだろう、そのそれぞれの職員たちが「市長、障がいある方を１０００人も迎え入れる組織も会社もありません」「市長、もともと障がい者の方は働きたいと思っていません」「市長、わが市はA型事業所もB型事業所もありません」

「できない、できない、できない」の大合唱だった。この時、私は、実は確信に満ちていた。職員がこれだけ反対するのであれば、もはやこのジャッジは政治しかない。とすれば、私が決めるしかない。やろうじゃないか、障がい者千人雇用だ。

数日たって、「障がい者千人雇用委員会」を立ち上げた。多くのメディアが集まった。

障がい者が千人働くまち総社市を作りたい。

生まれてきてよかった、生きていて楽しい、やりがいがある、自らが収入を得て自立していく社会をつくりたい。

議論はなかなかまとまらなかったが、とにかく障がい者を千人雇用することを目標とすることで一致した。

翌朝の新聞は、このことに多くの紙面が割かれていた。

片岡聡一氏のパフォーマンス、リーマンショック直後で健常者でさえ就職場所のない時に、なぜ今、障がい者が最優先なのだ、などなど。これら各紙を見た途端、私は、俄然ファイトが湧いた。

障がい者千人雇用条例の制定

「障がい者千人雇用条例を作ろう」

議会に提案した。議会は賛否両論、大きくもめた。

「市長、障がい者を千人雇用した場合、市の予算は一体いくらだ」「企業就労500人、福祉就労500人と仮定して、わが市の持ち出しは2億5000万円です」

「市長、2億5000万円も障がい者の雇用という部分だけに使うのか。それよりも、A型やB型はよその市に任せてもいいわけだから、残ったお金をもっとほかの福祉に回したほうがいいのではないか」侃々諤々、議論は続いた。そして私は、本会議場で思いを語った。

「みなさん、障がいある方は誰一人として、障がいを持ちたいと思って生まれてきた人はいません。生まれて、何年かたって、気が付いたら重い十字架を背負っていたことに気が付いただけ。気が付かない人さえいます。人類、必ず障がいある方がこの世に生を受けます。全人口に対して4%。逆に言うと私たちが健常者96%側に生まれてこられたのは、この4%の方々が、我々が持つはずであっただろう障がいを代わりに持って生まれてきてくれたから、健常者側にいられるだけのことじゃないですか。だったら96%側に生まれた我々は障がいある方々に全力を尽くすのが当たり前のことじゃないですか。せっかく総社に生まれてきてくれた障がいある方々を倉敷市に委ねる、岡山市に委ねる、そんなことを彼らに言えるんですか。私たちは、総社に生まれてきたすべての障がいある方々に全責任を持つべきです」と大絶叫した。その途端に空気が変わりその条例は可決し、様々な予算が通過していった。

それ以降、A型事業所、B型事業所が矢継ぎ早に17箇所もでき、その都度市の持ち出し予算が年4回の定例市議会の度に補正予算として可決成立されていった。
私は、今ではこの市議会を誇りに感じているし、理解してくださった議員各位に心から感謝している。

千人雇用の達成

スタートは４人専属の障がい者千人雇用センターを作った。職員たちは右手に履歴書、左手に企業案内、この二つのカバンを持って東奔西走りまくった。何しろ、いきなり障がい者の家に飛び込み「お宅、障がい者のお子さんがいますよね。働きませんか」だったから。

そこからスタートして雇用数は２００人、３００人、４００人それが６００人を超えたあたり、スタートして３年半ぐらいたった頃だと思う。

「市長、１０００人達成できるかもしれない」

多くの会社で、障がい者を雇用するということが始まり、会社で障がい者を迎え入れるということがあまり特異なことではなくなっていった。それはスタートした当初からすると驚くべき変革。

我々は、予定していた5年は過ぎてしまったが、６年目の春に障がい者１０００人を雇用するに至った。

１０００人目は20代の知的障がいをお持ちの可愛らしい女性だった。パソコンの業務を担う女性事務員。彼女にお祝いの花束を私から心を込めて贈った。彼女は無邪気な顔でペコリと頭を下げた。その時、私の頬に一筋の涙がこぼれた。

優しい社会を目指して

「市長、障がい者が１０００人働くまちってどんな感じ？」と聞かれることがある。

私は従業員１０００人の大手大企業を誘致するよりも、様々な障がいがある方々があちこちの中小零細企業で、１０００人がそれぞれ働いている社会ほど屈強で明るい社会は無いと思っている。障がいある方々が働く社会こそ、我々が目指す社会だと思っている。そしてそこに人が集い弱者をいたわる文化ができる。実際、総社市は障がい者雇用を始めてから移住者が増え、急激に人口が増えていった。これからも総社市は人口に対するたった４％、確かに数は少ないかもしれないが本当に助けを求めている方々に寄り添い、優しい社会を作り続けていく覚悟だ。

総社市の相互扶助はアジアのモデル

ＡＭＤＡグループ代表　特定非営利活動法人ＡＭＤＡ
理事長　菅波　茂

　西日本豪雨災害被災者支援医療活動において、印象的な出来事がたくさんありました。１）避難所の被災者から総社市の職員に対する非難がほとんどなかった。２）高校生が自主的に積極的に災害被災者支援に「フリーマーケット運営」の形式で参加した。３）総社市職員が自覚を持って積極的に行動をした。４）総社市議会議員が被災者支援活動に自主的に参加した。５）社会福祉協議会を中心に各種団体が連携をした。６）対策本部に仙台市などから応援職員が参加した。７）過去に災害支援をした自治体から物品支援があった。８）その他。

　奇跡的な出来事もありました。１）下原地区の工場の大爆発による死傷者がでなかった。２）３人の消防士が氾濫した高梁川にさらわれるも無事に救出された。３）その他。奇跡は瑞祥です。天の祝福といわれています。総社市の明るい将来を示唆しています。

　総社市は危機管理に強い自治体です。片岡聡一市長から市民に至る、相互扶助にもとづいた、人間の絆の形成に成功しています。極言すれば、「安心」のできる自治体です。その確証は日本経済新聞に発表されたように、中四国の１２４の自治体の中で人口流入率がトップです。人口減少が続く日本の自治体においては誇るべき現象です。

　人間としての喜びは社会に参加することです。村八分とはこれを妨げることです。総社市は種々の理由で社会に参加できない人達を積極的に社会に参加してもらう政策を次々に具現化をしています。総社市の社会福祉政策の具現化は、アジアの他の国々の範として評価されています。

ＡＭＤＡは２００６年に国連経済社会理事会総合協議資格を認定されました。国連諸機関に政策提言ができる資格です。国境なき医師団、国際赤十字委員会、ロータリークラブインターナショナルと同等の資格です。１３７番目でした。現在も１４０団体しか認定されていません。近い将来に、ＡＭＤＡは総社市と共同で総社市の社会福祉政策とその具現化を国連諸機関に政策提言できることを楽しみにしています。

第6章

令和元年東日本台風（台風19号）・西日本豪雨災害の経験を引き継いで

第1節　ともに相馬市へ

これからの災害支援のあり方

岡山県総社市長　片岡　聡一

令和元年は東日本で台風による被害が相次いだ。9月には令和元年房総半島台風（台風15号）、10月から11月にかけては令和元年東日本台風（台風19号）により多くの地域が甚大な被害を受けた。本市はＡＭＤＡとともに被災地支援を行うべく、房総半島台風により甚大な被害を受けた千葉県君津市、東金市、そして東日本台風で被害を受けた福島県相馬市、いわき市そして長野県長野市へ職員を派遣した。

本市のこれまでの支援の形はプッシュ型。被災地域に向けて一方的に職員が物資を運ぶという支援である。しかし、今回の君津市への支援の形は違った。西日本豪雨での経験を活かし、現地の災害対策本部の一員として、支援したのだ。災害対策本部の中で、復旧に向けた施策の進め方や他の自治体からの支援を受け入れる受援体制をいかに構築していくかなど、本市職員が西日本豪雨で学んだ災害応急対応のノウハウや教訓を伝え、それぞれの分野で職員が経験したことを発揮できたと感じている。同じように、東日本台風被害にあった福島県相馬市やいわき市、また長野県長野市でも、事前に市長同士が連絡を取り合い、本市への支援要請を確認し、支援を行うに至った。西日本豪雨での我々の経験則が、被災地の方々に少しでも役に立ったのであれば、これほど嬉しいことはない。

一方で課題も残った。君津市への支援の決断が遅れたことだ。房総半島台風が千葉県に上陸し、甚大な被害をもたらしたのが9月9日。当時マレーシアのクアラルンプールにいたＡＭＤＡの菅波代表に電話をし、支援することを決定したのが9月11日。災害支援決定までに2日もかけてしまったのだ。これは、被害があまりにも広範囲に及び、支援のストライクゾーンを定められなかった私自身の甘さによるものだ。深い反省のもとに鍛錬し、直していきたい。

私は、支援力は受援力につながると思っている。いわゆる『助ける力も助けられる力も同じである』ということだ。本市は大規模災害被災地支援に関する条例をもとに年間１０００万円の予算を持ち、市長判断で、いの一番に被災地へ支援に行くことができる全国唯一の自治体である。その条例をもとに、これまで熊本地震、九州北部豪雨、北陸地方の雪害などさまざまな被災地へ迅速に１３０人の職員を派遣してきた。西日本豪雨の際には、これまで被災地へ派遣した職員の経験則が、予想をはるかに超える大きな戦力となった。すべての支援を受け入れ、多くの自治体やボランティアの方々のご協力をいただきながら、復旧・復興を加速させることができた。そして、さらにその経験が、今回の台風災害の支援にも大いに役立っている。

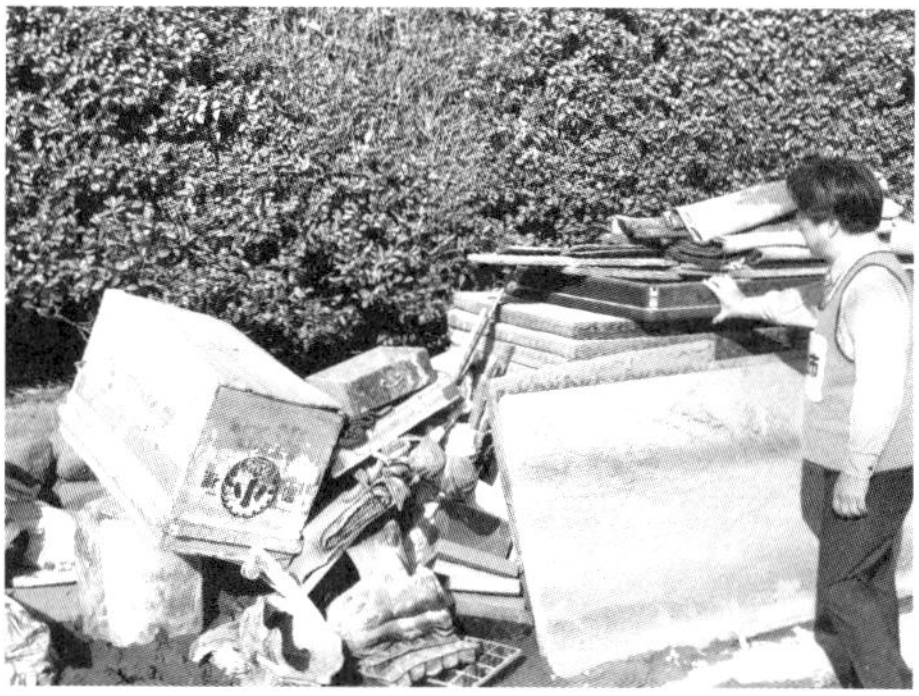
相馬市で現地視察する片岡市長

平常時に公務員が、的確にスピード感をもって市役所の仕事をこなすことは当たり前のことである。しかし、有事の際は違う。死者をどれだけ少なくすることができるか、被災者の方にどれだけ寄り添うことができるかである。今後も職員がさまざまな災害現場で経験を積むことで、本市の支援力はさらに強化されていく。その結果として、職員の災害対応力が向上し、再び災害が起きたとしてもこの力が発揮されると確信している。それが災害支援のあり方である。

災害支援とは、まさしく見返りを求めない愛である。

東日本台風災害における福島県相馬市への被災者支援活動について

―ともに被災地へ―

岡山県赤磐市長　友實　武則

令和元年は、台風や低気圧による暴風・大雨に伴う被害が特に東日本にて連続して発生した年でした。10月12日夜、伊豆半島に上陸した令和元年東日本台風（台風19号）は記録的な暴風・大雨を伴いながら関東地方を通過し13日未明には東北地方の東海上に抜けました。

接近前から台風の動きを注視していた私は、台風が抜けた13日にＡＭＤＡ菅波代表・総社市片岡市長と協議し福島県相馬市へ被災者支援を行うことを決定しました。

翌14日、「赤磐市は被災地と共にある。困った時はいち早く駆け付けたい」との思いを託し、ＡＭＤＡに派遣している職員1名を含め3名の職員を相馬市に向けて送り出しました。

職員は、総社市の職員とともに新幹線で仙台まで行きレンタカーに乗り換えて相馬市に入りました。

夜遅くに相馬市役所入りした職員は立谷市長への挨拶後、災害対策本部会議に出席し被害の概要を聞きました。派遣職員から「今回の浸水被害の深刻さ、特に断水被害と床上浸水軒数の多さに思いを新たにした」と帰庁後に報告を受けました。

3名の職員は避難所運営支援に2名、総社市職員と共に罹災証明発行のための家屋調査に1名配置されることとなりそれぞれ担当部署よりオリエンテーションを受け翌日からの本格活動に備えました。市役所の車両が足りない為、家屋調査には職員が乗ってきたレンタカーを使うことにしました。被災地に赴く時には支援業務に必要な資機材は持参することが大切、という被災地に赴かなければ実感できないことを職員は学んで帰ってきました。

避難所では、ＡＭＤＡ看護師と共に健康維持を中心

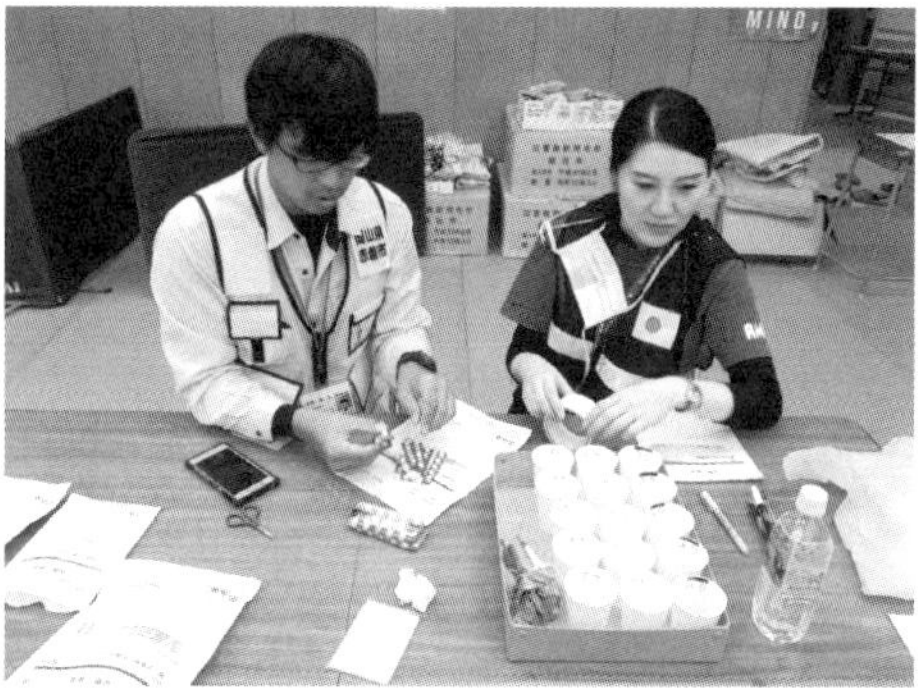
配薬をする派遣者

に避難者の思いに寄り添う支援をさせていただけたのではないかと思います。相馬郡医師会等地元の医療関係者と連携し、特に感染症対策として部屋の清潔維持・手指の消毒の呼びかけ等を避難者とともに行ったり、日中１人で避難所に残っている高齢者に声掛けして体を動かす習慣を維持する活動を行っています。

帰庁した職員から、避難者に「西日本豪雨のお礼に来ました」と声をかけると、「岡山県か、そんな遠くから来てくれたんかな、ありがとうな」というお言葉をいただくとともに「赤磐市」の表示を指して「これは何市と読むん?」と何人かから問われたそうです。「あかいわし」と読みます。

今回の相馬市への支援活動は、まさにＡＭＤＡが謳う「相互扶助・困った時はお互い様」の理念を具体的な形にしたものと思っています。

赤磐市は職員３名を１週間相馬市へ派遣し、でき得る範囲ではありますが避難所運営・家屋調査の支援をさせていただきました。復旧・復興にはまだまだ時間もかかり市民の皆さん・市長をはじめとした市役所職員のご苦労は続くものと思います。

今後は、相馬市の復旧・復興の状況に関心を持ち続けるとともに、職員が持ち帰った相馬市での経験をわが市の防災対策に生かしていき、今後災害に見舞われた被災地があればその支援に有効に生かしてまいります。

被災された地域の皆様の１日も早い復旧復興を願っております。

第2節　医療機関の相互扶助

令和元年東日本台風被害に対する賛育会クリニックのみごとな対応

医療法人和陽会　まび記念病院院長　村松　友義

平成30年7月の西日本豪雨は岡山県をはじめ広島県、愛媛県を中心とした西日本の広い範囲に甚大な被害をもたらした。同様に令和元年10月に日本を襲った東日本台風（台風19号）は日本を縦断し、中部、関東、東北地方の広い範囲に大きな被害をもたらした。その被害の多くは河川の氾濫や決壊に伴う流域の浸水であった。

長野県の千曲川流域は古くより洪水を繰り返しており、すなわちそこでは住民の皆さんの苦労の歴史が繰り返されている。今回千曲川の決壊により、日ごろより豊野地区で住民の方々の健康を守ってこられていた賛育会クリニックおよび介護施設の1階部分が完全に水没し、同施設は機能停止となり、施設避難を余儀なくされた。

ＡＭＤＡの橋本千明氏より私のところへ連絡があったのは、この東日本台風被害のあと間もない時期であり、この被災状況がまび記念病院の被災とよく似ており「まび記念病院の発災時の状況や発災後の復旧をどのように遂げたかを詳細に提示してほしい」というものであった。マスコミによる被害状況の報道は断片的なものばかりであり、現地の現場にいる人にしか解らないことが沢山あるということを私は経験をもって知っていたので、ＡＭＤＡの要請もあり、11月17日遅ればせながら現地へ行かせていただいた。前もって当院が経験した被災時の状況や被災後の経過、そこで沸き起こった多くの課題、それらに対して現在当院や真備地区が取り組んでいることなどをまとめ賛育会へ送らせていただいた。

賛育会の院長宮澤明住先生、事務長松村隆氏をはじめ職員の方々が温かく私を迎え、施設内を案内してくださった。この時期クリニックの診療は2階部分へ移し再開されており、また介護施設はまだ稼働していなかったが、多くの職員の方々が毎日よごれた建物を掃除し再開の準備を行っているとのことであった。私は広い施設をこんなに短期間できれいにされた職員の皆さんのご苦労を思わずにはいられなかった。さらに賛育会クリニックおよび介護施設の豊野地区での普段の活動状況を教えていただき、さらに今回の被災状況とその後の経過について詳しく聞かせていただいた。そして聞けば聞くほど私どものまび記念病院と多くの共通点があることがわかった。

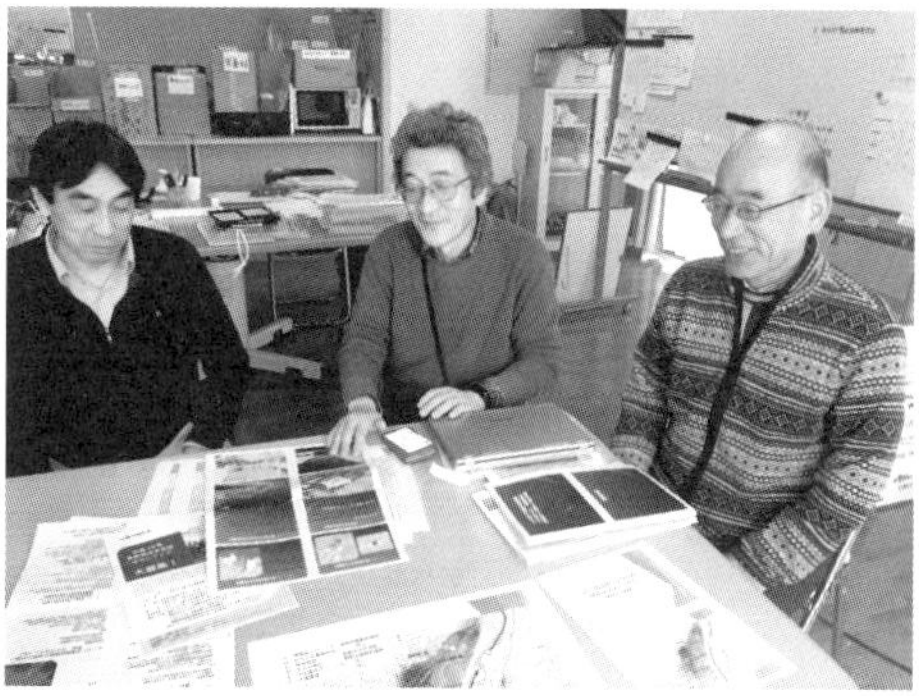
賛育会にて（右が村松院長）

1．まず地理的な共通点として豊野地区の千曲川、真備地区の小田川がいずれも一級河川であり天井川であり、水害による大きな被害を繰り返した歴史がある。

2．賛育会クリニック・介護施設は豊野地区の医療介護の中心、まび記念病院は真備地区唯一の病院である。

3．賛育会もまび記念病院も浸水はほぼ1階の天井に達している。この1階部分には医療機器や電気設備、厨房など施設の心臓部が集中しており、水害によりそれらがすべて機能停止となった。

4．この機能停止に対し、早々にその中におられた患者さんや施設利用者さん入居者さんの生命を第一と考え施設（病院）避難を決断した。それにより両施設とも怪我人や命を落とす人は一人もおらず完璧な形で救出が完了したことは、何事にも代えがたいところであった。

5．まび記念病院は被災後10日目に郡市医師会の吉備医師会とＡＭＤＡの協力のもと病院駐車場に健診車を設置し外来診療を再開した。真備地区には他にも機能停止した診療機関がいくつもあり、その先生方も一緒に診療できるようにした。さらに災害医療ではなく保険医療を選択した。保険医療のメリットは、それまで構築してきた主治医制が早期に回復できること、早期に収入を得ることで自身の施設の復旧につながり、また職員の離職を最小限にとどめることができること、ひいては地域の早期の復興を促すことができるということである。

一方賛育会は被災後早期に訪問事業の再開を果たされていた。さらにインフラのうち下水機能がなかなか回復しないなかで、被災後1か月後には施設の2階を整備し外来診療を再開されたということであった。特筆すべきは私たちの病院と同じく、保険医療で診療を再開し、豊野地区で被災された開業医の先生にもその門戸を開き一緒に診療をされたとのこと、お話を聞くに及びただただ敬服するばかりであった。また災害早期の一番重要な時期に自治体やAMDAを始めとするNGOやボランティアなど多くの支援が入り、これを非常に有効な形で受け入れておられた。

賛育会はその後入所・入居事業の再開、通所リハビリの再開をすすめ完全復帰まではもう数か月かかるといわれていたが、それにしても施設の機能停止からの回復のすすみ方は私の目からはとても早いように見えた。（まび記念病院は完全復旧までに7か月を要した）

私は今回長野市豊野地区を中心に医療・介護事業を展開されている賛育会を訪れた際には、まび記念病院の被災経験を提示するつもりであったが、賛育会の宮澤院長、松村事務長は被災後たった1か月の間にクリニックや施設の復旧に着手されており、私の方がいろいろなことを教えていただく形となった。ただ豊野地区よりも約1年前に被災したまび記念病院と真備地区が医療・介護の復興の過程で取り組んでいることとして、個々施設のBCP（事業継続計画）の策定さらには地域BCPの策定についてお話しした。近年日本各地で大きな災害が発生し少なからず医療・介護・福祉が一時的に機能停止になっており、その地域の住民の方々に多大なる悪影響を及ぼしている。そうした中での医療・介護・福祉の再開、復活は個々の施設だけではなく地域ぐるみで行うことが肝要であり、それには普段より施設間の横のつながりを十分つけておく必要があるということを、私自身が痛感したので話に追加をさせていただいた。

現在真備地区は復興に伴い平静を取り戻しつつあるがまだ元の状態ではなく、当院も真備地域の医療のために頑張っているところである。豊野地区でも同様と思われるが、賛育会の皆さんの地域医療・介護にかけるひたむきな思いがあるかぎり、早期に復興できるものと確信できた。

最後に賛育会クリニックとまび記念病院の共通点として、①両施設とも職員の皆さんが施設、地域のために多大なる尽力をされたということ、②いずれの施設も復旧に際しＡＭＤＡが介入し復旧のためのノウハウを指示してくださったということを付け加えるとともに、私を長野市豊野地区へ訪問する機会を作ってくださいましたＡＭＤＡ橋本千明氏に深謝いたします。

保険診療の早期再開を中心にどのように復旧に向けて動かれたか

賛育会クリニック　院長　宮澤　明住

賛育会クリニック院長の宮澤明住です。ＡＭＤＡの皆様には、被災後クリニックの早期再開に向け、助言や相談させていただき感謝しています。経過と共に報告します。

令和元年10月12日、東日本台風（台風19号）が接近し、夕方に高齢者等避難開始情報が発令され、職員が招集され１階にある施設の入居者全員を２階以上に移動しました。

10月13日午前2時頃、長野市穂保地区の千曲川堤防が決壊し、午前7時頃には濁流が押し寄せ、施設の１階天井近くまで浸水しました。電気、ガス、水道が止まり、エレベーターも使用不能、近隣の下水道処理場までも浸水しました。固定電話は使用不能、携帯電話も電波が繋がりにくい状況でした。

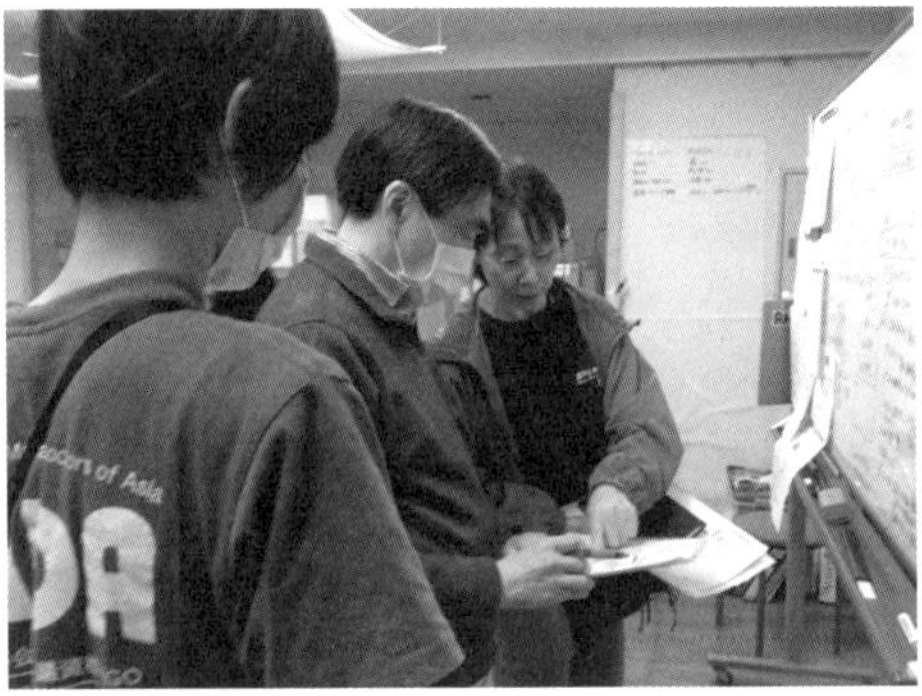
支援準備の打ち合わせ

クリニックのカルテ、パソコン、医療機器等すべてが水没し使用不能となりました。

1階にある厨房、ボイラー、リハビリ室、特養棟の居室等すべてが水没しました。グループホームは平屋のため屋根の上まで浸水しました。幸いなことに前日に1階の入居者全員を避難させたため、人的な被害はありませんでした。

10月13日午前中浸水が続き、2階の入居者全員を3階以上に移動しました。残っている食料や水もわずかな状況で、入居者全員を外部に避難させる決定をしました。

10月13日夜、入居者5名を消防隊のボートで搬送しました。10月14日早朝には水が退き、全国から駆け付けたDMAT、自衛隊、消防等による病院、福祉施設等への搬送が開始され、10月16日までの3日間で260名の入居者を搬送、10月22日入居者全員（276名）の搬送が完了しました。

事業所内では事業をどのように再開するかの会議を連日行いました。長野市役所、長野県庁、長野市保健所等と対応策の相談、再建に関して建設会社と打ち合わせ、医師会を通じての働きかけ、病院や福祉施設に御挨拶を行いました。

クリニックに関しては、薬が不足して困っている患者さんからの問い合わせが多くあり、早期の診療再開を検討しました。在宅の患者さんも多く、訪問診察、訪問看護、訪問リハビリ、ホームヘルプをすぐに再開しました。

入居系では、2階以上で早期の再開を目指しました。入浴のためのボイラー、エアコン、防災設備、エレベーターの復旧を1階の解体より先に進めることにしました。食事の提供のため仮設の厨房を造りました。職員の雇用を維持するため、福祉施設や賛育会の他施設への出向、地域貢献としての活動への参加が決められました。

10月17日、避難住民の多くが集まる豊野西小学校に状況を把握するため出向いた時に、児童センターで支援活動をしていたAMDAの皆様とお会いしました。10月18日には、サーバーが復旧し1階の受付で薬剤処方のみを再開しました。

10月21日、平成30年7月の岡山県倉敷市真備町の水害とAMDAが関わったまび記念病院の被災から再開、復興への過程が賛育会豊野事業所の状況とほぼ一致しており、クリニックの再開復興に向けて助言や相談をAMDAにお願いすることになりました。

当初は豊野西小学校で、仮設診療所を始めようと考えましたが、ここは災害医療で救急医療として日赤や保健師が関わっており対象ではありませんでした。収益を確保するためには保険医療を一日も早く再開する事が重要であり、急性期から慢性期までの診療、いつも通りの処方ができるようになります。

建物の1階は被災しており、まび記念病院は健診車で診療を開始しましたが、駐車場や近隣の土地は泥だらけで難しく、豊野支所や豊野保健センターは、いずれも被災していました。

建物の2階以上は無事で使用できるため、介護医療院のあった2階の一部を仮設診療所とし、保健所への手続きを行いました。

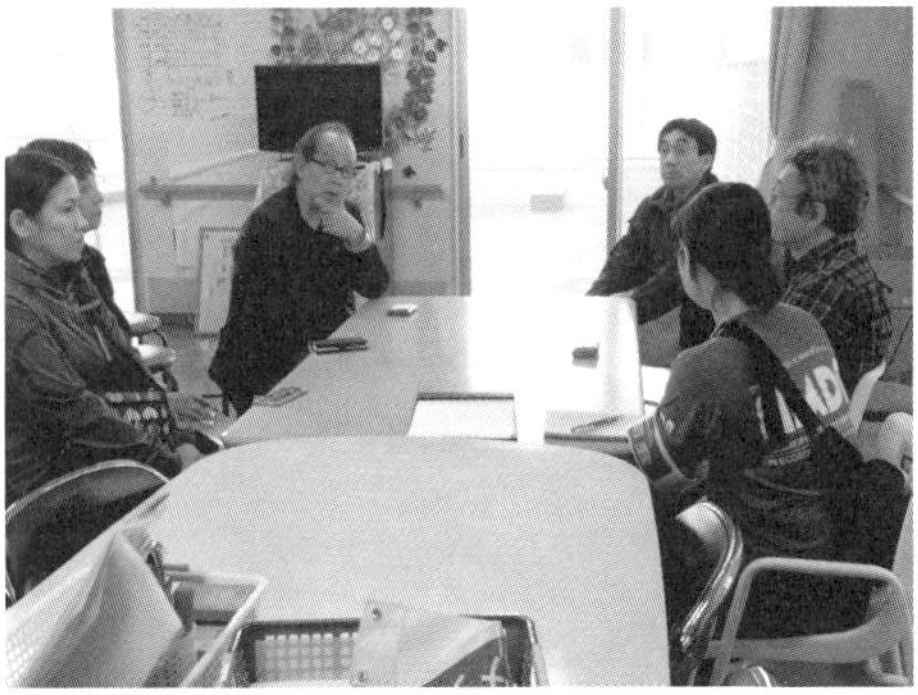
鎌田医師の訪問（10月28日）

10月28日AMDAと連携協力している諏訪中央病院名誉院長の鎌田先生が来院し視察。同日18時より長野市保健所にて豊野地区医療機関、医師会との連絡調整会議が行われました。賛育会クリニック以外に、村上整形外科、笹井医院、タカミ歯科医院、中村歯科医院（廃院）、中島薬局、ガーデン薬局、長沼薬局が被災して営業できない状況でした。医師会や保健所との連携強化と共に、これらの医療機関の再開、復興、連携、助成金の獲得等に関しても検討されました。

10月中旬にまず電気が復旧し、10月30日エレベーターが仮復旧、10月31日2階以上で水道が復旧、11月1日下水道処理場で簡易的処理が可能となり、高圧洗浄後、2階以上のトイレが使用可能となりました。清潔域確保のため2階の一部に内装工事を行いました。

ＡＭＤＡの助言により、クリニック再開に向けて打ち合わせが行われました。医師、看護師、薬剤師、事務、近隣の薬局との話し合い、被災した村上整形外科は当院の診察室を利用しての再開、机や椅子、小型ベッド、診療器具の手配を進めました。この中で血圧計やパルスオキシメーターはＡＭＤＡより提供していただき、案内や予定表の作成も行ってもらいました。11月1日再開に向けてのシュミレーションを行いました。

11月5日仮設診察室としてクリニックが保険診療を再開しました。約30名の患者さんが来院しました。まび記念病院の教訓を生かし、問診と処方のみでの再開としました。マスコミＴＶや新聞各社が取材に来ており、患者さんにはクリニックの再開を本当に喜んでいただきました。

11月8日賛育会クリニックにて、保健所長のもと豊野地域の医療機関が集まり、この地域の医療と復興のための会議が開催されました。中小企業グループ補助金に関する相談も行いました。

11月17日まび記念病院院長の村松先生が来院され、事業所内外の視察、情報交換、グループ補助金に関する助言をいただきました。先生がまとめた資料もいただき、復興への取り組み、ＢＣＰ（事業継続計画）策定の重要性を確認しました。

11月中旬より外来機能拡大。12月2日デイケア再開。12月10日入所系再開。12月16日デイサービス再開。令和2年7月1階にて賛育会クリニック再開予定。8月介護医療院再開予定となっています。

ＡＭＤＡの皆様には、仮設診療所の開設に関して助言や様々な分野にわたりお手伝いいただき感謝しております。災害医療と保険医療の違いの中で、地域の医療機関が一日も早く復旧して、保険診療を行い、医療収益を上げることが、地域医療の復興、かかりつけ医の復活にもつながることが理解できました。助成金関係では中小企業グループ補助金に関する助言もいただきました。BCP（事業継続計画）策定の必要性も確認できました。まだまだ復興、再開にむけての取り組みは進行中ですが、AMDAの皆様にはお世話になり本当にありがとうございました。

令和元年東日本台風被災者支援活動について

諏訪中央病院　総合診療科部長　斎藤　穣

諏訪中央病院は、南海トラフ巨大地震などの災害が発生したときの緊急人道支援を円滑に行うために、平成31年にAMDAと協定を結びました。令和元年10月12日夜に大型で非常に強い東日本台風（台風19号）が長野県を通過しました。当院の防災委員のメンバーであり、今回の支援に業務調整員として参加した、臨床工学技士の松尾さんが当時の状況を広域災害救急医療情報システム（EMIS）で確認したところ、災害モードに変わっていることが判明しました。その後刻々と状況が変化し、10月13日には千曲川流域の各地で氾濫被害が広がっていることを知りました。そして長野市にAMDAが支援に入っていることを10月14日に知り、地元であり何か協力したいと考え、私、松尾さん、吉澤院長の三人で話し合

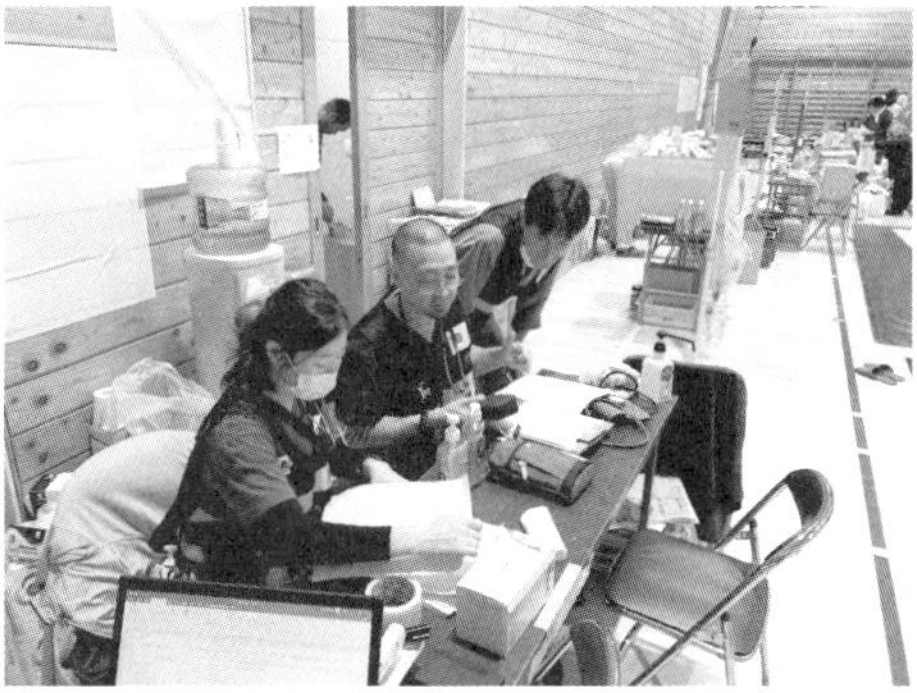
健康相談活動

い、AMDAに問い合わせたところ、支援に来てほしいと要請がありました。10月15日朝、病院の幹部が協議し、正式に要請を受けることになり、同日10時15分に、一次隊として医師1名、看護師2名、業務調整員1名の合計4人で長野市に出発しました。そして午後に長野市の豊野西小学校体育館にある避難所に医療支援として入りました。その後、二次隊として医師1名、看護師2名、業務調整員2名の合計5名が入り、10月20日まで活動を行いました。また業務調整員の松尾さんは10月29日から11月1日まで、豊野町にある賛育会クリニック（旧豊野病院）へ病院支援の調整員として派遣されました。急な派遣にもかかわらず、業務の調整や代行などを病院に残る方々が、すぐに担ってくれたおかげで、決定からすぐに出発することができ、二次隊まで派遣することができました。支援には、このような機動力が大切だということがよくわかりましたし、直接支援をする人だけではなく、間接的に支援にかかわる多くの人たちの思いや働きがあってこそ支援が成り立つということもよくわかりました。

豊野西小学校は今回の災害において、県内で避難者の方が最も多いところでした。隣の児童センターも避難所となっており、我々が支援に入ったときには300名近くの方が避難されていました。状況としては、電気関係は使用可能、トイレも使用可能、暖房器具は用意され、携帯電話は各社の電源車が配置され、食料提供もありました。しかし避難所は定員超過のような状況でした。しかも日中は、多くの方が被災した自宅の片付けなどで不在となるため、避難者の把握がとてもしづらい状況でもありました。

我々が現地に到着したときには、AMDAの方々が医療支援だけではなく、市役所や県庁の方々、地元の医療機関の方々と協力して避難所運営の支援も行っていました。正直な印象は支援というよりも指揮していたという感じでした。行政の方は一生懸命働いていましたが、訓練や実際の経験のない方がほとんどであったそうで、とても苦労されていました。それを経験豊富なAMDAの方々が支えるという形でした。どちらかというと避難所の運営のほうがメインとなっているような状況で、医療支援まで手が回らないという感じでした。

　このような状況の中で、諏訪中央病院の医療支援チームはＡＭＤＡの指揮のもとで活動を開始しました。避難者の方々の健康相談、かかりつけ医や常用薬を失った方が医療機関にスムーズにかかることができ処方を受けられるような調整、エコノミークラス症候群のリスクがある方への弾性ストッキングの配布と着用の指導、乾燥や感染の予防のためのマスクの配布、段ボールベッドの作成や配置の調整、トイレや玄関を清潔に維持するための環境調整、小学生への手指衛生の指導、避難者の方の健康状態把握のための情報の取りまとめ、避難所での当直など様々な活動を行いました。

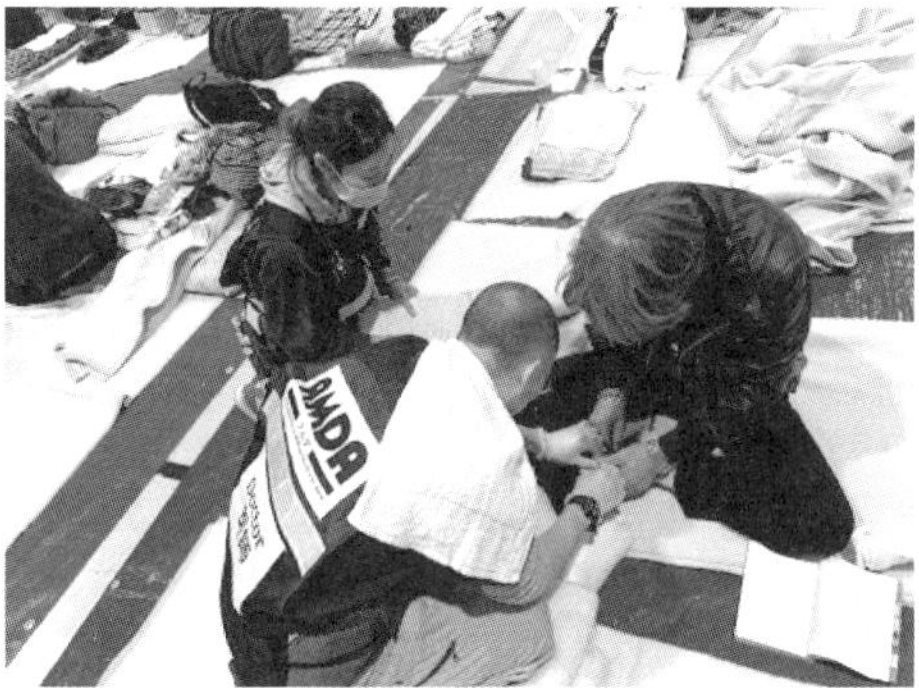

足のケガの処置

　避難所の運営に関してもいろいろなお手伝いをさせていただきました。校長先生や市の方との毎日の会議にも参加させていただき、医療のことだけではない、いろいろな課題が日々発生していることを知りました。災害時の医療に関しては、これまで研修を受け知識はありましたが、避難所の立ち上げ、運営に関しては知識も経験もなく、初めて知ることが多くありました。正直に申しますと、医療者である私ではなく、行政の方が行うべき仕事ではないかと思うようなこともありました。しかし、災害のような緊急時はもともとの役職や立場に関係なく、できる人ができることをする、決まりや平時の常識に縛られず柔軟に対応することが重要であり、自分ができることはなるべく断らずできる限りやろうと考えながら働いていました。

　気候変動に伴い、自然災害は徐々に増えてきているように感じます。毎年、日本のどこかで大きな自然災害が起きています。長野県でも大雨、大雪、地震などによる自然災害はいつ起こってもおかしくありません。多くの人が、災害はいつ起こってもおかしくなく、いつでも対応できるようにならなければいけないと感じました。

災害に遭う立場になる場合もあれば、災害を支援する立場になる場合もあります。諏訪中央病院は災害拠点病院ではありませんが、災害拠点病院でなくでも地元の方を受け入れなければならないことは当たり前であり、諏訪中央病院の職員であれば、だれでも同じように対応できるような体制をとれるように、普段から用意をしておかなければいけないと、改めて思いました。

また支援とは直接現地で支援する人だけで行うことができるものではなく、支援する人たちをさらに後方から支援する人がいることで成り立つものであります。支援の形も直接的なものもあれば間接的なものもあります。今回のような災害をきっかけに支援の輪が広がっていくことを願います。

第３節　ＡＭＤＡの活動

活動概要

２０１９年10月12日午後６時頃、非常に強い令和元年東日本台風（台風19号）が伊豆半島に上陸。その後、関東地方と福島県を縦断した。上陸前より関東・中部地方の一部、そして台風の北上に伴い、東北地方の一部も含め合計１都12県で大雨特別警報が発表された。12日から13日にかけ、広範囲で暴風と豪雨に見舞われた。被害も甚大であり、全国で死者数98人、行方不明者数３人、負傷者４８４人を数えた。家屋も４万８０００棟以上が損壊した（12月２日消防庁発表）。

ＡＭＤＡは上陸前より気象庁等の情報を注視し、11日にＡＭＤＡ看護師と薬剤師各１人を千葉市に派遣。迅速な支援活動が行えるよう、現地協力者に面会するなど情報収集にあたった。

台風通過後の13日朝、被害状況を鑑み、千曲川が氾濫した長野市への医療チーム派遣を決定。同日、医師１人、看護師２人が長野市入りした。

また、翌日14日、同じく被災した福島県相馬市にも別チームを派遣、岡山県総社市及び赤磐市と合同で出発した。その後、甚大な被害を受けた宮城県丸森町の避難所でも活動を実施した。

1. 長野県長野市活動報告（10月13日～11月８日）

〈長野市被害状況（11月29日長野県発表）〉

・死者数：２人、行方不明者数：０人、負傷者数：93人、住家被害：３８６２世帯

〈活動概要〉

①避難所支援活動（10月13日～20日）

活動場所：豊野西小学校、南長野運動公園

派遣者数：21人（諏訪中央病院からの派遣者９人含む。医師５人、看護師８人、調整員８人（薬剤師、理学療法士、鍼灸師等含む）

活動内容：

	月　日	時　間	活　動
	10月12日	15:30	千葉県を除く関東地方、長野、静岡に大雨特別警報発令
避難所支援活動	10月13日	9:00	AMDA医師の長野県派遣を決定。AMDA職員（看護師）も長野県へ。
		11:05	AMDA医師が新幹線で岡山駅を出発。
			東京でAMDAチーム(医師1人、看護師2人（職員含む））合流。
			長野県内に到着後、長野県庁を訪問し、県内医療機関の被災状況や避難所内での状況確認。
	10月14日	朝～	チームに医師2人、看護師1人追加。 長野市保健所保健師と協力し、AMDAチームらは状況把握のため8の避難所を巡回した。
		午後	長野市保健所会議に出席し、避難所の巡回結果を報告。 AMDAより2チーム、2か所の避難所で夜勤を担当することが決定。
		20:00	避難所での夜勤開始（～10月17日朝まで）。
	10月15日	朝～	避難所である豊野西小学校にて避難者の方々の保健医療サポート、段ボールベッドやラップポンの設置、清掃活動など環境整備を行う（～10月20日まで）。
		朝～	同市保健所からの要請を受け、AMDA医師がほかの避難所や自主避難所を巡回、聞き取り調査などを行う（～10月16日まで）。
		午後	諏訪中央病院からの派遣者（医師1人・看護師2人・調整員1人）がAMDAチームに合流。
	10月17日	～朝	2カ所の避難所での夜勤対応、終了。
		朝～	AMDAチームによる市内の避難所の巡回終了。
	10月20日	13:00	日赤や保健師への引継ぎ完了。豊野西小学校での活動終了。
クリニック支援活動	10月21日		1階が浸水し病院機能が停止した賛育会クリニック（社会福祉法人賛育会豊野事業所内）の診療再開に向け、病院支援を開始（～11月8日まで）。
	11月5日		賛育会クリニック、一部診療再開。
	11月8日		すべての業務を賛育会クリニック職員に引き継ぎ、活動終了。

1

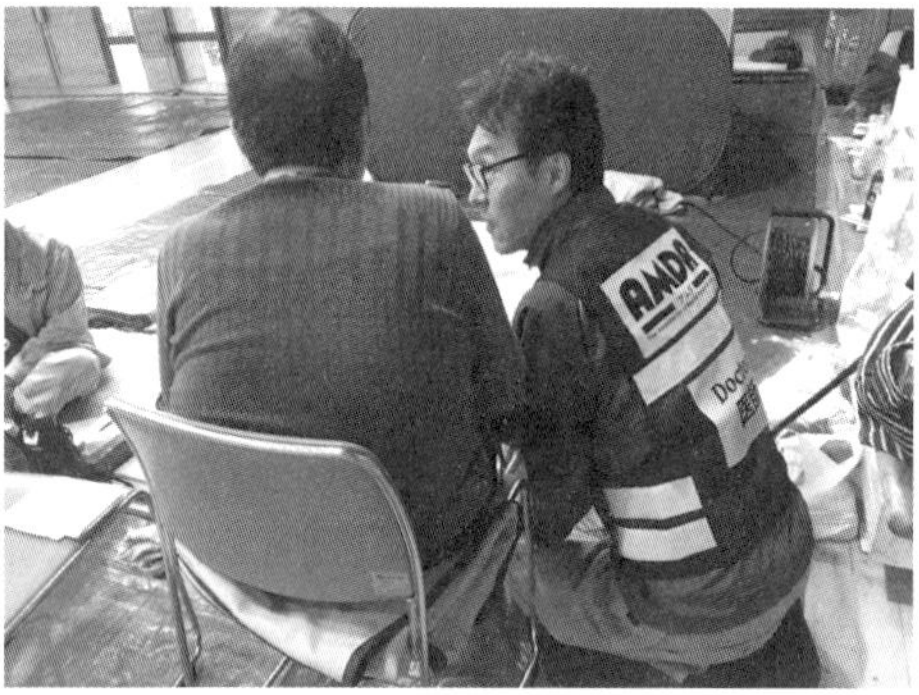

避難所での状況調査

1）避難所調査：長野市保健師と複数の避難所を巡回し状況調査。

2）医療者、医療チーム派遣：14日夜～17日朝の3泊は、長野市保健所の要請を受け、当初は2カ所（豊野西小学校、南長野運動公園）で泊まりによる夜間も含めた活動を実施。17日以降は豊野西小学校で常駐して活動し20日、長野市保健所と後任医療チームへすべての業務・情報を引継いだ。

3）環境整備、保健衛生活動：ダンボールベッドの導入、深部静脈血栓症（エコノミークラス症候群）のリスクが高い方へ、管理体制を整えたうえで弾性ストッキングを提供・着用。災害用トイレ「ラップポン」

の調整、設置。

4）受診調整：早期の医療機関受診がのぞましいが、車が水没し受診のための交通手段を得ることが困難な避難者を把握した。その後長野市役所交通政策課、長野市保健所、市職員と連絡をとり、市が準備したタクシーによる医療機関受診に繋いだ。

②クリニック診療再開支援活動（10月21日～11月8日）

活動場所：社会福祉法人賛育会豊野事業所（賛育会クリニック）

派遣者数：8人（看護師5人、薬剤師1人、調整員2人）

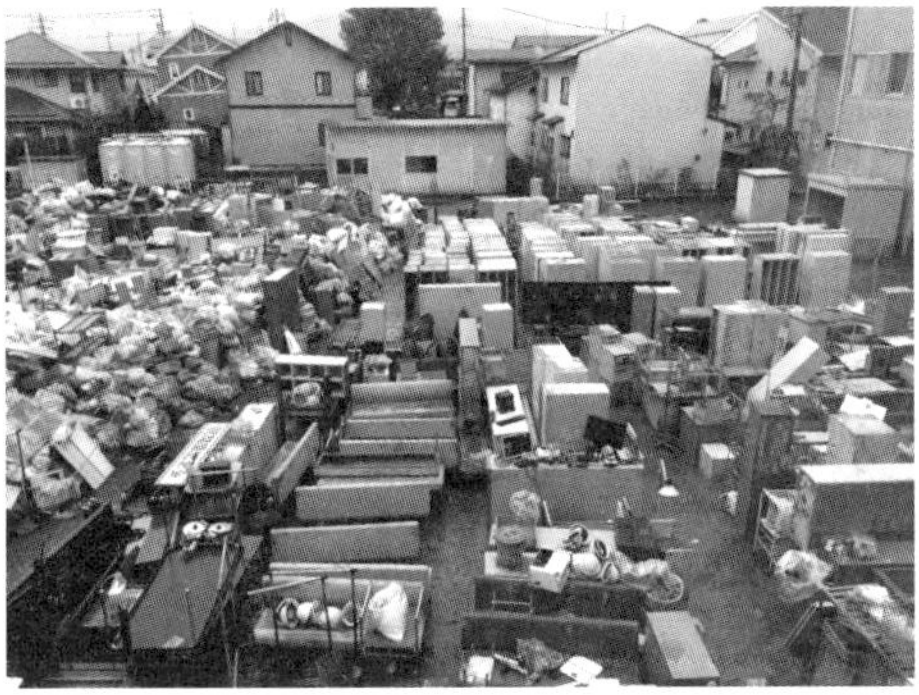
被災後の賛育会

活動背景：建物の1階が水没した同事業所は被災後全ての業務が機能停止した。1日も早い診療再開を目指していた賛育会クリニック院長、事務長が、避難所で活動中のAMDAチームと出会った。2018年7月の西日本豪雨災害時の病院再開支援（まび記念病院）の知見を共有したところ同事業所の協力要請を受け支援を決定。クリニックの保険診療による診療再開を目標として活動した。11月5日にクリニックは仮診療室として再開し、AMDAは8日に活動を終了した。

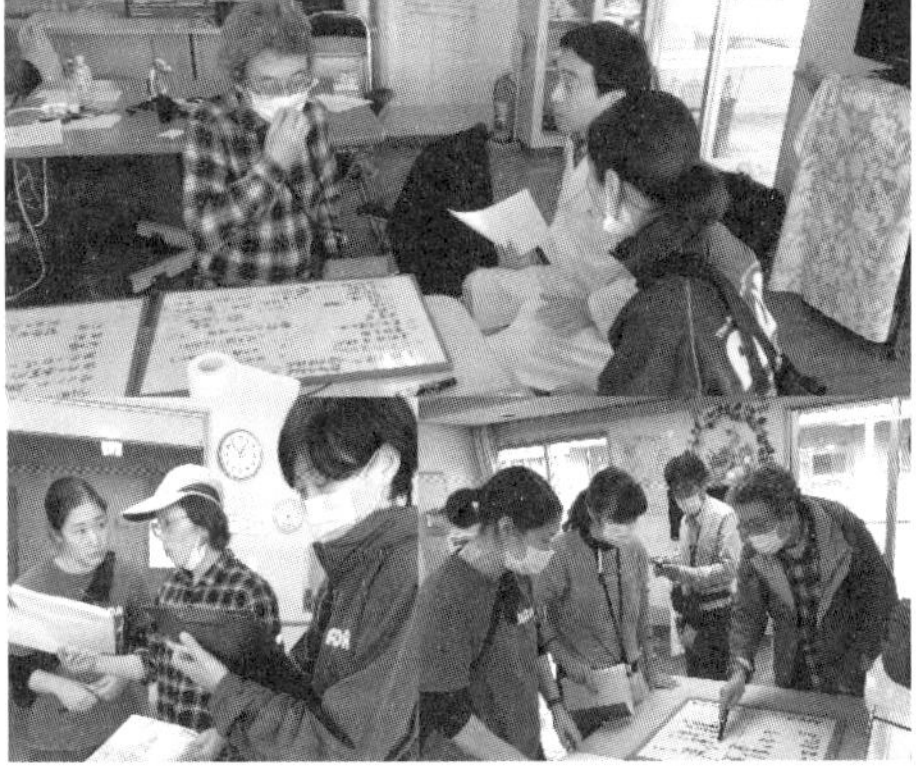
賛育会クリニックでの支援活動

活動内容：

1）行政、医療機関、関係者への説明資料作成、説明への同行。

2）関係者のご紹介：西日本豪雨災害での被災後、病院の全面復旧から9か月が経過したまび記念病院（岡山県倉敷市）の村松院長より、同病院の支援に地元医師会（吉備医師会）として関わった高杉こどもクリニック（岡山県総社市）高杉院長をご紹介、資料提供や助言を受けた。村松院長は仮診療室再開後の11月に事業所を訪問し、長期的な課題への対応経験を共有頂いた。

3）運営支援：通常と異なる環境での診療のノウハウを伝え、同クリニック職員のみで運営可能となるよう支援した。

2. 福島県相馬市活動報告（10月14日〜18日、29日）

〈相馬市被害状況（12月2日福島県発表）〉
死者数：2人、負傷者数：0人、住家被害：1675棟

月　日	活　動
10月12日	19:50　福島県相馬市などで大雨特別警報発令。
10月13日	AMDA調整員2名の福島県相馬市への派遣を決定。
10月14日	9:00　総社市職員6人と赤磐市職員2人とともに総社市役所を出発。新幹線で仙台を経由しレンタカーで相馬市へ。
	19:00　相馬市役所到着し、立谷秀清・相馬市長並びに担当部署に挨拶。
	現地協力者との面会、情報収集を行う。
10月15日	朝　相馬市災害対策本部会議に参加。
	避難所であるスポーツアリーナそうまにて、避難者の体調や被災状況を赤磐市理学療法士と聞き取り。 相馬市保健福祉部長と避難所での支援活動について協議。
10月16日	AMDA看護師1人チームに参加。スポーツアリーナそうまで避難者への見守り活動を開始（〜10月18日まで）。 市職員・避難所運営職員・保健師などと協議の上、感染症予防対策及び環境整備を行う。
10月18日	相馬市避難所での活動終了。
10月29日	相馬市・伊達市内の保育園に手指消毒剤贈呈。

〈活動概要〉

①避難所支援活動（10月15日～18日）

活動場所：スポーツアリーナそうま（避難所）

派遣者数：３人（看護師１人、調整員２人）

活動内容：

1）避難所での避難者（15日時点58人）の見守り活動：日中避難所にいる約20人に対して、体調や被災状況の聞き取り。看護師によるバイタルサイン測定、服薬管理、相馬市保健師への報告など。

2）避難所の環境整備：避難所運営職員や市の保健師などと協議の上、感染症予防対策として避難所玄関消毒及びトイレへのアルコール消毒液の設置など。更に避難所内に食事・歓談スペースを設置、避難者間の会話も増え、明るくなったと派遣者より報告を受けた。

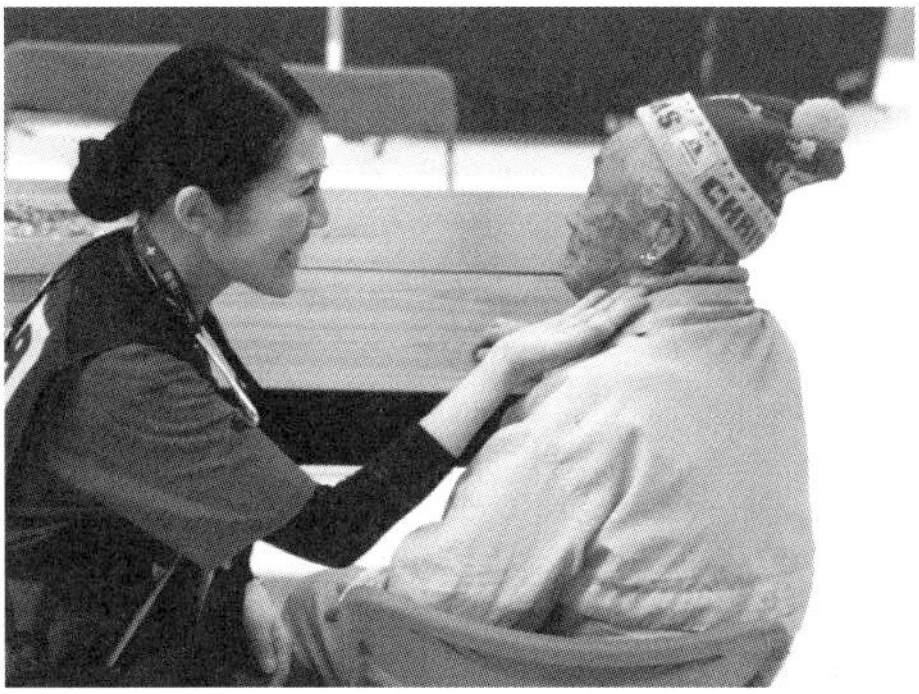
相馬市避難所での支援活動

②物資（手指消毒剤）贈呈（10月29日）

活動場所：相馬市・伊達市内の保育園３園

活動内容：現地協力者より断水が続く福島県相馬市・伊達市の保育園への手指消毒剤贈呈についてご相談を受け、ＡＭＤＡは支援者らの協力を得ながら手指消毒剤を準備、贈呈した。

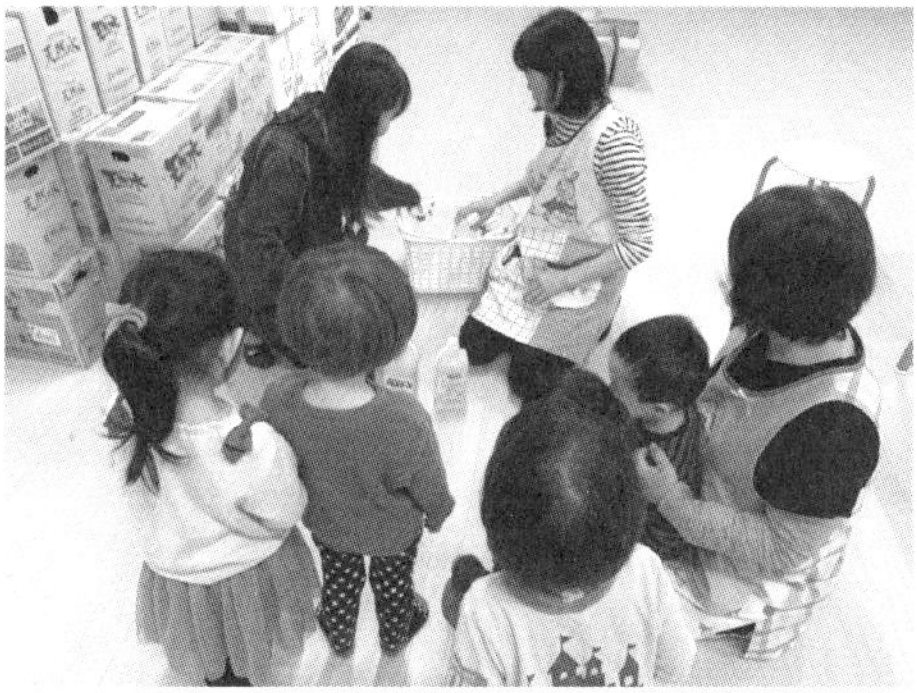
手指消毒液の贈呈（相馬市内の保育園）

3. 宮城県丸森町活動報告（10月15日～31日、11月7日～8日）

〈丸森町被害状況（11月29日丸森町発表）〉

・死者数：10人、行方不明者数：1人、負傷者数：2人、住家被害：1237件

〈活動概要〉

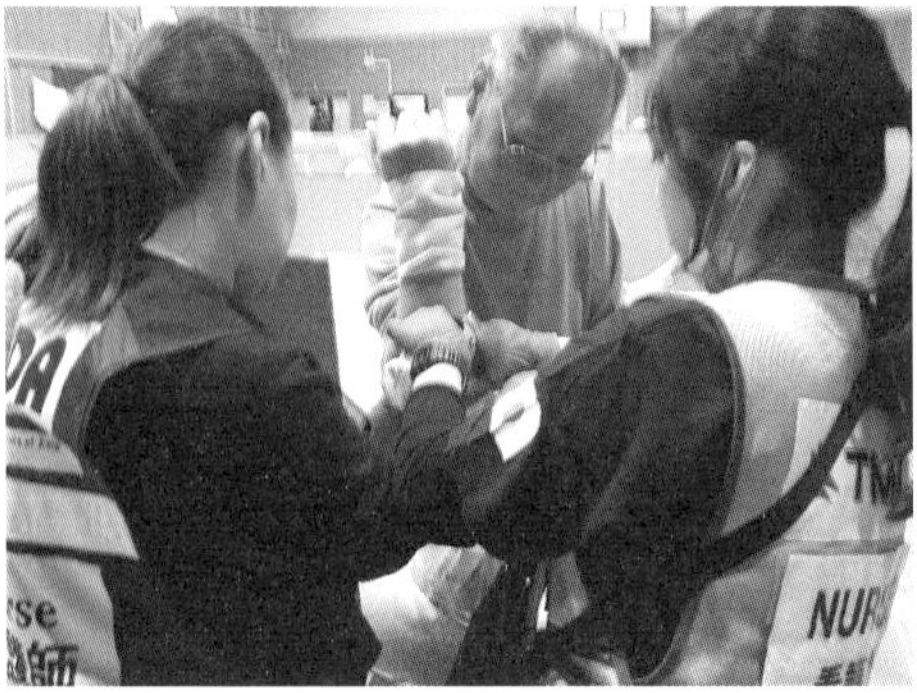

避難者の傷口を確認するAMDA・TMAT看護師

①避難所支援活動（10月16日～31日）

活動場所：丸森小学校（避難所）

派遣者数：16人（看護師2人、理学療法士1人、介護福祉士1人、鍼灸師9人、調整員3人）

	月　日	活　動
	10月12日	19:50　宮城県丸森町などで大雨特別警報発令。
医療支援・環境整備活動	10月15日	丸森町の被害状況・ニーズ調査を実施。
	10月16日	宮城県の仙南（せんなん）保健所医療調整本部会議に参加。保健所の要請により、同県丸森町の避難所の一つである丸森小学校での支援が決定。 避難所関係者と打ち合わせを実施。
	10月17日	丸森小学校にて、段ボールベッドの設置、清掃活動のなどの環境整備。 医療者などによる避難者への見守り活動を開始（～23日）。
	10月22日	災害鍼灸活動の可能性を考え、丸森小学校に鍼灸師2人を派遣し、調査及び調整を開始。
災害鍼灸活動	10月23日	丸森小学校での医療チームの活動終了。 同小学校での災害鍼灸活動開始（～31日）。
	10月30日	グンゼ株式会社様より寄贈の吸湿発熱肌着及び靴下を丸森小学校の避難者に配布（～31日）。
	10月31日	丸森小学校での全活動終了。

11月7日	館矢間小学校避難所（丸森町）にて、グンゼ株式会社様の吸湿発熱肌着及び靴下を配布。
11月8日	グンゼ株式会社様の上記肌着及び靴下を丸森まちづくりセンター避難所でも配布。

活動内容：

1）医療支援・環境整備活動（10月17日〜23日）

i）段ボールベッドの設置（17日）：特定非営利活動法人ＴＭＡＴや他団体と協力し、設置に向け清掃、ベッドを組み立て。丸1日かけ設置完了。

ii）避難者（17日時点58人）の見守り活動（18日〜）：避難者に体調、口腔内環境などの確認、食事量などを聞き取り。役場の救護所で処置を受けた避難者の傷口確認などのフォローアップ。避難所に入っている仙台市保健師へも報告を行った。また、運動不足解消のためラジオ体操や散歩を促した。

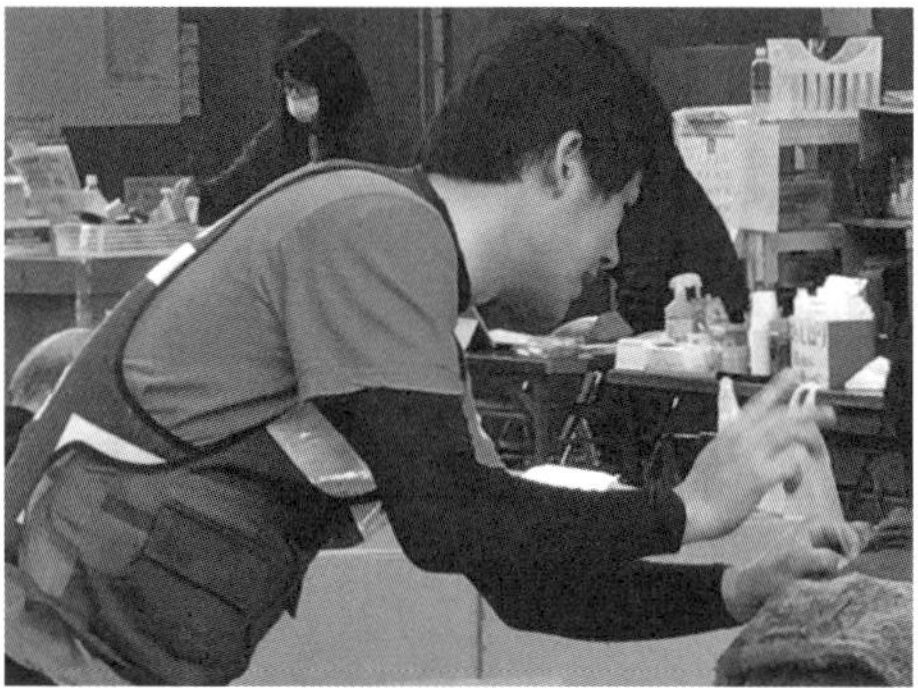
丸森小学校鍼灸活動

iii）避難所環境整備（18日〜）：避難者名簿作成。避難者の体の負担軽減のため、高さを考慮した靴箱の作成など。感染症予防対策として継続的な清掃活動を促した。→食事の配膳など含め、住民による避難所整備体制へ。

2）災害鍼灸（23日〜31日）：日中、夕方以降ご自宅の片付けや仕事などから戻られている方々にも治療を実施。延べ患者数１４２人。

②吸湿発熱肌着及び靴下配布（10月30日〜31日、11月7日〜8日）

活動場所：丸森小学校、館矢間小学校、丸森まちづくりセンター（避難所）

派遣者数：2人（復興支援センターＭＩＲＡＩからの派遣者1人含む、調整員2人）

活動内容：グンゼ株式会社様より寄贈いただいた肌着・及び靴下を3箇所の避難所で配布。寒さが厳しくなる環境で避難生活を送られる方に非常に喜ばれた。

長野での活動と、被災後の診療再開支援の振り返り

特定非営利活動法人ＡＭＤＡ　プロジェクトオフィサー
橋本　千明

令和元年東日本台風（台風19号）は広い範囲で記録的な大雨となり、関東・東北地方を中心に一級河川で氾濫や堤防決壊が発生し極めて広範囲の被害をもたらした。台風上陸前の10月11日より千葉県内に移動し情報収集を開始した。13日朝ＡＭＤＡ本部より長野県へ向かうよう指示があり、同日夜に長野県入りした。長野県内は、信濃水系千曲川流域である長野市穂安で70ｍにわたり堤防が決壊し、学校・医療機関・下水処理場等が被災した。

最初に訪れた長野県庁と長野赤十字病院の情報では、県内の４つの病院と施設が浸水しており、ＤＭＡＴ等が利用者の施設外搬送に奔走されていた。翌14日朝、ちょうど避難所への巡回調査を始めるところだった長野市保健所の方々と協議しＡＭＤＡを含む医療支援チームと長野市保健師がペアになり調査を開始した。結果、特に支援が必要な避難所４カ所を支援チームで分担することになり、約３００人の避難者のいる豊野西小学校がＡＭＤＡチームの拠点となった。15日に昨年協定を締結した諏訪中央病院派遣者がチームに加わり、保健衛生活動やダンボールベッド導入を市と相談しながらすすめた。活動する中で保健・医療・福祉の機能停止が地域住民に与える影響が浮き彫りになっていった。透析患者や基礎疾患・慢性疾患を持つ人が、車が水没し交通手段がなく受診できない、おくすり手帳が水没しかかりつけ医も被災、

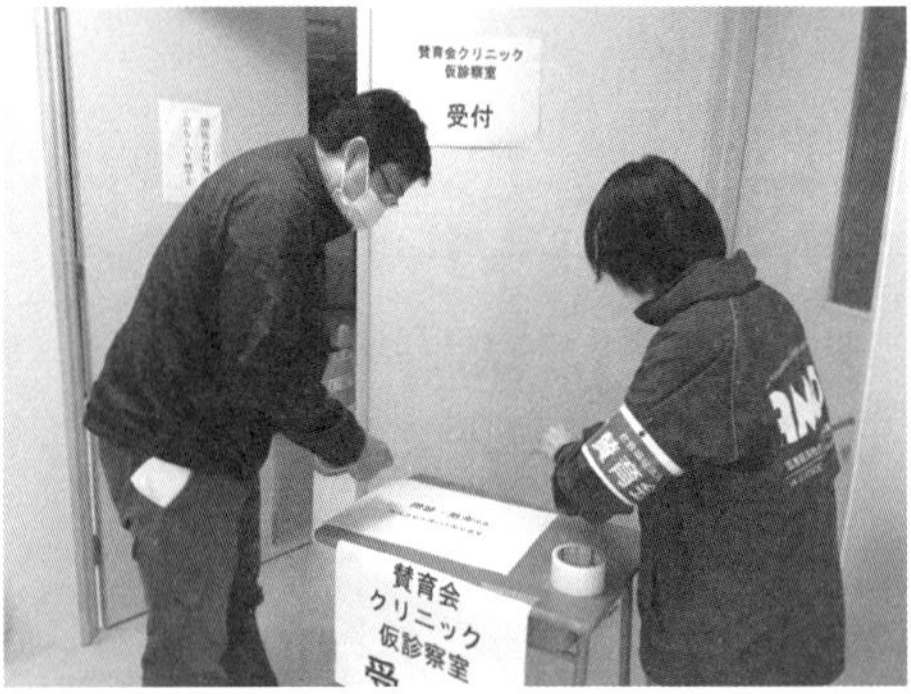

クリニックの再開準備

処方薬がわからないなど、物理的な受診困難、患者情報管理が難しいという課題が出ていた。

そのような中17日、社会福祉法人賛育会豊野事業所（以下賛育会）の松村事務長、宮澤院長と豊野西小学校避難所で出会った。賛育会豊野事業所は３００床を有する複合施設で、クリニックを併設した地域の中核施設である。４階ある建物のうち、１階部分が水没、機能停止した。被災後３日間で利用者はほぼ院外搬送され、約30の病院や施設に散り散りとなった。その場に居たＡＭＤＡ鈴記医師が、西日本豪雨災害時に被災したまび記念病院（岡山県倉敷市）について紹介、健診車を仮診療場所として保険診療により診療再開、７ヵ月かけ全面再開したことをお話した。賛育会のお二人は一刻も早い事業再開をのぞまれており、そのままＡＭＤＡに協力要請を行った。まずは事業の医療面の軸であり、現実的に再開しやすいクリニック再開を目標に、まび記念病院や西日本豪雨災害での関係者から助言も受けながら診療場所の選定、必要物品の確保、仮診療場所での診療シミュレーション、地域への説明を行った。賛育会クリニックは11月５日に仮診療室として再開し、被災した近隣の開業医も診療に参加した。11月８日に長野市保健所が主催し医師会、医療機関、薬局等が集まった情報共有会議が開催された。

まび記念病院と賛育会クリニック、２つの地域中核病院・複合施設の保険診療による早期診療再開支援に関わり、２つに共通した課題と対応を挙げておく。

①新たな仮診療場所の選定。両事例とも１階が外来であったため水没したことにより診療ができなくなった。まび記念病院の場合は７月の酷暑の時期、屋外に待合を設けざるを得ず暑い中患者さんをお待たせしてしまった。逆に賛育会の場合は10～11月の長野で、冬に差し掛かる時期であった。場所の選定にあたって、待合となるスペースの確保（できればコンテナなど）、エアコンが使える場所の確保がのぞましかった。

②保険診療場所として認められるかの確認。まび記念病院の場合は岡山県に、健診車が病院の付属物として保険診療が可能なことを確認いただいた。賛育会クリニックは同事業所の２階を使用したため、行政に変

更届の提出を行った。
③通常と異なる診療環境の構築。電子カルテ、電話など、通信や情報がどれだけ残っているかにより、紙カルテ運用としたり、電話番号の仮設定が必要。
④使える資源を確認し、不足分は積極的に支援を得る。人的資源は、まび記念病院の場合は薬剤師が不足し、外部の応援を得ていた。賛育会クリニックは、同様に被災した門前薬局が近隣地域から患者に届けることで、クリニック業務は職員のみで対応できた。
⑤地域の保健医療福祉関係者との情報共有。保険診療となると、被災した開業医も診療に参加できる。
また、仮診療時期は、通常行っていた検査等ができず他院紹介せざるを得ない事例がある。保健所や医師会、被災していない医療機関との連携ができるとスムーズに立ち上がることができる。

NPOの立場から医療者の派遣を行う側としては、医療機関での保険診療下で活動できると医療事故対応として安心である。また、受け入れる方も安心ではないかと考える。南海トラフ等大規模災害時に、全ての医療機関を自治体がバックアップできる保障はなく、できるところから小さく再開する一案として、上記を教訓としていただければ幸いである。長野を含む現場で出会った全ての方々、支援者の方々との顔の見える関係が、新たなご縁を繋いでくださり活動に繋がったことを申し添えお礼としたい。

令和元年東日本台風で学んだこと

岡山県赤磐市職員　ＡＭＤＡ研修中
（２０１９年４月から２年間）　山田　章博

令和元年10月13日にＡＭＤＡと協力協定を結んでいる総社市が東日本台風（台風19号）により甚大な被害を受けた福島県相馬市に支援に行くことになり、平成31年の4月からＡＭＤＡで研修をしている赤磐市職員である私もＡＭＤＡチームの一員として相馬市に赴くこととなりました。

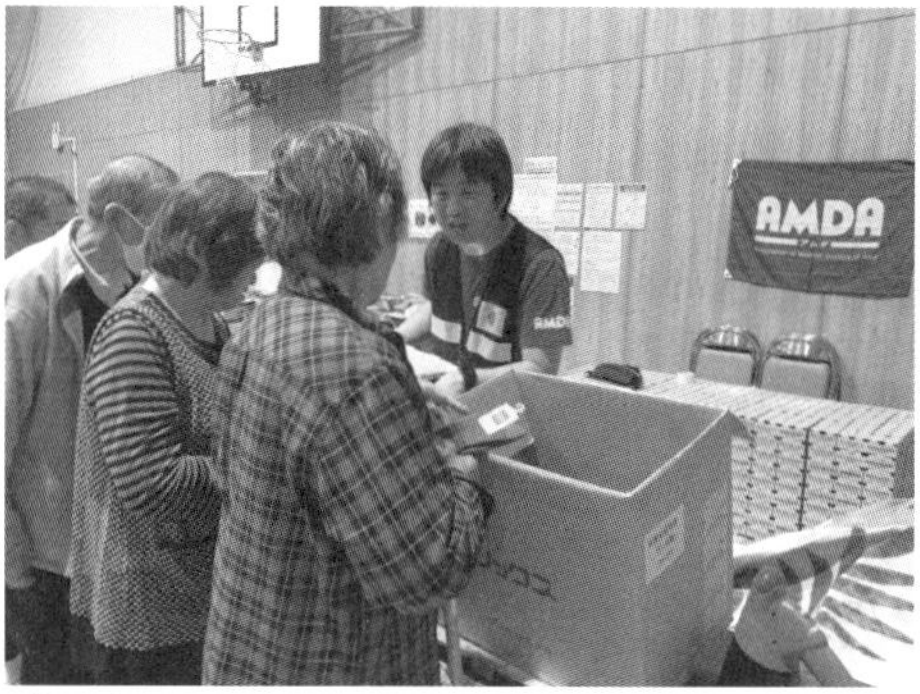

グンゼソックスを配布

相馬市では過去に災害支援をした、あるいは既に関係性の築かれている自治体から支援の申し出がひっきりなしに入ってきているようでした。総社市もその一つとお聞きしましたが、このように相互扶助の精神のある首長間でネットワークが構築され、自治体間の支援が相互に行われることは被災地にとっては大きなメリットがあると感じました。特に物的な支援だけではなく、行政職員の人的支援は避難所運営以外にも、行政サービスの維持という観点からも復興期よりむしろ急性期と称される期間の方が不足し必要であると思います。無論、公的な支援システムは構築されてきていますが、実際の現場はそれが追いついていないように感じます。

やはりＡＭＤＡの基本理念である相互扶助というものの考え方は、特に日本人のメンタリティーにあったもので、自治体相互の協力関係を平素より築くということは自治体の長が、自分の裁量で行うべきものであり、それができるか否かで、そこに住む住民の生活に大きくかかわるものであると感じました。

また、今回の支援活動では東日本大震災の復興事業で予てより協力関係にあった団体の方の協力をいただき実施できました。情報提供は勿論のこと、宿泊地の手配やレンタカーの確保、また、その団体の方と一緒に避難所で活動するなど様々な協力をいただきました。これも災害発生時だけではなく日頃のＡＭＤＡの活動の賜物だと思います。

今回の支援活動に参加して、こういう継続的な活動を地道にすることがいざという時の備えになるということを学ぶことができました。また、この災害を逆手に取り様々な分野で支援自治体と被災地が相互に協力する関係づくりができれば、防災だけでなく、経済や教育など様々な分野において有益であるのではないかと一公務員として感じることができました。そしてそれを実行できるリーダーが今は行政機関にも求められているのではないかと思います。

支援の形

特定非営利活動法人ＡＭＤＡ　国内災害派遣調整担当
岩尾　智子

当たり前のことだが、避難者、被災自治体職員、被災地域に住む人たちが中心となるのが最良の支援の形であると活動後改めて思う。急性期の活動も、彼らのお膳立て無しには活動が難しいことを改めて感じた。あくまでもＡＭＤＡを含む外部団体は、急性期の一時的な支援に入るが、彼らは私たちが引き上げた後もずっとそこに暮らすからだ。

令和元年東日本台風上陸から2日経った令和元年10月14日。ＡＭＤＡ職員として、総社市、赤磐市と一緒に被災した福島県相馬市に向けて出発し、そこで10月18日まで活動を行った。目的地と違う、宮城県丸森町でも活動を行うことになったのは、「丸森町は今でも入れない地域があり、大変な状況です」と東日本大震災復興支援以来、ＡＭＤＡと協力関係にある、地元団体「復興支援センターＭＩＲＡＩ」から話を聞いたことがきっかけだった。活動地が増えると、宿泊先、移動手段、人員の確保など、それに伴う調整ごとが一気に増える。被災地で何もかもが不足する中、宿泊先・移動手段を何とか確保することができたのはこの復興支援センターＭＩＲＡＩより地元の

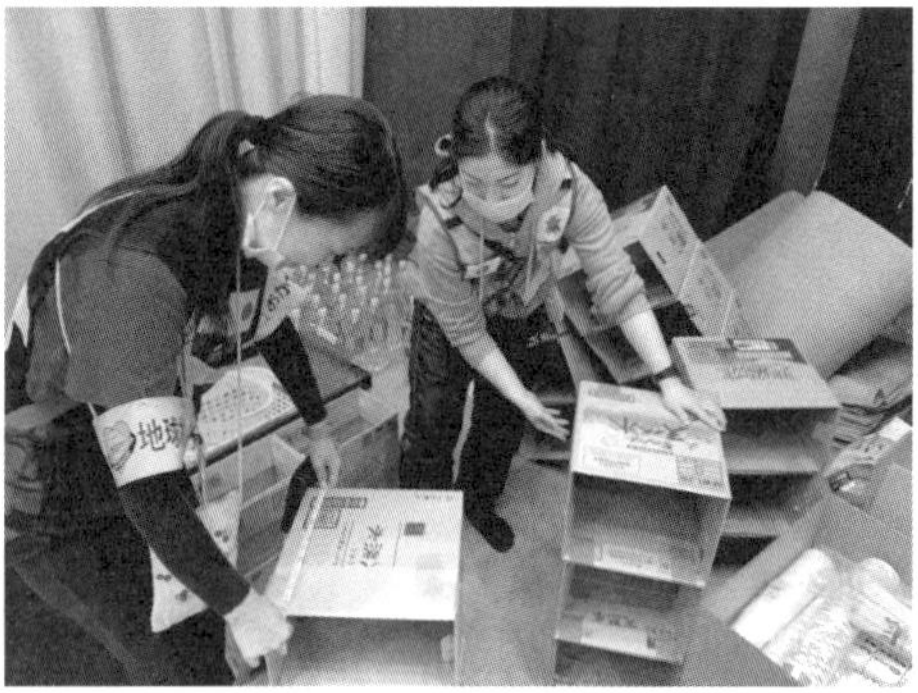

丸森小学校避難所で靴箱を作成

繋がりをご紹介いただいたからだ。

ＡＭＤＡが活動した丸森小学校避難所内では、私達が引き上げた後も被災地に迷惑が掛からないことを念頭に活動した。避難所でのミーティングには、最初の方から民生委員さんに入っていただき、情報の共有に努め、避難者に協力を求めたいことは相談の上、依頼した。例えば、ラップポンと呼ばれる移動式トイレは排せつ物が入る袋の交換が難しい。私たちが引き上げる前には避難所に暮らす数名の女性が交換できるようになっていた。それ以外にも、トイレ掃除、配膳などの避難所維持も避難者が積極的に取り組んでいた。私達が引き上げてから約２カ月たった12月末までには、全員、帰宅または仮設住宅に移動し、丸森小学校の避難所は閉鎖されたそうだ。これも、地元の方から聞いた話だ。

今回の活動に携わっていただいた皆様に感謝申し上げます。

第7章

資料

第1節　総社市に対する外部支援。相互扶助の息吹

総社流の災害対応

○現地出張所の開設

特に被害の大きかった昭和地区と下原地区に発災直後、災害対策本部の現地出張所を開設した。市役所と住民との顔の見える関係を構築し、被災状況や現地ニーズの把握、支援制度の被災者への説明や各種申請手続きをワンストップ窓口で行い、丁寧かつ迅速に災害対応を進めた。

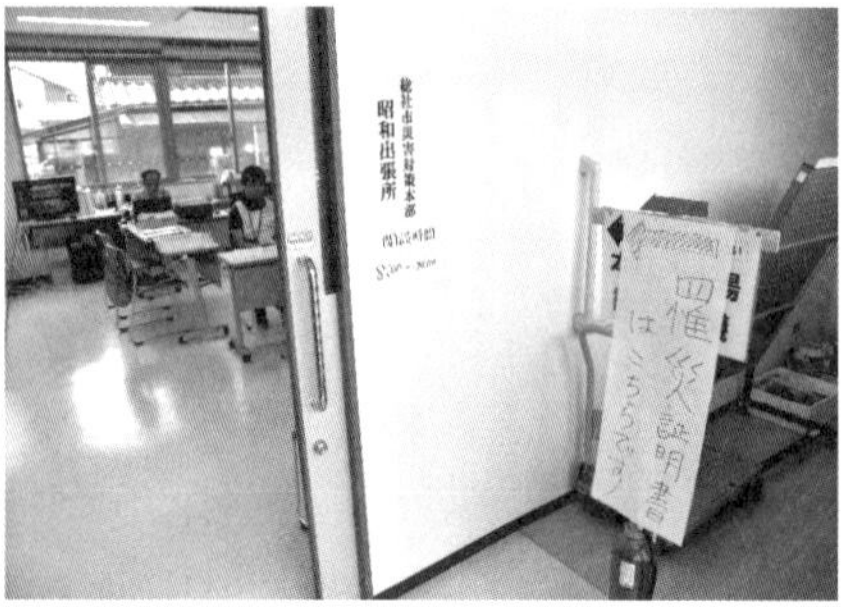

災害対策本部昭和出張所

また、多くの職員が、泥かきや家財の搬出などを被災された方々と一緒に行った。「他人任せ」ではなく、職員が被災者に向き合い、寄り添ってきた。

災害対策本部下原・昭和出張所の開設
期間：7月13日～11月30日
体制：3人職員常駐
業務：現地ニーズの把握・対応、各種支援制度説明、申請受付・交付等

○公設ペット避難所開設

ペットも家族の一員との考えから、発災直後からきびじアリーナでペット同伴者の受け入れを行った。ペットのいる人は、これまで他の避難者への配慮から、避難を躊躇していたが、新たに3カ所のペット同伴避難所を設けて避難を促進した。

ペット避難所の状況

施設	世帯	人数	ペット数	開設期間
市役所西庁舎301、302	20	46	犬17匹、猫6匹	7月9日～9月9日
西公民館	4	8	犬4匹、猫3匹	7月7日～9月16日
総社北公園会議室	2	6	犬3匹	7月11日～7月21日

○フリーマーケット方式による支援物資の配布

全国からいただいた物資を、フリーマーケット方式で配布した。あらゆる支援物資を受け入れ、被災者であれば誰でも必要な時に、必要なものを必要なだけ持ち帰っていただき、ニーズに応えた。

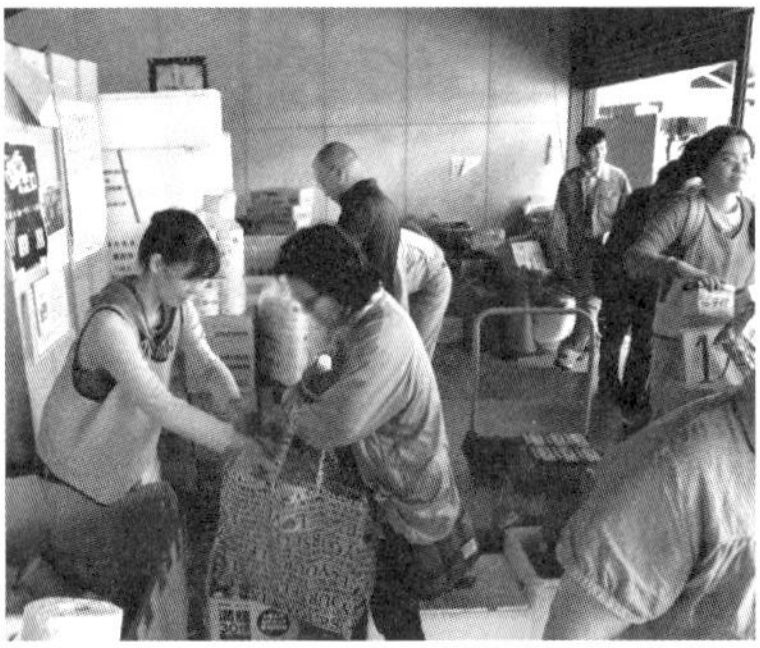
フリーマーケット方式による物資の配布

期間：7月11日～10月1日
場所：総社市役所南側車庫
人数：7万1564人（真備町の被災者も多数来所）
参加ボランティア：5223人（仕分け、配布）

○高校生ボランティア

一通の高校生のダイレクトメールから端を発した高校生たちのボランティア。翌日7月8日には、高校生など約1000人が市役所に結集した。総勢1万5494人

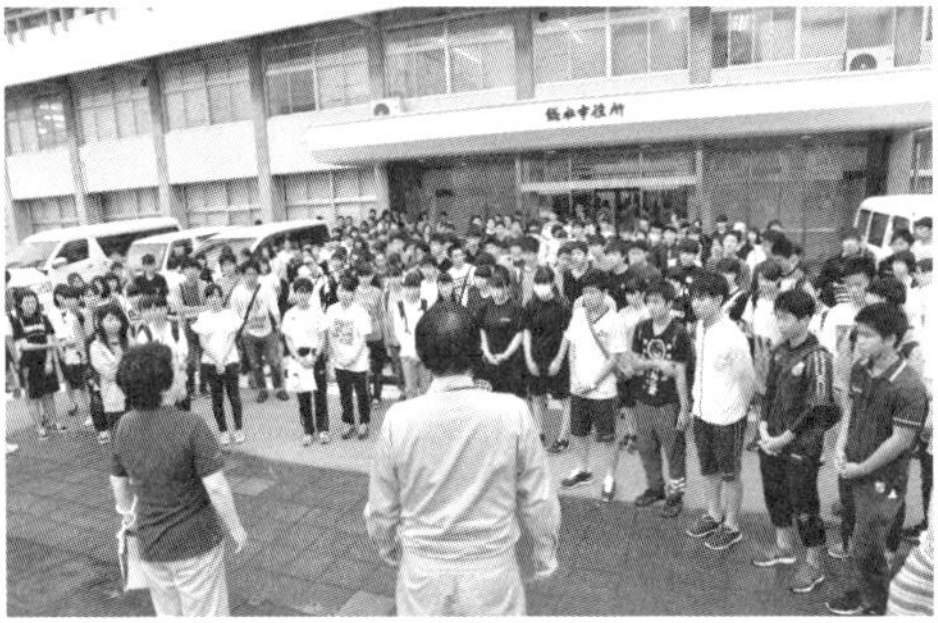
市役所前に集結した高校生ボランティア

ものボランティアが全国からかけつけ、大きな支援の輪が市の窮地を救った。

外部からの支援

○応援自治体

①人的支援

・応急業務支援
（災害対策本部支援、罹災証明、災害廃棄物処理、消毒、避難所運営）
17自治体　2556人（延べ人数）

自治体	支援内容	人数	期間
仙台市（対口支援）	先遣隊、本部、罹災証明、廃棄物	435	7／7～8／31
新潟市（対口支援）	先遣隊、本部、罹災証明、避難所	1341	7／9～8／31
大分県豊後大野市	廃棄物、消毒	16	7／16～7／26
島根県益田市	消毒	8	7／19～7／20
東京都杉並区	廃棄物	78	7／14～7／27
新潟県小千谷市	廃棄物	4	7／26～7／27
北海道名寄市	廃棄物	4	7／26～7／27
神奈川県伊勢原市	罹災証明	170	7／8～8／20
神奈川県大和市	先遣隊、罹災証明	197	7／7～8／18
山口市	廃棄物、罹災証明	138	7／11～8／25
吉備中央町	罹災証明	58	7／12～8／10
香川県丸亀市	罹災証明	78	7／11～8／19
熊本県益城町	先遣隊	6	7／10～7／12

所属	業務	人数	期間
徳島県美波町	物資配分	5	7／10
三重県鈴鹿市	罹災証明	6	7／18～7／20
福岡県朝倉市	先遣隊	6	7／13～7／15
大阪府松原市	消毒	6	7／25～7／27

・応急仮設住宅建設に係る技術的支援
11人（8月19日～10月17日）

所属		人数	期間
国土交通省	中国地方整備局建政部	1	8／19～8／29
福島県	土木部	1	8／22～8／29
兵庫県	県土整備部	2	8／22～9／5
大阪府	住宅まちづくり部	3	9／5～9／19
京都府	建設交通部	2	9／19～10／3
福岡県	建築都市部、那珂県土整備事務所	2	10／3～10／17

○医療班　190人（延べ人数）（7月10日～8月3日）

所属	人数	期間
福岡県	84	7／10～8／3
鳥取県	67	7／10～8／3
鳥取県鳥取市	6	7／19～7／24
鳥取県倉吉市	5	7／24～7／28
鳥取県伯耆町	5	7／30～8／3
和歌山県	12	7／23～7／26
和歌山県和歌山市	9	7／19～7／21
熊本県	2	8／2

市長が市民に避難を呼びかけたツイッター

岡山県総社市長片岡聡一@souichikataoka

2018年7月6日

土砂崩れの恐れがある地区について避難準備を指示します。秦の一部、池田の一部、昭和の一部、山手の一部など。

2018年7月6日

午後1時に避難勧告を発令しました。秦の一部はサントピアへ。昭和地区は、昭和小学校、維新小学校、昭和中学校へ。池田地区は池田小学校と湛井12か郷事務所へ。山手の宿と岡谷の一部は山手公民館へ。下林と赤浜の一部は東公民館へ。

2018年7月6日

高梁川の水位が急上昇しています。現在、8.1メートル。皆さん、警戒してください。

2018年7月6日

高梁川の水位が9・55メートルに。かなり危険ですご注意下さい。

2018年7月6日

高梁川がかなり危険です。皆さん、高いところへ避難してください。

2018年7月6日

総社市全域に避難勧告を発令します。

2018年7月6日

高梁川の水位が10.36メートルに。危険です。ご注意下さい。

2018年7月6日

高梁川が決壊の恐れがあります。皆さん、高いところや最寄りの小学校へ避難してください。

2018年7月6日

高梁川の水位が12メートル40に。危険です。みんな、避難所や高い場所に逃げて下さい。

2018年7月6日

高梁川決壊の恐れがあります。皆さん、避難所や高い場所に逃げて下さい。命を守ってください。

2018年7月7日

高梁川の午前4時の水位は11.99メートル。だんだんと水位は下がってきましたが、引き続き警戒体勢を取り続けて下さい。

2018年7月7日

午前5時の高梁川の水位は11.52メートルです。現在、総社市内の40の避難所に約7300人の方々が避難しています。今しばらく、命を守る行動をとって下さい。

2018年7月7日

高梁川の水位が再び12メートルを越えました。皆さん、命を守る行動をとって下さい。

（片岡聡一ツイッターから抜粋）

市長のボランティア、応援自治体へのツイッター

高校生と市長のダイレクトメールのやり取り。
2018年7月7日
高校生「私たち高校生に何かできることはないですか？　配給の手配などはできませんか？　何かできるかもしれないのに家で待機しているだけというのはとても辛いです」
市長「あるとも。総社市役所に来て手伝ってほしい」

岡山県総社市長片岡聡一 @souichikataoka
2018年7月9日
総社市復興に千人の高校生が立ち上がったこと。凄いこと。彼らに総社市の未来を託せる。
2018年7月9日
高校生ボランティアチームの泥んこの頑張りによって、こうして被災地の瓦礫が整理されました。地域の方々は感激しています。泥んこを洗濯してくださるご家族の方、申し訳ございません。でも、本当にありがとうございます。
2018年7月9日
今朝も総社復興ボランティア。高校生が続々と現地へ。
2018年7月10日
高校生ボランティアチーム。バスに乗って今日も出発草田地区の復興支援へ。熱中症気をつけて。
2018年7月10日
高校生が募金活動してくれました。彼女達の底力はすごい。
2018年7月10日
高校生ボランティアチーム。昭和地区の復興支援してきました。ありがとう。
2018年7月8日
鹿児島県日置市さんが、断水していた昭和地区の山の上、富山へ水を持ってきてくれました。これでシャワーと洗濯が出来ます。感激です。
2018年7月9日
仙台市の背中は頼もしい。
2018年7月9日
長野県茅野市さんが支援に来てくれました。姉妹都市なのでありがとうございます。
2018年7月9日
徳島県美波町さんが支援に来てくれました。炎天下の中、ありがとうございます。
2018年7月9日
埼玉県本庄市さんが支援に来てくれました。ありがとうございました。
2018年7月10日
埼玉県和光市の職員さんが支援に来てくれました。物資の受け入れを汗を流しながら頑張ってくれました。本当にありがとうございます。
2018年7月10日
被災者の方の今日の罹災証明は、神奈川県大和市さんが担当してくれています。深い友情に感謝します。
2018年7月11日
仙台の河北新報の記事です。今こそ恩返しをという言葉。泣けてきます。

（片岡聡一ツイッターから抜粋）

第2節　ＡＭＤＡ南海トラフ災害対応プラットフォーム。設立と経過

ＡＭＤＡ南海トラフ災害対応プラットフォーム

ＡＭＤＡ南海トラフ災害対応プラットフォーム
合同対策本部　本部長　大西　彰

ＡＭＤＡ南海トラフ災害対応プラットフォームとは、今後起こりうる可能性が非常に高いとされている南海トラフ災害への取り組みとして、ＡＭＤＡが中心となって、自治体、医療機関、企業、ＮＰＯなどが一体となり、災害発生時に支援活動がスムーズに行うことができるよう事前に連携準備を進めておくためのネットワーク形式のプラットフォームです。

過去の大規模災害での反省を、今後起こりうる災害への備えに

１９９５年に発生した阪神淡路大震災。２００４年に発生した新潟中越沖地震。そして２０１１年に発生した東日本大震災。いずれの被災地でもＡＭＤＡは医療支援活動を実施しました。

災害発生直後の混沌とした混乱状態の中、限られた状況の中で避難所などでの医療支援活動を実施してきました。いずれも「まさかこの場所で、こんな災害が起きるとは」という思いの中、被災者の方たちは当然、混乱、絶望、悲しみ、疲労という厳しい精神状況の中、肉体的にも大変な状況で避難生活を余儀なくされます。

一方で、全国から集まってくる支援の手、物資や支援ボランティアなどを受け入れる自治体も、当然被災し、混乱状態。そして被災地の医療機関も混乱。「被災した」という現状への対応に追われる中、これまでに経験のない「支援の受け入れ」。過去の災害から「マニュアルの整備」などは進みつつあるものの、それぞれ

が直下型の地震、津波など災害の種類が違い、判断が難しく、まさに、災害時に一番必要な「冷静かつ迅速な受け入れ」の実現は困難を極めます。

　また支援する側にとってもルールがない中、「助けたい、力になりたい」というはやる気持ちで大量の物資が届いたり、支援ボランティアと偽った詐欺まがいのグループが出現するのも悲しい事実。このようなリスクの見極めのためにも、受け入れる被災地自体や医療機関は慎重にならざるを得ないのが現実です。

備えられる災害だからこそ、「憂いがあるから備える」

　地震大国日本。特にここ数年、東日本大震災以降、首都直下型地震、南海トラフ地震、東海沖地震など「ここ30年以内に起こりうる災害」という認識で政府も警告を呼びかけ、関係の自治体では防災マップの作成や備蓄などを進めています。

　そんな中ＡＭＤＡでは、これまでの行ってきた国内外における大災害の支援活動を踏まえて、起こりうる災害の一つである「南海トラフ地震」への備えに向けて２０１４年から具体的に動き始めました。これまでの経験をもとに、自然災害自体は避けることができないけれども、災害発災後の被災地の状況は「備え」があれば、大きく違う。これは、物資だけの「備え」ではなく、人的な「備え」やネットワークの整備、アクセスの検討などの目に見えない「備え」も含んでいます。

　被災者たちが、一番心を痛めている時期に、迅速かつ的確な支援を提供することで、少しでも心身ともに良い状況につながれば…まさに「過去の災害を未来に生かす」、「憂いがあるからこそ備える」この気持ちで、プラットフォーム化のスタートを切りました。

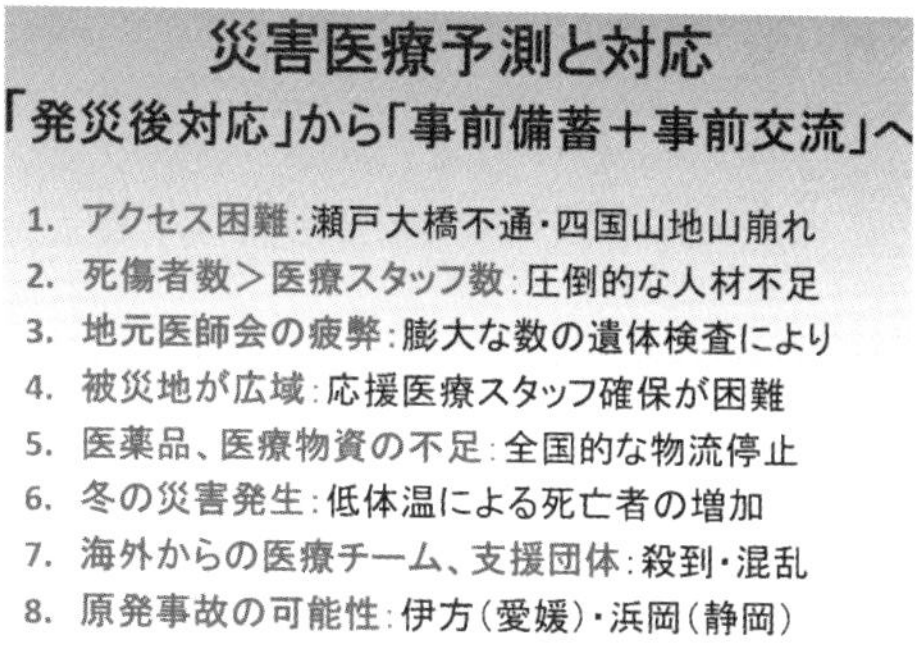
災害医療予測と対応
「発災後対応」から「事前備蓄＋事前交流」へ
1. アクセス困難：瀬戸大橋不通・四国山地山崩れ
2. 死傷者数＞医療スタッフ数：圧倒的な人材不足
3. 地元医師会の疲弊：膨大な数の遺体検査により
4. 被災地が広域：応援医療スタッフ確保が困難
5. 医薬品、医療物資の不足：全国的な物流停止
6. 冬の災害発生：低体温による死亡者の増加
7. 海外からの医療チーム、支援団体：殺到・混乱
8. 原発事故の可能性：伊方（愛媛）・浜岡（静岡）

過去の課題は未来の希望

南海トラフ地震が発災した場合、被害が大きくなり、支援が届きにくいと予想されるエリアとして徳島県と高知県があげられます。津波の被害予想も大きい上に、本州からのアクセスが限られ、かつ四国内の主要道路や空港は海側にあるため、四国内でのアクセスの課題も山積みです。

実際、ＡＭＤＡが行った東日本大震災の支援活動では、発災当日に東北へ向け出発し、翌日には被災地に到着。その後、約40日間、医療チームや物資を絶えず被災地に派遣し、医療支援活動を行いました。そして復興支援に切り替え、２０１９年末時点でも、現地主導（ローカルイニシアティブ）での活動を継続しています。

AMDA派遣医療チーム概要

- ■基本チーム：調整員・医師・看護師 各1名(計3名)
- ■支援職種：臨床検査技士・薬剤師・鍼灸師 理学療法士 ほか
- ■募集医療スタッフと調整員：1ヶ所20人以内
- ■チーム交代：1週間（6泊7日）
- ■対応避難所数：10ヶ所
- ■派遣者数：1週間200名以内
- ■医療チーム確保：災害発生後4週間
- ■医療チーム撤収：災害発生8週間後

この支援活動を通じて、初動時の情報収集の困難さアクセスの難しさ、支援活動時の物資の不足ほか様々な問題に直面しました。この課題こそが、将来起こりうる災害への的確な備えにつながると確信しています。

被災想定地と二人三脚で10の分野に分けて大災害に備える

ＡＭＤＡでは、南海トラフ大地震は、備えられる災害と考えています。

だからこそ、前述のような課題を洗い出し、「アクセス」「通信」「備蓄」など、10のカテゴリーに分け、被災想定地と連携をとりながら大災害に備えることが、重要だと考

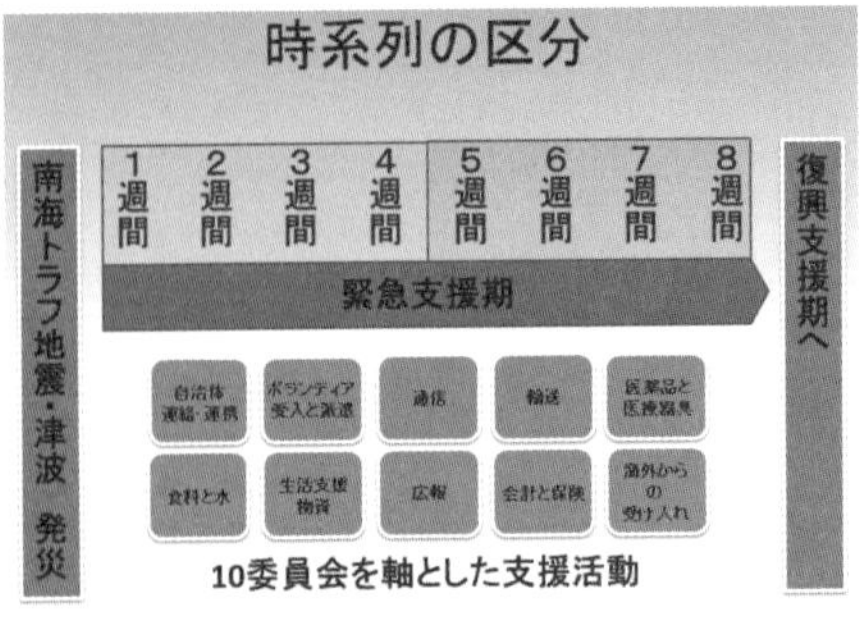

えています。どんなに準備しておいても「まさか」が起きるのが災害です。この事前準備を、さらにネットワーク型の連携を行い、準備を進めることで、その「まさか」に柔軟な対応がしやすくなると考えています。

困ったときはお互い様、相互扶助のネットワークをプラットフォーム化へ

現在、被災想定地として連携を行っている自治体は2県9市町。この被災地に向けて支援を行うために立ち上がってくださっているのが、6の基礎自治体と複数の医療機関、そして企業や団体。まさに善意の思い、「困ったときはお互い様」の気持ちで出来上がったこのネットワークを、プラットフォーム化することで、より多くの方に参加していただきたいと考えています。

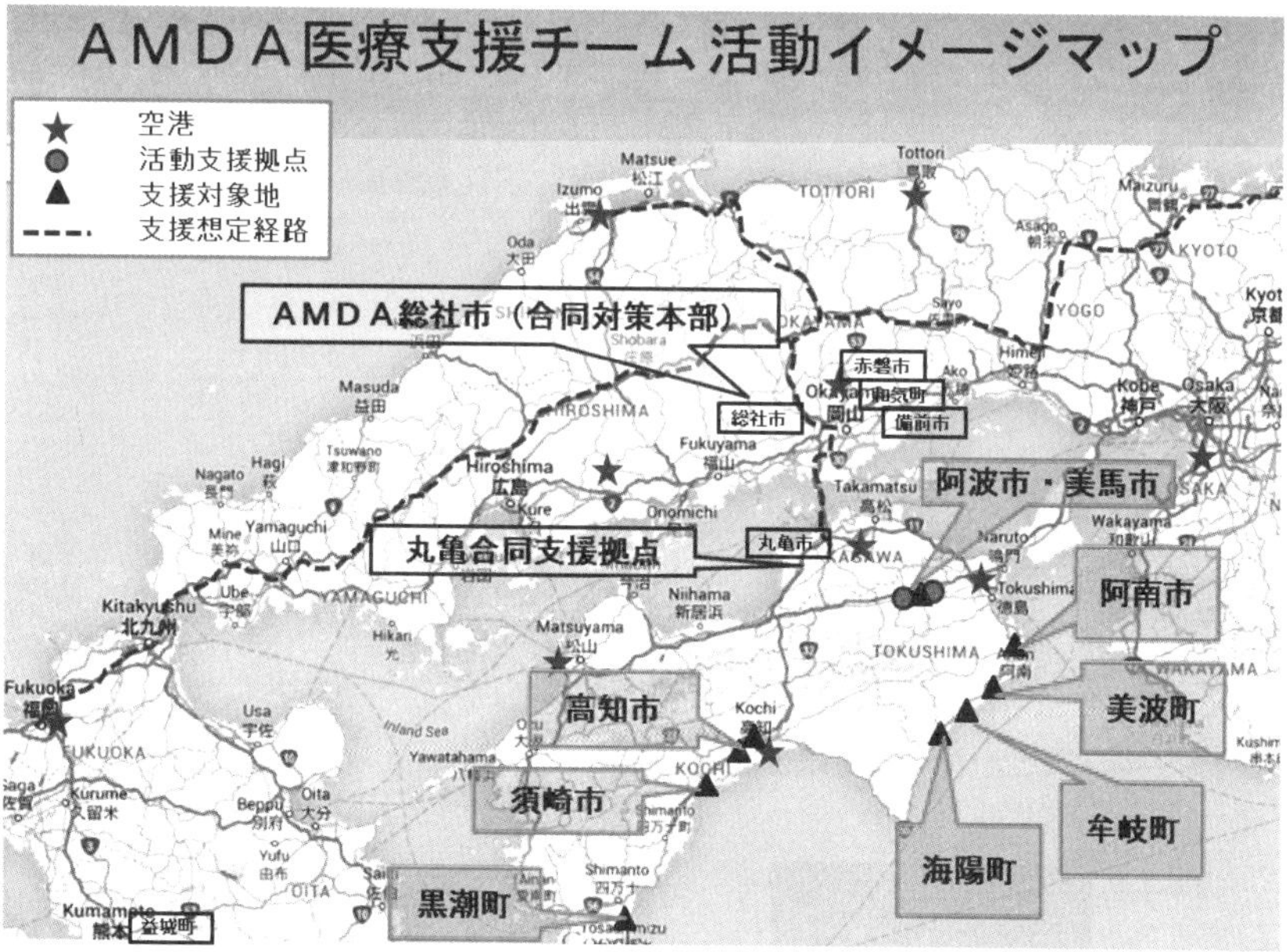

第3節　東北復興支援と災害コーディネーター

人の絆の大切さ

気仙沼市南町紫神社前商店街事務局・AMDA参与
坂本　正人

２０１１年3月11日、今まで経験したことのない揺れと津波に襲われ、目の前で次々と家が飲み込まれ、街は壊滅しました。避難した自治会館で約１４０名が数か月間避難生活を共にすることになりました。もうこの街では生活できないと皆が話し、水・電気・食料も無く絶望的な日々でしたが、日が経つにつれ、もう一度この街で生活・商売しようという前向きな言葉が出始め、青空市（コロッケ、下着販売）を立ち上げました。

　仲間の数も増えて10店舗位になり、これが仮設商店街をこの地に建てようとしたきっかけとなりました。そういったなか、被災した病院のサポートに来ていたＡＭＤＡと知り合い、被災者同士の情報共有も大事であると教えられました。当時の私たちはもう自分たちのことしか見えなくなっていて、同じ境遇の人が各地に多くいることを考えられませんでした。ＡＭＤＡの仲介で岩手県大槌町の商店街と姉妹協定を結び、また各地の被災商店街と情報交換する場も作っていただきました。これが、後の復興グルメF-1大会につながっていくわけです。

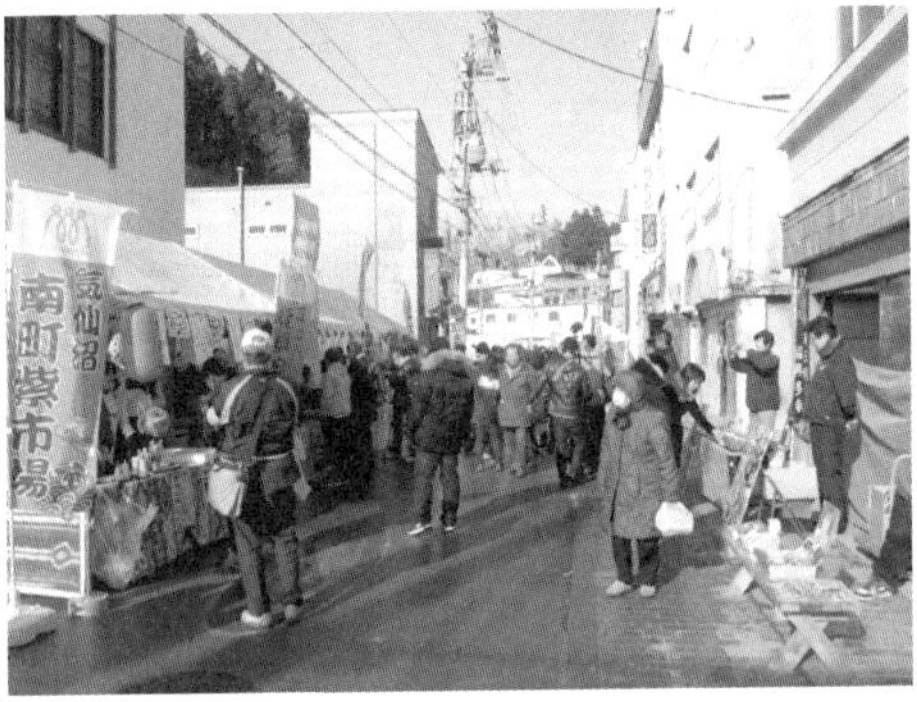

被災地間相互交流（2013年3月）

　また、ＡＭＤＡに感心させられたことは、被災当初、子供たちのことをあまり考えてあげられなかった時（校庭は使用不可。部活もできない）、スポーツ交流といった大会を催し、子供たちのメンタルケアをしてくれたことです。この時の子供たちの生き生きとした笑顔は忘れられません。

近年では、ＡＭＤＡは南海トラフの災害対応をいち早く想定していて、遠く離れた私たちも危機感を持つようになりました。常に人を守り、人の命を救うＡＭＤＡに人の絆の大切さを教えられ、また、その長期的な支援活動に感謝しております。

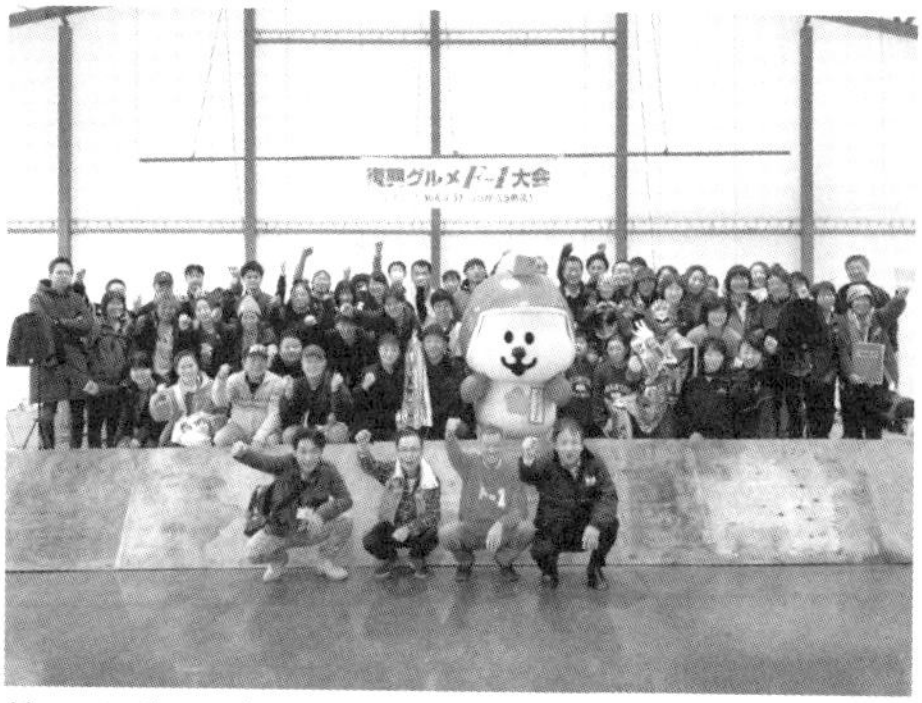

第16回復興グルメ F-1大会

東日本復興事業　被災地間交流の歩み

特定非営利活動法人ＡＭＤＡ　理事・財務部長
難波　比加理

２０１１年3月11日に起きた東日本大震災発災翌日からＡＭＤＡは宮城県仙台市宮城野区と南三陸町、そして岩手県釜石市と大槌町で緊急医療支援活動を実施しました。「命を救い、生活を支え、絆を深める」ことを救援活動のモットーとした復興支援活動をしてきました。中でも避難所の高齢者にとって、鍼灸は慢性的な痛みや急激な腰痛に有効で大変喜ばれた医療支援でした。次世代教育支援として、被災した高校生を対象にＡＭＤＡ国際奨学金を7年間支給し、高校生のスポーツ交流を通じた支援も実施しました。また、岩手県大槌町にＡＭＤＡ大槌健康サポートセンターを設立、町民の健康の促進とコミュニティスペースの場として活用しています。

被災地間交流をコンセプトに「第1回復興グルメF-1

大会」を２０１３年３月に開催しました。各被災地の仮設商店が出店しご当地の食材を使い工夫したメニューで入場者の投票で順位を競います。そして、各被災地間の情報や知恵を共有し、三陸沿岸部一帯の仮設商店街が復興に向けて心を一つにし、人とのつながり、人の温かさを互いに励みとしながら再建に取り組んでいます。

２０１４年３月２日「第１回被災地間相互交流フォーラム」では、東北の三陸沿岸の仮設商店をはじめとする地域の団体のリーダーらがフォーラムに出席し復興期においての協力体制を強化するとともに被災地間交流の意義や今後の展開について考えるスタートの会となりました。第２回以降は、今後起こりうる「南海トラフ地震」に備えて、東日本の支援をきっかけにつながりができた被災地商店街と南海トラフ地震で被災が予想される地域の自治体が集まり、将来に備えた具体的な対応策を協議しました。

東北の被災地商店街からは、東日本大震災の教訓をもとに津波への警戒と発災後の対応、南海トラフ地震津波への備えと震災から復興までの歩みを振り返って、発災当時の様子、避難所の生活状況などの実体験を今後に伝えたい事柄として発表しました。そして自治体から東北三陸沿岸地域から学ぶ南海トラフ地震への備えとして、今後の避難所運営や防災訓練の取り組みを紹介しました。また、南海トラフ発災時は調整員として活動予定の東北の被災地商店街の人と、四国の自治体、地元の自主防災組織の事前交流を通じて連携を深めることとなりました。

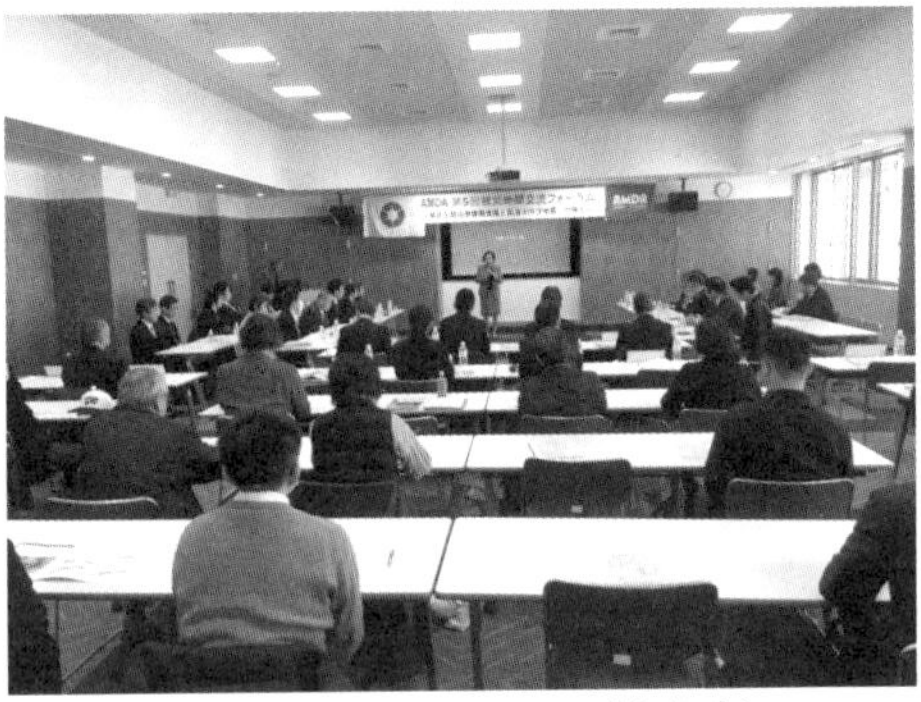

第15回被災地間交流フォーラム（丸亀市）

東日本大震災復興支援事業

2020年1月現在

年　月	支援 プログラム	内　容
2011年～ 2013年	スポーツ交流プログラム	東北と岡山県内の中学校とサッカーやホームステイを通じた交流
2011年～ 2017年	AMDA東日本国際奨学金	被災地の医療人を目指す高校生に奨学金を1人あたり年間18万円支給
2011年～ 2017年	医療ボランティア派遣 学生ボランティア派遣	宮城県・岩手県の病院に医療者派遣 岩手県大槌町で学生ボランティア活動
2011年～ 継続中	AMDA大槌健康サポートセンター	岩手県上閉伊郡大槌町に建設し鍼灸治療、教室事業開催
2012年	被災地間相互交流	「つながろう気仙沼・大槌」商店街の連携
2012年～ 2013年	絆コンサート	東北と岡山、広島の高校生による絆コンサート
2012年～ 継続中	震災ホームレス支援	仙台市仙台夜回りグループに食料物資を支援
2013年～ 継続中	復興グルメF-1大会	被災地間交流事業として東北沿岸地域の仮設商店街のオリジナルグルメをブース販売し人気グルメを競う。宮城県気仙沼南紫市場商店街事務局を中心に毎年大会を開催。
2013年～ 継続中	災害鍼灸チーム養成プログラム	鍼灸師を対象に災害鍼灸セミナー実施
2013年～ 継続中	おかやまコープボランティア東北訪問受け入れ	岩手県大槌町AMDA大槌健康サポートセンターを視察。軽自動車寄贈
2014年～ 継続中	被災地間交流フォーラム	沿岸地域の東北仮設商店街同士の交流、情報交換。東日本大震災の教訓を生かし南海トラフ事前対策への取り組みとする
2014年～ 継続中	南相馬市産「天のつぶ」支援	風評被害からの復興としてお米の共同購入
2016年～ 2018年	母と子の委託事業	大槌町で一般社団法人「Tsubomi」へ委託子育てセミナー、食の講座

第4節　AMDA関連支援者名簿

AMDA西日本豪雨災害被災者緊急支援活動　職種別派遣者一覧（敬称略）

医師（派遣順）

・高杉《たかすぎ》　尚志《ひさし》：AMDA南海トラフ災害対応プラットフォーム協力医療機関・高杉こどもクリニック
・藤井《ふじい》　基弘《もとひろ》：藤井クリニック
・菊本《きくもと》　健一《けんいち》：藤井クリニック
・浅野《あさの》　直《ただし》：あさのクリニック
・森《もり》　将晏《まさはる》：AMDA参与
・鈴記《すずき》　好博《よしひろ》：徳島大学・AMDA緊急救援ネットワーク登録メンバー
・瓜生《うりう》　悠平《ゆうへい》：倉敷中央病院
・安藤《あんどう》　由香《ゆか》：岡山労災病院
・稲葉《いなば》　圭佑《けいすけ》：AMDA緊急救援ネットワーク登録メンバー
・バトラフ　ムフバヤル：モンゴル国立医科大学病院
・アルタンザガス　アディヤスレン：モンゴル・ウランバートルエマージェンシーサービス103

看護師

・王子田《おうしでん》　希実子《きみこ》：地元ボランティア
・齊宮《さいみや》　幸子《さちこ》：総社市山手福祉センター
・難波《なんば》　亜矢《あや》：総社市山手福祉センター
・林《はやし》　智恵子《ちえこ》：総社市山手福祉センター
・平田《ひらた》　靖子《やすこ》：地元ボランティア
・吉田《よしだ》　由記子《ゆきこ》：地元ボランティア
・小曽根《おぞね》　京子《きょうこ》：AMDA緊急救援ネットワーク登録メンバー
・堀内《ほりうち》　美由紀《みゆき》：AMDA緊急救援ネットワーク登録メンバー
・渡邉《わたなべ》　静《しずか》：地元ボランティア
・岡部《おかべ》　悦子《えつこ》：地元ボランティア
・大島《おおしま》　瑞穂《みずほ》：AMDA南海トラフ災害対応プラットフォーム協力医療機関・福山医療センター
・片山《かたやま》　智之《ともゆき》：AMDA南海トラフ災害対応プラッ

トフォーム協力医療機関・福山医療センター
・岸本《きしもと》貴子《たかこ》：地元ボランティア
・荒木《あらき》典子《のりこ》：ＡＭＤＡ南海トラフ災害対応プラットフォーム協力医療機関・倉敷平成病院
・西村《にしむら》公江《きみえ》：かとう内科並木通り診療所
・宮下《みやした》則子《のりこ》：地元ボランティア
・清水《しみず》美紀《みき》：ＡＭＤＡ南海トラフ災害対応プラットフォーム協力医療機関・倉敷平成病院
・関《せき》洋美《ひろみ》：ＡＭＤＡ南海トラフ災害対応プラットフォーム協力医療機関・佐々総合病院
・堀野《ほりの》大樹《だいき》：ＡＭＤＡ南海トラフ災害対応プラットフォーム協力医療機関・戸塚共立第２病院
・田村《たむら》成美《なるみ》：ＡＭＤＡ南海トラフ災害対応プラットフォーム協力医療機関・倉敷平成病院
・小野田《おのだ》春花《はるか》：ＡＭＤＡ緊急救援ネットワーク登録メンバー
・伏見《ふしみ》由美子《ゆみこ》：ＡＭＤＡ南海トラフ災害対応プラットフォーム協力医療機関・旭川荘療育・医療センター
・相羽《あいば》亜紀子《あきこ》：ＡＭＤＡ兵庫
・森野《もりの》佐奈美《さなみ》：地元ボランティア
・太田《おおた》博美《ひろみ》：ＡＭＤＡ南海トラフ災害対応プラットフォーム協力医療機関・旭川荘療育・医療センター
・山河《やまかわ》城春《しろはる》：ＡＭＤＡ緊急救援ネットワーク登録メンバー
・森田《もりた》良子《りょうこ》：ＡＭＤＡ南海トラフ災害対応プラットフォーム協力医療機関　旭川荘療育・医療センター
・多田《ただ》由美子《ゆみこ》：地元ボランティア
・矢山《ややま》香織《かおり》：日本青年会議所医療部会
・植月《うえつき》聡子《さとこ》：地元ボランティア
・武田《たけだ》未央《みお》：ＡＭＤＡ緊急救援ネットワーク登録メンバー
・中川《なかがわ》桂子《けいこ》：地元ボランティア
・吉富《よしとみ》昌子《まさこ》：地元ボランティア
・安藤《あんどう》孝子《たかこ》：地元ボランティア
・菅原《すがはら》久美子《くみこ》：ＡＭＤＡ緊急救援ネットワーク登

録メンバー

・篠原《しのはら》　範臣《のりたか》：ＡＭＤＡ南海トラフ災害対応プラットフォーム協力自治体関連・美波病院

・木村《きむら》　光代《てるよ》：ＡＭＤＡ南海トラフ災害対応プラットフォーム協力自治体関連・美波病院

・尾崎《おざき》　美紀《みき》：ＡＭＤＡ南海トラフ災害対応プラットフォーム協力自治体関連・美波病院師長

・吉田《よしだ》　扶紀《ふき》：ＡＭＤＡ南海トラフ災害対応プラットフォーム協力自治体関連・美波病院

・監物《けんもつ》　かおり：ＡＭＤＡ緊急救援ネットワーク登録メンバー

薬剤師

・村木《むらき》　理英《りえい》：ＡＭＤＡ南海トラフ災害対応プラットフォーム協力医療機関・アイ薬局

・村木《むらき》　惇人《あつひと》：ＡＭＤＡ南海トラフ災害対応プラットフォーム協力医療機関・アイ薬局

・新留《にいどめ》　香二《こうじ》：おかやま薬局

・武田《たけだ》　章利《あきとし》：おかやま薬局

・横田《よこた》　洋子《ようこ》：マスカット薬局

・住田《すみだ》　諒介《りょうすけ》：サカエ薬局

・髙田《たかだ》　昌義《まさよし》：ＡＭＤＡ南海トラフ災害対応プラットフォーム協力医療機関・アイ薬局

・大月《おおつき》　昭子《あきこ》：岡山県薬剤師会吉備支部

・尾上《おのうえ》　優《ゆう》：吉備薬剤師会

・加藤《かとう》　稔《みのる》：マスカット薬局

・榮《さかえ》　ゆうこ：サカエ薬局

・堀江《ほりえ》　政行《まさゆき》：岡山県薬剤師会

・安延《やすのべ》　恵美《めぐみ》：吉備薬剤師会

・吉田《よしだ》　和司《かずし》：岡山県薬剤師会

・名倉《なくら》　弘哲《ひろのり》：岡山大学大学院医歯薬学総合研究科教授

医療調整員

・内藤《ないとう》　道子《みちこ》：地元ボランティア

・大山《おおやま》　詔子《のりこ》：地元ボランティア

・川尻《かわじり》　智香《ともか》：岩国医療センター

・宮本《みやもと》　翔太《しょうた》：岩国医療センター

・原田《はらだ》　弥生子《みおこ》：ＡＭＤＡ兵庫
・藤本《ふじもと》　瑞穂《みずほ》：ＡＭＤＡ兵庫
・渡部《わたなべ》　寛史《ひろし》：東京都立多摩総合医療センター
・瓜生《うりう》　綾乃《あやの》：地元ボランティア
・藤田《ふじた》　麻緒《まお》：ＡＭＤＡ緊急救援ネットワーク登録メンバー・大阪市立総合医療センター
・高倉《たかくら》　果林《かりん》：ＡＭＤＡ緊急救援ネットワーク登録メンバー
・加藤《かとう》　爽子《さわこ》：倉敷中央病院

心理士
・札場《ふだば》　千絵《ちえ》：医療法人たかはしクリニック

保健師
・我澤《がさわ》　成美《なるみ》：ＡＭＤＡ南海トラフ災害対応プラットフォーム協力自治体・赤磐市職員
・田村《たむら》　由美子《ゆみこ》：ＡＭＤＡ南海トラフ災害対応プラットフォーム協力自治体・赤磐市職員
・伊賀《いが》　未来《みく》：ＡＭＤＡ南海トラフ災害対応プラットフォーム協力自治体・黒潮町職員
・松原《まつばら》　文子《あやこ》：ＡＭＤＡ南海トラフ災害対応プラットフォーム協力自治体・海陽町職員
・戎谷《えびすだに》　幸子《さちこ》：ＡＭＤＡ南海トラフ災害対応プラットフォーム協力自治体・海陽町職員
・山崎《やまさき》　茜《あかね》：ＡＭＤＡ南海トラフ災害対応プラットフォーム協力自治体・黒潮町職員
・柿内《かきうち》　靖《せい》：ＡＭＤＡ南海トラフ災害対応プラットフォーム協力自治体・黒潮町職員
・原田《はらだ》　真理子《まりこ》：ＡＭＤＡ南海トラフ災害対応プラットフォーム協力自治体・阿南市職員
・柳田《やなだ》　麻衣菜《まいな》：ＡＭＤＡ南海トラフ災害対応プラットフォーム協力自治体・阿南市職員
・河田《かわた》　里奈《りな》：ＡＭＤＡ兵庫
・柿内《かきうち》　愛《あい》：ＡＭＤＡ南海トラフ災害対応プラットフォーム協力自治体・黒潮町職員
・横井《よこい》　知子《ともこ》：ＡＭＤＡ南海トラフ災害対応プラットフォーム協力自治体・黒潮町職員
・周治《しゅうじ》　麻衣《まい》：ＡＭＤＡ南海トラフ災害対応プラッ

トフォーム協力自治体・黒潮町職員

助産師

・増矢《ますや》　幸子《さちこ》：徳島大学
・早瀬《はやせ》　麻子《まこ》：ＡＭＤＡ兵庫

鍼灸師

・今井《いまい》　賢治《けんじ》：帝京平成大学教授、ＡＭＤＡ災害鍼灸ネットワーク代表世話人
・風間《かざま》　祐二《ゆうじ》：長野県鍼灸師会北信越支部
・横矢《よこや》　直之《なおゆき》：長野県鍼灸師会北信越支部
・小野《おの》　由実子《ゆみこ》：岡山県鍼灸師会
・國安《くにやす》　俊成《としなり》：岡山県鍼灸師会
・吉田《よしだ》　和彦《かずひこ》：岡山県鍼灸師会
・小原《こはら》　陸夫《りくお》：岡山県鍼灸師会
・竹井《たけい》　理紗《りさ》：岡山県鍼灸師会
・東原《ひがしはら》　広一郎《こういちろう》：岡山県鍼灸師会
・才野《さいの》　優一《ゆういち》：岡山県鍼灸師会
・高木《たかぎ》　謙輔《けんすけ》：岡山県鍼灸師会
・大賀《おおか》　裕介《ゆうすけ》：岡山県鍼灸師会
・藤田《ふじた》　洋輔《ようすけ》：呉竹学園東京医療専門学校
・谷口《たにぐち》　剛志《たけし》：明治国際医療大学はりきゅう学講座
・石井《いしい》　裕美《ひろみ》：岡山県鍼灸師会
・大島《おおしま》　光稀《こうき》：岡山県鍼灸師会
・北村《きたむら》　圭司《けいじ》：朝日医療大学校
・山口《やまぐち》　大輔《だいすけ》：朝日医療大学校
・藤井《ふじい》　竜一《りゅういち》：朝日医療大学校
・池宗《いけむね》　佐知子《さちこ》：帝京平成大学
・浅山《あさやま》　友美《ともみ》：岡山県鍼灸師会
・谷口《たにぐち》　美保子《みほこ》：朝日医療大学校
・奥村《おくむら》　成享《しげゆき》：朝日医療大学校
・林《はやし》　篤志《あつし》：ＡＭＤＡ緊急救援ネットワーク登録メンバー
・後藤《ごとう》　英二郎《えいじろう》：新町ｇｏｔｏ鍼灸院・ＡＭＤＡ熊本鍼灸チーム
・兼森《かねもり》　史峻《ふみたか》：朝日医療大学校
・田尻《たじり》　尚美《なおみ》：絶好調鍼灸整骨院
・井田《いだ》　奈美枝《なみえ》：岡山県鍼灸マッサージ師会

・小林《こばやし》　大祐《だいすけ》：AMDA緊急救援ネットワーク登録メンバー
・松村《まつむら》　幸子《ゆきこ》：AMDA熊本鍼灸チーム
・龍神《りゅうじん》　孝慶《たかよし》：朝日医療大学校
・三浦《みうら》　大貴《ひろき》：関西医療大学
・上田《うえだ》　誠《まこと》：岡山県鍼灸マッサージ師会
・浜野《はまの》　浩一《こういち》：NPO鍼灸地域支援ネット
・飯塚《いいづか》　美紀代《みきよ》：NPO鍼灸地域支援ネット
・村上《むらかみ》　高康《たかやす》：常葉大学
・阿久津《あくつ》　圭祐《けいすけ》：AMDA緊急救援ネットワーク登録メンバー
・北小路《きたこうじ》　博司《ひろし》：宝塚医療大学
・中野《なかの》　侑子《ゆきこ》：ゆう鍼灸院
・中野《なかの》　祐也《ゆうや》：九州保健福祉大学

あん摩マッサージ指圧師
・山崎《やまさき》　克枝《かつえ》

弁護士
・賀川《かがわ》　進太郎《しんたろう》：賀川法律事務所
・加藤《かとう》　高明《たかあき》：賀川法律事務所
・板谷《いただに》　多摩樹《たまき》：弁護士法人岡山テミス法律事務所
・八木《やぎ》　和明《かずあき》：賀川法律事務所

介護福祉士
・藤田《ふじた》　智幸《ともゆき》：ケアハウス夕なぎ苑

調整員
・河田《かわた》　雅史《まさし》
・石堂《いしどう》　智行《ともゆき》：AMDA緊急救援ネットワーク登録メンバー
・西中《にしなか》　真依《まい》：藤井クリニック
・高本《たかもと》　美帆《みほ》：藤井クリニック
・橋本《はしもと》　宏美《ひろみ》：藤井クリニック
・逸見《へんみ》　奈加子《なかこ》：AMDA南海トラフ災害対応プラットフォーム協力医療機関・高杉こどもクリニック
・三輪《みわ》　真理《まり》：藤井クリニック

・福田《ふくだ》 悦子《えつこ》：地元ボランティア
・中村《なかむら》 宥海《ゆうかい》：地元ボランティア
・宮本《みやもと》 龍門《りゅうもん》：地元ボランティア
・山上《やまがみ》 正道《せいどう》：ＡＭＤＡ社会開発機構（ＡＭＤＡ‐Ｍ
ＩＮＤＳ）
・富岡《とみおか》 洋子《ひろこ》：ＡＭＤＡ社会開発機構（ＡＭＤＡ‐Ｍ
ＩＮＤＳ）
・長谷川《はせがわ》 智紀《ともき》：地元ボランティア
・石原《いしはら》 光記《こうき》：地元ボランティア
・竹久《たけひさ》 佳恵《よしえ》：ＡＭＤＡ社会開発機構（ＡＭＤＡ‐Ｍ
ＩＮＤＳ）
・板谷《いただに》 尚昌《たかまさ》：ＡＭＤＡ南海トラフ災害対応プラッ
トフォーム協力医療機関・倉敷平成病院
・明石《あかし》 光広《みつひろ》：ＡＭＤＡ南海トラフ災害対応プラッ
トフォーム協力自治体・赤磐市職員
・林《はやし》 裕美《ひろみ》：ＡＭＤＡ社会開発機構（ＡＭＤＡ‐ＭＩ
ＮＤＳ）
・大山《おおやま》 マージョリー：岡山倉敷フィリピーノサー
クル
・佐藤《さとう》 希子《きこ》：国際医療勉強会ＩＬＯＨＡ
・古城《こじょう》 デイジー：岡山倉敷フィリピーノサークル
・髙田《たかだ》 敦子《あつこ》：地元ボランティア
・立花《たちばな》 有梨《ゆり》：地元ボランティア
・山下《やました》 輝《あきら》：生活協同組合おかやまコープ
・立花《たちばな》 奈緒美《なおみ》：地元ボランティア
・難波《なんば》 和代《かずよ》：地元ボランティア
・小椋《おぐら》 健大朗《けんたろう》：地元ボランティア
・小椋《おぐら》 順子《じゅんこ》：地元ボランティア
・篠原《しのはら》 さゆり：ＡＭＤＡ南海トラフ災害対応プラ
ットフォーム協力医療機関・ホウエツ病院
・岩脇《いわわき》 美和《みわ》：ＡＭＤＡ南海トラフ災害対応プラッ
トフォーム協力医療機関・ホウエツ病院
・安川《やすかわ》 篤子《あつこ》：生活協同組合おかやまコープ
・松永《まつなが》 健太郎《けんたろう》：ＡＭＤＡ緊急救援ネットワーク登
録メンバー
・白幡《しらはた》 利雄《としお》：ＡＭＤＡ社会開発機構（ＡＭＤＡ‐Ｍ
ＩＮＤＳ）
・西村《にしむら》 輝《あきら》：ＡＭＤＡ緊急救援ネットワーク登録メ

ンバー
・岡﨑《おかざき》　かおり：生活協同組合おかやまコープ
・江幡《えばた》　吉貴《よしたか》：コニカミノルタ株式会社
・高木《たかぎ》　祐志《ゆうし》：コニカミノルタ株式会社
・栂崎《とがさき》　一夫《かずお》：生活協同組合おかやまコープ
・長岡《ながおか》　正樹《まさき》：ＡＭＤＡ南海トラフ災害対応プラットフォーム協力自治体・海陽町職員
・藤木《ふじき》　崇《たかし》：ＡＭＤＡ南海トラフ災害対応プラットフォーム協力自治体・海陽町職員
・篠原《しのはら》　隆史《たかし》：ＡＭＤＡ南海トラフ災害対応プラットフォーム協力医療機関・さくら診療所
・宮本《みやもと》　晋吾《しんご》：日本青年会議所医療部会
・山﨑《やまさき》　真理《まり》：地元ボランティア
・サヒラ　イクバル：ＡＭＤＡ緊急救援ネットワーク登録メンバー
・松﨑《まつざき》　豊彦《とよひこ》：岡山県鍼灸マッサージ師会
・中原《なかはら》　永昌《えいしょう》：地元ボランティア
・篠原《しのはら》　慎一《しんいち》：地元ボランティア
・古郝《こかく》　祐蔵《ゆうぞう》：地元ボランティア
・滝川《たきがわ》　マリーナ：岡山倉敷フィリピーノサークル
・松本《まつもと》　弥生《やよい》：地元ボランティア
・七條《しちじょう》　隆能《たかよし》：ＡＭＤＡ南海トラフ災害対応プラットフォーム協力自治体・阿南市職員
・西野《にしの》　高史《たかふみ》：ＡＭＤＡ南海トラフ災害対応プラットフォーム協力自治体・阿南市職員
・米井《よねい》　恒太《こうた》：国際医療勉強会ＩＬＯＨＡ
・法花《ほっか》　巧《たくみ》：地元ボランティア
・林《はやし》　信和《のぶかず》：地元ボランティア
・林《はやし》　美絵《みえ》：地元ボランティア
・市村《いちむら》　功《いさお》：地元ボランティア
・桑本《くわもと》　彩花《あやか》：国際医療勉強会ＩＬＯＨＡ
・小野《おの》　菜々子《ななこ》：岡山大学被災地支援団体・おかやまバトン
・近藤《こんどう》　和人《かずひと》：ＡＭＤＡ南海トラフ災害対応プラットフォーム協力自治体・美波町職員
・野口《のぐち》　律奈《りつな》：帝京平成大学
・小野《おの》　亮《あきら》：ＡＭＤＡ緊急救援ネットワーク登録メンバー

・渡辺《わたなべ》 恵子《けいこ》：清水博文税理士事務所
他調整員1名　合計213名

AMDA本部からの派遣者
・難波《なんば》 妙《たえ》：調整員
・橋本《はしもと》 千明《ちあき》：看護師
・神倉《かみくら》 裕太郎《ゆうたろう》：調整員
・岩尾《いわお》 智子《ともこ》：調整員・看護師（米国免許）
・三宅《みやけ》 孝士《たかし》：調整員・赤磐市役所職員（2017年より2年間、AMDA本部にて研修）
・大西《おおにし》 彰《あきら》：調整員
・クリス バーフット：調整員
・菅波《すがなみ》 茂《しげる》：医師・AMDAグループ代表
・アルチャナ シュレスタ ジョシ：調整員
・今井《いまい》 康人《やすと》：調整員
・難波《なんば》 比加理《ひかり》：調整員
・ブルックス 雅美《まさみ》：調整員
・芦川《あしかわ》 篤子《あつこ》：調整員

令和元年東日本台風被災者緊急支援活動　派遣先・職種別派遣者一覧（敬称略）

千葉県千葉市
薬剤師
・高倉《たかくら》 果林《かりん》：AMDA緊急救援ネットワーク登録メンバー

長野県長野市
医師（派遣順）
・鈴記《すずき》 好博《よしひろ》：徳島大学大学院　医歯薬学研究部総合診療医学分野・AMDA緊急救援ネットワーク登録メンバー
・長谷川《はせがわ》 太郎《たろう》：AMDA緊急救援ネットワーク登録メンバー
・野池《のいけ》 輝匡《てるまさ》：相澤病院（長野県松本市）
・斎藤《さいとう》 穣《みのる》：諏訪中央病院（長野県茅野市・協力協定先医療機関）
・貝塚《かいづか》 真知子《まちこ》：諏訪中央病院（長野県茅野市・協力協定先医療機関）

看護師

・佐藤《さとう》　康介《こうすけ》：ＡＭＤＡ緊急救援ネットワーク登録メンバー
・菅原《すがはら》　久美子《くみこ》：ＡＭＤＡ緊急救援ネットワーク登録メンバー
・小路《こみち》　基予子《きよこ》：地元ボランティア
・宮澤《みやざわ》　英典《ひでのり》：諏訪中央病院（長野県茅野市・協力協定先医療機関）
・長谷川《はせがわ》　舞《まい》：諏訪中央病院（長野県茅野市・協力協定先医療機関）
・志鷹《したか》　直子《なおこ》：諏訪中央病院（長野県茅野市・協力協定先医療機関）
・島立《しまだて》　貴志《たかし》：諏訪中央病院（長野県茅野市・協力協定先医療機関）
・小曽根《おぞね》　京子《きょうこ》：ＡＭＤＡ緊急救援ネットワーク登録メンバー
・長谷《はせ》　貴子《たかこ》：ＡＭＤＡ緊急救援ネットワーク登録メンバー

薬剤師

・原田《はらだ》　弥生子《みおこ》：ＡＭＤＡ緊急救援ネットワーク登録メンバー

調整員・鍼灸師

・風間《かざま》　祐二《ゆうじ》：長野県針灸師会（北信針灸師会）
・上條《かみじょう》　弘明《ひろあき》：長野県針灸師会（中信針灸師会）
・横矢《よこや》　直之《なおゆき》：長野県針灸師会（北信針灸師会）

調整員

・松尾《まつお》　昌《まさる》：諏訪中央病院（長野県茅野市・協力協定先医療機関）
・小野《おの》　亮《あきら》：ＡＭＤＡ緊急救援ネットワーク登録メンバー
・松森《まつもり》　伸一《しんいち》：諏訪中央病院（長野県茅野市・協力協定先医療機関）
・五味《ごみ》　雄山《ゆうざん》：諏訪中央病院（長野県茅野市・協力協定先医療機関）

福島県相馬市

看護師

・安藤《あんどう》　有香《ゆか》：ＡＭＤＡ緊急救援ネットワーク登録メンバー

宮城県丸森町

看護師

・勝木《かつき》　みどり：ＡＭＤＡ緊急救援ネットワーク登録メンバー

・関《せき》　洋美《ひろみ》：ＡＭＤＡ緊急救援ネットワーク登録メンバー

介護福祉士

・入江《いりえ》　由紀子《ゆきこ》：ＡＭＤＡ緊急救援ネットワーク登録メンバー・有限会社ウェルネス・プランニング
グループホーム　ウェルネス東城

理学療法士

・元持《もともち》　幸子《さちこ》：ＡＭＤＡ緊急救援ネットワーク登録メンバー・ＮＰＯ法人つどい

鍼灸師

・今井《いまい》　賢治《けんじ》：ＡＭＤＡ災害鍼灸ネットワーク代表世話人・帝京平成大学

・篠原《しのはら》　大侑《だいゆう》：帝京平成大学

・平野《ひらの》　篤《あつし》：宮城県鍼灸マッサージ師会

・平井《ひらい》　顯徳《あきのり》：東京医療専門学校

・吉田《よしだ》　保《たもつ》：宮城県鍼灸師会

・堀田《ほった》　三千春《みちはる》：宮城県鍼灸マッサージ師会

・林《はやし》　篤志《あつし》：ＡＭＤＡ緊急救援ネットワーク登録メンバー・軒岐会

・庄子《しょうじ》　昌利《まさとし》：全日本鍼灸学会

・吉井《よしい》　治《おさむ》：ＡＭＤＡ熊本鍼灸チーム

調整員

・篠原《しのはら》　隆史《たかし》：ＡＭＤＡ緊急救援ネットワーク登録メンバー

・林《はやし》　実里《みさと》：復興支援センターＭＩＲＡＩ

ＡＭＤＡ本部からの派遣者
・橋本《はしもと》　千明《ちあき》：看護師
・岩尾《いわお》　智子《ともこ》：調整員・看護師（米国資格）
・山田《やまだ》　章博《あきひろ》：調整員
・神倉《かみくら》　裕太郎《ゆうたろう》：調整員

ＡＭＤＡ本部で支援活動を支えてくださったボランティア一覧（敬称略）

一般

井口　恵子　　常原　一枝　　山本　忠嗣
森田　吉則　　一井　公子　　中尾　友則
山本　睦子　　田渕　玲望　　大橋　節子
長門　浩　　横山　幸子　　土井　くるみ
岡本　陸雄　　難波　佳子　　富田　健太
小迫　真千子　　清輔　幸子　　前田　智子
衣田　悦子　　秋田　昌彦　　黒瀬　美砂子
松本　浩治　　中田　由紀　　谷本　知佳
近藤　優衣　　丸山　加代子　　関口　昭
坂本　みえ子　　水田　陽子　　市森　貴代子
杉山　七実　　村野　陽治　　西　梨菜
田中　啓子　　矢部　朝子　　棟田　智喜
谷　佳世　　山本　順子　　荒川　美優
新井　理映子　　鈴木　俊介

ＡＭＤＡ中学高校生会

赤木　祐貴　　常原　拓真　　平岡　崇秀
井口　海　　中浦　陽子　　松下　明香里
岩月　麻里菜　　中嶋　竜也　　細川　美月
岩本　ののか　　沼本　佳歩　　福田　朱里
江口　優人　　政木　英永　　田中　友里恵
小川　紗季　　政木　悠布　　福寺　航大
小坂田　葵　　山本　康太　　廣瀬　佑衣
小坂田　空　　柴田　麻衣　　鈴村　宙功
坂口　真央　　藤原　ちひろ　　太田　光瑠
佐藤　裕人　　平井　美沙　　鈴木　優那
橘　乃絵　　森下　心愛　　糟谷　真吹

後文

結びに代えて

岡山県総社市副市長　田中　博

「ああ、これで総社市の将来は安泰だ」発災の翌朝7月8日、まだ早暁のことである。でも率直にそう思った。総社市役所正面玄関前に集結した１０００人超の中高生が、そう思わせてくれたのだ。私の頬には熱い涙がこぼれ落ち、周りの総社市職員たちに、私が涙を流していることを気づかれないようにするのに苦労したものだ。

発災中から、総社市内に工場を有する山崎製パンから、最大８０００人超の避難者のためのパン等食料の無償提供を受けていた。７月５日から３日間にわたり降り続いた雨は、７月７日の午後にようやく降り止み、私は、翌７月８日の未明から、市内の避難所35カ所へ朝食を配送するため、総社市役所1階の正面玄関内ロビーで仕分け作業を行っていた。午前4時半頃から空が明るくなっていったが、異変に気づいたのは、午前5時過ぎのことである。総社市役所玄関のガラス越しに外を見ると、一人、また一人、視界の外から中へ、人がどんどん飛び込んでくるのである。男性もいれば女性もいる。しかも、その装いは、てんでばらばら。中には、半袖短パン姿の者もいれば、サンダル履きの者もいる。共通して言えることは、集まったのが、全て未成年の若者たちだったことだ。

実は、これは、ある一人の高校生の行動から始まったものであった。

片岡聡一総社市長のもとへ「私たちにも何か協力できることはありませんか？」と一通のダイレクトメッセージが、災害の真っただ中、一人の高校生から届く。「総社市役所へ手伝いに来てほしい」このメッセージは、瞬く間に中高生たち若者の間に拡散されていく。片岡市長の返信に応えるように、7月8日午前6時過ぎには、総社市役所前に1000人超の中高生が集結した。そして、この瞬間から、総社市の西日本豪雨災害からの復旧復興が始まったといえる。

これまで、総社市では、平成24年に『総社市大規模災害時被災地支援に関する条例』を制定し、年間1000万円の予算を確保して、全国各地の被災地支援を行ってきた。今ではすっかり当たり前となった「PUSH型支援」のはしりである。総社市全職員の約2割が、全国各地の災害現場での被災地支援や復旧活動に携わった経験を有している。例えば、全国唯一、震度7の地震を2度も経験した熊本県益城町では、国際医療ボランティアグループAMDA及び総社市環境観光大使でアルピニストの野口健氏が代表を務めるNPO法人ピーク・エイドとともに、陸上競技場内にテント157張を設営し、「テント村」として40日間にわたり最大571人の被災者の生活を支援した。「困った時はお互い様」と災害時に手を差し伸べるその大人たちの背中を、総社市の若者たちは、きちんと見ていたのである。

即座に、ボランティアセンターの開設準備を行い、7月8日午前8時、総社市社会福祉協議会にボランティアセンターを開設した。当日は、用意できる限りのトラックやバス等の車両を用意し、分乗して被災地に赴き、土砂やガレキの除去等を行った。避難所への食料配送の仕分けも手伝ってもらった。翌日以降、ボランティアは、主に市内7カ所に分散移動して、土砂やガレキの除去等を行った。連日37度超という人間の体温を超えるような猛暑が続いたにもかかわらず、全国津々浦々から、さらに海外からも、ボランティアとして1日に最大１５００人超の参加が得られたことにより、7月末までには、総社市内のニーズの9割以上に対応することができた。8月5日以降、総社市役所に集結したボランティアは、総社市に隣接する倉敷市真備町の支援に向かったのである。

中高生から始まったボランティアの輪は、その範囲がどんどん拡大し、なんと小学生の参加もあった。小学生たちは、猛暑の中で活動するボランティアへの水分補給の手伝いや支援物資の配布の手伝い等、れっきとしたボランティアの一員としてしっかり活動した。この子たちが、次世代の総社市をしっかり担ってくれると確信している。

連日猛暑の中で活動するボランティアを支援する目的から、総社市議会議員により実施された涼を取るための氷の運搬は、大変ありがたいものであった。猛暑の中活動するボランティア参加者に、重篤な健康被害が発生しなかったのは、この市議会議員各位の活動及びＡＭＤＡによる医療支援活動の賜物である。加藤保博市議会議長は、総社市災害対策本部に常に参加し、その内容は各市議会議員へと伝達され、様々な支援活動を実行していただけた。復旧のために必要な議案も即決していただき、その結果、早期の被災者支援が可能となった。

さらに、ボランティアのみならず、数多くの自治体からの支援にも大変助けられた。人的支援だけに限定しても、対口支援自治体の仙台市（支援自治体全体の統括等、延べ４３５人）及び新潟市（夜間の避難所運営支援等、延べ１３４１人）を始め、計17市町から延べ２５５６人の職員の支援があった。この数は、総社市の総職員数５６１人の実に5倍近いものである。

また、片岡市長は徹底して被災者視点を貫いた。「被災者を自分の親兄弟と思って、被災者のために、最速で最善の支援をしろ！」「有事の際には、法律やルールを破れ。公務員みたいなことを言うな！」と総社市職員を始めとする総社市災害対策本部員に対し、発破をかけた。

物資の配布では、支援物資を総社市役所南車庫の1カ所に集め、罹災証明書等の証明書を提示することなく、必要なものを被災者が自由に選んで持ち帰るという新しい配付方法（『総社流フリーマーケット』）を実施した。片岡市長は「被災者に好きなものを選んで頂いたほうが、被災者と市が同じ目線にあると考えているからです。（片岡市長のツイッターより引用）」という。『支援される側にもプライドがある』これは、総社市がこれまで行ってきた幾度の被災地支援の経験に裏打ちされている。7月11日から10月1日まで開設したこの総社流フリーマーケットでは、5000人以上のボランティアの協力のもと、実に7万人以上の被災者に必要な物資をお渡しできたが、物資を受け取りに来られた被災者のうち、約8割が総社市に隣接する倉敷市真備町の被災者であったと思われる。

避難所においても、倉敷市真備町から数多くの被災者（最大1135人）が総社市内に避難して来られたが、快く受け入れた。11月4日の避難所閉鎖まで、総社市民の被災者と等しく接した。また、倉敷市真備町の避難者がお困りだったのは、「ペットを連れて行ける避難所が存在しないため、避難することができない」ことであった。約2割以上の世帯で犬猫等ペット動物を飼育していると言われている現状において、わが子と同様に可愛がっているペットと同伴できる避難所がないことは、被災者の避難所への避難を困難化する要因となり得る。この点、総社市では、発災直後から、市内最大の避難所となったスポーツ施設「きびじアリーナ」のサブアリーナに「ペット同伴避難所」を開設し、倉敷市真備町からもペット同伴避難者を同様に受け入れた。災害が収まった後は速やかに、総社市役所西庁舎3階等空調の効く施設3カ所に「ペット同伴避難所」を移設した。33匹のペットたちとともに「ペット同伴避難所」での避難生活が9月16日まで続いた。

私はAMDAの菅波茂代表にこれまでの総社市の災害対応をお話しする機会があり、菅波代表は、大変興味深く聞き入られた。菅波代表曰く、今回の総社市の災害対応には次のような3つの特徴があるという。

① 慈悲の心

総社は、古くは吉備王国の中心として、吉備国が備前、備中、備後の3つの国に分かれた後は、備中国の中心地として繁栄してきた。例えば、世界遺産となった百舌鳥古市古墳群は49基の古墳により構成されるが、総社市内には、全国で10位の規模の作山古墳をはじめとして、実に200基もの古墳がある。「総社」という名前は、備中国内にある324社が合祀された総社宮に由来する。備中国分寺は現存し、建立当時の七重塔は焼失したものの、岡山県唯一の五重塔が現存する。災害の少ない地域が国の中心として選定され、いざ災害が発生した時には、「慈悲の心」をもって、国中の民衆を分け隔てなく救ってきたのだという。総社の歴史に裏打ちされたこの「慈悲の心」が、今日でも深く総社市民に根差しており、これが総社市民のみならず倉敷市真備町民にも広く手を差し伸べ、人のみならずペット動物も救おうとした根底の思想であるという。これまで、災害時に、支援する側の立場でまず中高生が立ち上がるといった例は聞いたことがなく、それは、総社市においては、中高生等若者に至るまで、この「慈悲の心」が脈々と隅々にまで引き継がれているからだという。

② 情けは人のためならず、義理となって返ってくる

片岡市長は、かねてから「支援力は受援力。助ける力は助けられる力」と話していた。その言葉が今回の災害により証明された。『総社市大規模災害時被災地支援に関する条例』に基づき、全国各地の被災地支援や復旧活動に携わってきた総社市職員の様々な経験が、地元総社市での発災時に大いに役立った。さらに、総社市が以前被災地支援条例に基づき支援した地域を含む、17市町から延べ2556人も人的支援があり、数えきれないほどの金銭や支援物資もいただいた。「情けは人の為ならず」のことわざには、下の句があり、「何倍にもなって義理となって返ってくる」なのだそうだ。

これまで、被災地支援条例に基づいて行った支援は「PUSH型支援」であり、それまでに何ら縁もゆかりもなかった自治体を支援することもあり得る。熊本県益城町での「テント村」支援がその一例である。しかし、支援された側は、掛けられた「情け」を返さなければならないという心理的な義務感を負い、その結果、「義理」となって何倍にもなって返ってくる。相互に助け・助けられた関係となった両者の絆は、以前にもまして強固なものとなる。実際に、今回の災害時には、総社市は熊本県益城町から多くの支援を受け、現在は、総社市と熊本県益城町間で防災協

定を締結するに至っている。

「困った時はお互い様」、同時被災する可能性が低い離れた地域と連携していくことで、互いが助けやすくなる。平素からネットワークを広げ、様々な災害が起きても、対応できるようにすることが肝要である。

③ 自他同一性

この災害時、増水して荒れ狂う高梁川の濁流の中に、総社市消防隊員3人が投げ出された。その救助のため、高梁川下流に架かる橋桁から消防用ホースを3〜4m間隔で垂らし、救助を試みた。先に橋桁まで流れ着いた1人は、ホースにつかまることができなかった。その後、2人の消防隊員が橋桁まで流れ着き、ホースに手を伸ばす。その2人は、あろうことか同時に1本のホースにつかまった。救助用ロープとは異なり、消防用ホースを用いた今回の救助方法は、ホース本来の用途ではないため、1本のホースでは、2人を同時に引き上げることができないかもしれない。そのとき、2人が互いに譲り合い、ホースから手を放して、再び濁流の中に流されていく。相手の隊員を助けるために……（最終的には、隊員は3人とも無事救助された。）

2人の隊員は、2人が同じホースにつかまれば、2人とも助からないと考えたため、片方の者を助けるため、もう片方の者が自らホースを手放した。2人の隊員とも同じことを考えた。

皆さんは『カルネアデスの板』という話を聞いたことはないだろうか。—船が遭難し乗組員全員が海へ投げ出される。乗組員の1人が流れてきた1枚の舟板のつかまっていたところ、もう1

人の乗組員が同じ舟板につかまろうとする。1枚の板に2人がつかまれば、沈んで死んでしまう。先につかまっていた乗組員は、自分が生き延びるために、後から来た乗組員を突き飛ばして溺死させてしまった―刑法の「緊急避難」の例として、現代でもしばしば引用される寓話である。今回の災害時に起きたこととは、全くの逆である。

今回の災害では、自己と他者を区別する「自己同一性」ではなく、自己を他者と同じ立場になって考える「自他同一性」が発揮された。「被災者を自分の親兄弟と思って」徹底した被災者視点に立って行った被災者寄り添い型の支援も、同様の「自他同一性」が発揮された場面である。そして、この「自他同一性」型の災害支援こそが、今後の世界の災害支援のトレンドとなっていくものであるという。

私は、AMDAの菅波代表とのやり取りを通じて、菅波代表が、人間の「心」に着目している点に目が覚める思いがした。災害対応は、ともすれば、法制度や対応する組織・体制面の議論に陥りがちであるが、長年にわたり世界中の災害現場に赴き、災害時医療支援の専門家集団AMDAを率いる菅波代表は、災害対応における人間の心理面や倫理面の重要性を説いているのである。思うに、災害対応そして災害支援は、人が人に対し行うものであることから、人間の心理面や倫理面に着目したこの考察は、今後も避けては通れない災害発生に備え、より深められるべきではないだろうか。

そして、私なりに考える今回の災害対応の鍵は、被災者を助けたいという熱い思い「情熱」であったと考えている。総社市の災害対応をリードする立場の片岡市長が、被災者を助けたいという情熱を、誰よりも人一倍強く有していた。その情熱が、私を含めた総社市職員、総社市議会議員、総社市社会福祉協議会、ＡＭＤＡ等、全ての関係者を共鳴共感させ、徐々に全体へと、そして外部の者にまで伝播し、浸透していった。中には、「なぜ総社市民のみならず倉敷市真備町民まで助けるのか」「なぜそこまでやるのか？」といった否定的な考えを持つ者もいたはずだが、片岡市長の強いリーダーシップと情熱をもって、氷のような心を徐々に溶かしていった。そして、関係者間で共有できた情熱が、災害対応の大きな原動力となり、被災者支援という同じ方向に向かって突き進んでいくことができた。

基礎自治体の首長は、災害時対応のリーダーであり、住民の生命身体財産を守るという責務を負っている。災害時の首長の一瞬の判断の誤りは、多数の住民の生命身体財産を危機にさらす。そのため、市民は自己の生命身体財産をきちんと守ってくれる情熱を有する首長を、自らの手で選ぶことがとても大切なことだと考える。

世界中で発生する災害は様々であるし、それに応じた災害対応も様々である。私たちの経験が全て役立つとは限らないし、そもそも、私たちの判断や行動が本当に全て正しかったのかも分からない。しかし、私たちには、私たちの住んでいる地域に起こった今回の災害を記憶に留め、後世に語り継いでいく義務がある。そして、このことが、後世の防災減災に寄与することを切に祈念する。

最後に、全国からの、いや全世界中からの多くの支援がなければ、この困難を乗り越えることができなかった。しかし、令和元年8月末現在、総社市内でも、未だに１００世帯余が、仮設住宅やみなし仮設住宅等の仮住まいでの生活を余儀なくされている等、まだまだ復興の途上にある。一日も早い復興を祈念して、筆を置きたい。

（追記）

脱稿後も多くの災害が日本列島を襲った。その被災現場には、いつも総社市とＡＭＤＡのスタッフの姿があった。例えば、令和元年９月の房総半島台風（台風15号）被害では、千葉県君津市及び東金市へ、翌10月の東日本台風（台風19号）被害では、福島県相馬市、いわき市及び長野県長野市へ。総社市内外から大量の支援物資が総社市役所あてに到着し、多数のボランティアの力で仕分けがなされ、被災地へ迅速に届けられ、善意と善意の受け渡しが行われた。『魂の連携』は不変である。

編者紹介

菅波　茂（すがなみ　しげる）
特定非営利活動法人AMDA理事長。AMDAグループ代表。
1946年広島県福山市生まれ。岡山大学医学部卒業、岡山大学大学院医学研究科課程修了（博士公衆衛生学）。1981年菅波内科医院開業（1998年アスカ国際クリニックに名称変更）。1984年AMDA設立（2001年岡山県より特定非営利活動法人の認証受ける）。
日本医師会国際保健検討委員会委員（2008年～現在）。岡山県立大学や岡山大学、長崎大学などで講師・客員教授。岡山発国際貢献推進協議会理事。
<受賞>
1995年第2回国連ブトロス・ガリ賞受賞（日本人初）。2014年モンゴル国より北極星勲章。その他に受賞歴多数。
<著書>
『AMDA被災地へ』（編著、小学館スクエア、2011年）
『夢童』（著、小学館スクエア、2014年）
『AMDA被災地とともに』（編著、小学館スクエア、2015年）
『見放さないその命―御津医師会10年の軌跡―』（編著、吉備人出版、2018年）
その他に著作・寄稿多数。日本ペンクラブ会員（2008年～）。

見放さない、その命！ AMDA魂の連携　総社市から全国へ！
―西日本豪雨災害被災者支援活動の教訓と災害医療機動チーム構想―

2020年7月1日　初版第１刷発行

編　者―――菅波　茂（特定非営利活動法人アムダ（AMDA）理事長）
特定非営利活動法人アムダ（AMDA）
〒700-0013　岡山市北区伊福町3-31-1
電話086-252-7700　ファクス086-252-7717
メール member@amda.or.jp
ウェブサイト https://amda.or.jp/
発行所―――吉備人出版
〒700-0823　岡山市北区丸の内２丁目11-22
電話086-235-3456　ファクス086-234-3210
振替01250-9-14467
メール books@kibito.co.jp
ウェブサイト www.kibito.co.jp
印刷所―――株式会社三門印刷所
製本所―――株式会社岡山みどり製本

ISBN978-4-86069-621-4　C0036